がん患者さんのための
# 国がん東病院レシピ
国立がん研究センター東病院

大江 裕一郎（国立がん研究センター東病院 副院長 呼吸器内科長）
落合 由美（国立がん研究センター東病院 栄養管理室長）
松丸 礼（国立がん研究センター東病院 栄養管理室 管理栄養士）

## 症状・体調別に選んだ 215 品

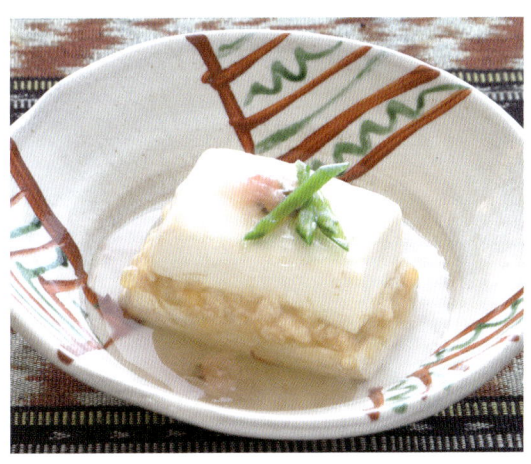

法研

## はじめに

## 栄養状態を保ち、体力を維持する食事は、がんの治療に欠かせません

国立がん研究センター東病院
副院長　呼吸器内科長　**大江裕一郎**

がんの治療、とくに薬物療法を進めるうえで、患者さんの体力維持はとても大きな問題です。がん細胞が分泌するさまざまな物質によって、体内で効率よく栄養を利用できなくなったり、食欲の低下が見られたりし、ただでさえ、体力が低下する条件がそろっているところに、さらに体力的に負担の大きな抗がん薬を投与することになります。がん細胞を殺す力が大きければ大きいほど、正常な細胞への影響も大きくなるため、患者さんはいろいろな副作用に悩むことになります。副作用には、吐き気・嘔吐、下痢・便秘、味覚の異常など、食事にかかわる症状が少なくありません。

そのため、患者さんの多くが食欲の低下を訴えます。治療を続けるにはできるだけ栄養をとってほしいので、われわれ医師は「食事は大事です。なるべく食べましょうね」と患者さんを励ましますが、それが、かえって患者さんにとってはプレッシャーになることもあります。「食」の問題は大切ですが、患者さんの心のもち方ともかかわる非常にデリケートな問題でもあります。

患者さんが食に対して積極的な態度で向かうことができ、食事量を保ち、必要な栄養量を確保し、治療を継続できる体力を保つことは、まさしく治療の一環です。それには、医師だけではとても対

応しきれず、薬剤師や看護師、そして栄養士など、チームによって、患者さんを支えることが重要です。

がん患者さんの増加、治療の外来化などにより、自宅で療養を続ける患者さんは増えており、その支援は大変重要といえるでしょう。当院では、地域がん緩和医療連携モデルの確立を目的とした「緩和ケアプログラムによる地域介入研究：OPTIM」の研究活動を行ってきました。がん患者・家族総合支援センターの設立、地域がん医療連携のためのネットワーク構築、市民公開講座による市民啓発などを通じ、予防・検診から緩和医療まで、がんに関する情報提供や相談窓口の設置を行うことで、「がんになっても安心して暮らせるまちづくり」を目指し、地域全体での支援体制作りに取り組んできました。

これら支援活動の一環として、在宅療養中、副作用による食事の悩みをもつ患者さんとその家族を対象として2008年9月に「柏の葉料理教室」を開設しました。当院栄養管理室の栄養士が、食欲のないときや吐き気があるときなどの食事のポイントを解説し、献立例を紹介しています。当初は食が細く、気持ちもふさぎ込んでいた患者さんが、教室に通ううちに別人のように明るくなったり、食事作りに困っていた患者さんの奥さんが調理のコツをつかんだりと、実践的な成果が得られています。

教室開設から5年が経過し、その献立数が100を超え、1冊の本にまとめられないか、そうすれば、全国にいる同じ悩みをもつ患者さんや家族の方々に役立つはず、との相談を担当栄養士から受けたのが、本書誕生のきっかけです。法研、研友企画出版編集部のみなさんのサポートで、この企画は1冊の本になり、世に送り出すことができました。また、本書発行にあたりOPTIM研究柏地域責任者 元国立がん研究センター東病院江角浩安院長をはじめ、研究分担者の皆様に感謝申し上げます。

この本が、多くの全国のがんの患者さんや家族のみなさんに読まれ、少しでも悩みが軽減されれば、これにまさる喜びはありません。

# この本は、柏の葉料理教室から生まれました

国立がん研究センター東病院 栄養管理室
室長　落合由美
管理栄養士　松丸礼

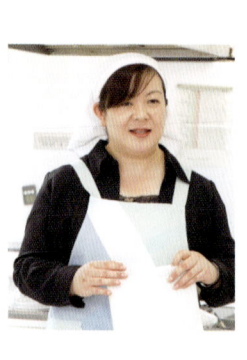
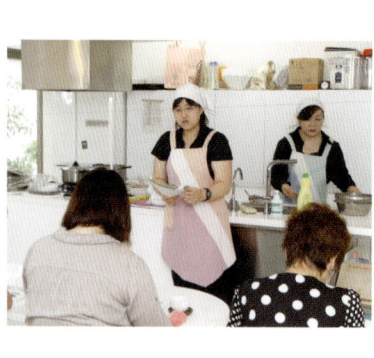
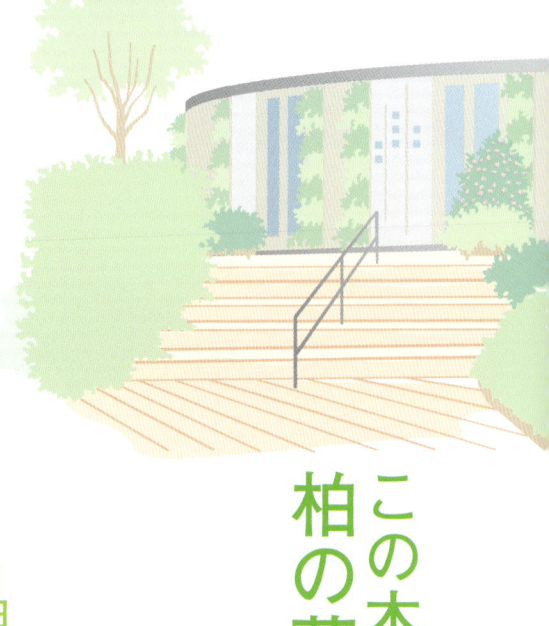

## 1日3回の食事は生活を大きく左右する

思うように食が進まない、吐き気や口内炎があってとても食べる気にならない、一生懸命作っているのに手もつけてくれない、食が細くなってしまい、治療が続けられるか体力が心配……。がん闘病中の患者さんや家族のみなさんのつぶやきが聞こえてきます。

食事は大切、どうにかして食べてもらわなくては、という家族の思い、そうはいっても食べられないものは食べられない、という患者さんの本音。私たち病院にいる栄養士には、どちらの気持ちも痛いほどわかります。作り方や味つけが悪いのではないかと、家族がいわれのない罪悪感にさいなまれることもあります。食事をとることが焦りや義務に結びついてしまう患者さんもいます。在宅でがんの治療を続ける患者さん、治療を終えて日常生活にもどった患者さんとその家族にとって、1日3回の食事の悩みは生活の質を大きく左右します。その悩みの解決は生活の質を大きく左右したいという思いが、柏の葉料理教室の出発点でした。第1回は参加者2名。あれから約5年、開催回数は100回を超えました。

## プロジェクトの一環として始まった料理教室

この料理教室は、『緩和ケア普及のための地域プロジェクト』の一環として、2008年9月より始まりました。『緩和ケア普及のための地域プロジェクト』は、全国から四つの地域が参加し、地域ごとにテーマを決めて、主に在宅でがんの治療を進める患者と家族のための支援やケアのあり方を探るものです。

プロジェクトのモデル地区の一つとなった千葉県柏市に、私たちの勤務する国立がん研究センター東病院があります。柏市医師会と当院が中心になり、当院の最寄駅となる柏の葉キャンパス駅の近くに「がん患者・家族総合支援センター[※]」を開設しました。支援センターには、予

※「がん患者・家族総合支援センター」は、2014年3月に閉所となりましたが、柏の葉料理教室は同所にて継続開催中です。

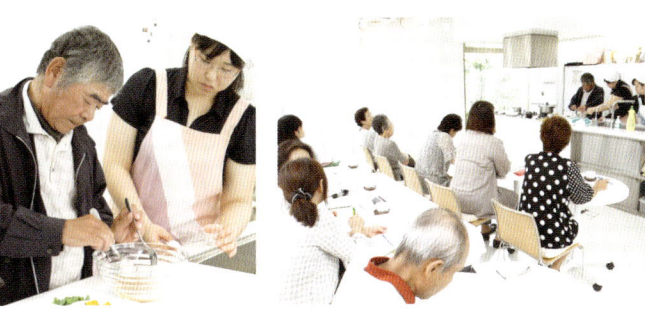
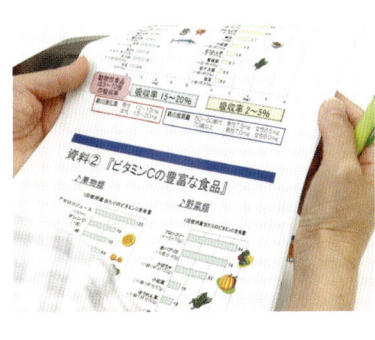

防や検診から緩和医療まで、がんの治療に伴う情報（書籍や雑誌、小冊子）を備え、くつろげる情報サロンや、治療上の悩みや生活で困っていることなどを相談できる窓口、そして、患者会や家族会がいろいろな企画・催しに利用できる多目的スペース（キッチン会議室）などを併設しています。

## 「なぜ？」を知って応用力を磨く

冒頭にも述べたように、がんの治療に伴ういろいろな症状によって食事に悩みをもつ患者さんと家族は少なくありません。そうした悩みを共有し、解決するヒントを伝え合う場が「柏の葉料理教室」です。食欲が低下しているときに、少しでも食べられる工夫、吐き気や嘔吐があるときの食事、味覚障害が生じたときの味つけの種類など、回ごとに代表的なテーマを取り上げ、食事のポイントを紹介し、自宅で応用できるようにしてもらうことを目的としています。

実際の料理教室は、およそ三つの部分からなっています。取り上げた症状が生じるメカニズムとそれに応じた食事の注意点の説明、当日の献立を紹介し、一部の人には調理に参加してもらう調理実演、そして、完成した食事の試食会

です。前半の説明では、できるだけ応用力を身につけ、家庭で役立ててもらえるように「なぜ？」をわかってもらえることを心がけています。

## 当事者が情報を交換しあい支えあう場

参加者のみなさんがとくに楽しみにしているのは、試食をしながらのおしゃべりかもしれません。どんどん本音が出る患者さんもいます。ポンポンとタイミングよく答えが返ってきます。「無理して食べなくていいんだよ」「おなかいっぱいだから、これは持って帰るわ」「そうそう、私もそうだった……、でも、もうしばらくすると、楽になると思うわよ」「家でも作ってみたけど、うまくいった」……。

かといって、みんなに話すことを無理強いするわけでもなく、話したい人、話せる人が話す。その空気感は、患者さん同士の知恵でしょうか。コミュニケーションをとるうえで、相手との距離感は難しいものですが、みなさん、病気とつきあいながら、いろいろなことを学んできているのだと感じます。初めての参加でちょっと緊張の面持ちの患者さん、ほとんどすべての回に参加しているベテランの患者さん、奥さんが先にいらして、しばらくしてから患者さん本人が

5

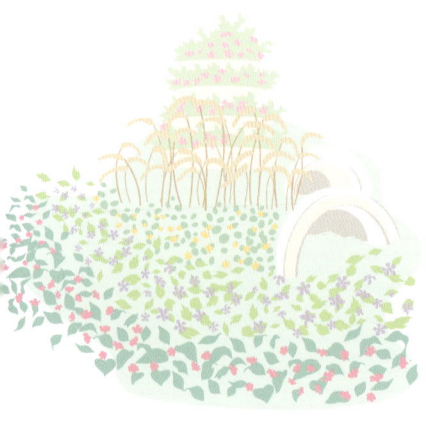
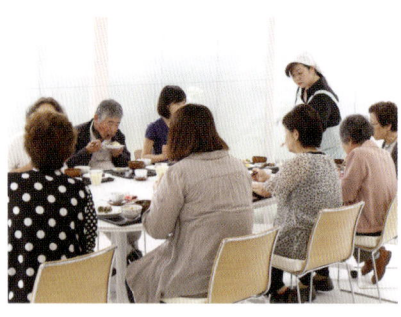
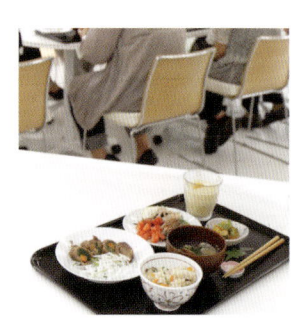

一緒に参加するようになったご夫婦などなど。料理教室が散歩や外出のきっかけになっている場合もあるようです。

参加している患者さんたちがわずらっているがんの種類も、病期も一様ではありません。ただし、何かしらの悩みをもって参加していることに変わりはありません。悩みはすぐに解決はしないかもしれませんが、気づきや変化が参加者のなかに見えるとき、私たちもとても勇気づけられます。

とくに、驚かされるのは、がんの患者さんたちが本来もっている強さやしなやかさです。自然に悩みを打ち明けあい、経験や情報を交換しあい、他者への思いによって、自らがまた前向きにものごとに取り組もうとしていく姿がしばしば見られます。患者さん同士の的確な助言を耳にすると、患者さんが確かに知識を自分のものにしていってくれていると実感します。

## 柏の葉料理教室を本にしました

かかる時間はそれぞれですが、少なくとも、料理教室に通うことで食欲がもどってきたり、自分にとって無理のない食べ方が身についてきたりして、徐々に「食」に対する自信を取りも どしていくようすも、また、私たちの励みです。私たちの力は小さいかもしれませんが、患者さんとともに協力することで、確かな歩みを残してこられたのではないかと、幾分か自負しています。その実績をもっと広く、多くの患者さんと分かちあいたい、と思いました。

本書は、料理教室で紹介してきた解説と献立を1冊にまとめたものです。料理教室に参加してくれたみなさんの悩みや思い、笑顔や涙が詰まった1冊です。つらい症状で食事に悩みを抱える日本全国のがんの患者さんと、その家族のみなさんに役立てていただければ幸いです。

### 柏の葉料理教室のご案内

**共催**：国立がん研究センター東病院 栄養管理室／京葉ガス株式会社
**対象**：抗がん剤・放射線療法等がん治療時の副作用に悩むがん患者さんとその家族
**開催日時**：原則、毎月第1、3火曜日12〜14時（受付：11時50分から）
**会場**：京葉ガス料理教室　柏の葉（ららぽーと柏の葉北館3階）
**参加費**：600円（材料費）
**申込方法**：開催日前週の金曜日12時までにご連絡ください。定員になり次第受付を終了いたします。
TEL：04-7134-6909（平日9時から17時15分）

柏の葉料理教室ホームページ
https://www.ncc.go.jp/jp/ncce/division/nutrition_management/info/seminar/cooking/index.html

※上記の情報は2019年8月現在のものです

# もくじ

- はじめに ............ 2
- この本は、柏の葉料理教室から生まれました ............ 4
- この本の使い方 ............ 12
- 症状からみるメニュー一覧 ............ 15

## Part 1 症状・体調別に選べるレシピ 166

### 食欲不振があるときに ............ 24

**主食**
- トマトの冷製レモンパスタ ............ 26
- 梅と昆布茶の氷冷茶漬け ............ 26
- そぼろしょうがのおこわ ............ 25
- きゅうりのちらしずし ............ 25
- 三色一口ラップおにぎり ............ 24

**主菜**
- かじきのゆず野菜包み ............ 28
- 鶏肉とえびの花シュウマイ ............ 28
- 豆腐ハンバーグ 野菜あんかけ ............ 27

**副菜**
- 変わり厚焼き卵なめこあん ............ 29
- かつおの照り焼き ............ 30
- 銀だらのレンジ梅肉蒸し ............ 30
- さけのホイル包み蒸し ............ 31
- あじのロール南蛮 ............ 31
- ジャム、フルーツ、ハムの3種のカナッペ ............ 37
- 食べられるときに少しでも食べられる工夫を 食欲がないときの献立例 ............ 38
- 冬瓜の冷製なめらか煮 ............ 32
- チンゲン菜と麩の酢みそあえ ............ 32
- ほうれん草としらす干しのゆず香あえ ............ 33
- 長いもの彩り酢の物 ............ 33
- なすとところてんのポン酢あえ ............ 33
- きゅうりとトマトの浅漬け ............ 34
- 鶏ささ身と三つ葉の磯あえ ............ 34
- 白菜とマカロニのサラダ ............ 34
- とろろ汁 ............ 35
- かぼちゃと鶏ささ身のポタージュ ............ 35

**デザート**
- 栗とチーズのゆでる蒸しパン2種 ............ 36
- オレンジヨーグルトムース風 ............ 36
- 水ようかん ............ 37
- ぎゅうひ ............ 37

### 吐き気・嘔吐があるときに ............ 40

**主食**
- 一口サンド＆おにぎり ............ 40
- けんちんつけめん すだち添え ............ 41
- お茶漬け温玉うどん ............ 42
- 焼きおにぎりの変わり茶漬け ............ 42
- 冷やし中華そうめん ポン酢ジュレ添え ............ 43

**主菜**
- レモン風チキンロール ............ 44
- フレッシュ野菜の鶏肉カルパッチョ ............ 44
- 梅の香りの豆腐シュウマイ ............ 45
- さっぱりチキンロール レモン風味おろしだれ ............ 45
- 和風キッシュ おろし添え ............ 46
- さばの梅みぞれ煮 ............ 46
- 具だくさん彩り卵焼き ............ 47
- 豆腐とはんぺんの水ギョウザ ............ 47

7

豆腐とえびの茶巾蒸しあんかけすだちの香り ……48

**副菜**
あんかけ茶碗蒸し ……49
かぼちゃの変わりごま豆腐 ……49
オクラとなすのくずし豆腐あえ ……50
キャベツとかにのとろみ煮 ……50
桜えびとチーズの大根もち ……51
かぶの酢みそあえ ……51
切り干し大根のシャキシャキ酢の物 ……52
とろろドレッシングサラダ ……52
大根とオレンジのなます ……53
野菜マカロニスープ ……53

**デザート**
簡単水まんじゅう ……54
かぼちゃ茶のブランマンジェ ……54
ゆず茶のブランマンジェ ……55
レモンスカッシュゼリー ……55
かぼちゃアイス ……55
しそ蒸しパン ……56
においを抑え、食べきれる量の口当たりのよいものを ……57
吐き気・嘔吐があるときの献立例

## 味覚変化があるときに ……58

**主食**
味選丼 ……58
バラエティークレープ ……59
ミニおにぎり3種 ……59
五色の彩りパスタ ジャージャーめん風肉みそパスタ ……60
五色の彩りパスタ コーンポタージュパスタ ……60
五色の彩りパスタ トマトとレモンソースのサラダ風パスタ ……61
五色の彩りパスタ ツナおろしわさび風味パスタ ……61
五色の彩りパスタ とろろごまみそ風味パスタ ……62
お好みカナッペ ……62

**主菜**
かじきのソテー 3種のソース ……63
寄せ鍋 3種のたれ添え ……64
チーズ入り豆腐ミートローフ ……65
鶏肉のヨーグルトピカタ ……66
もちもち水ギョウザ ……67
オープンオムレツ ……68
揚げ豆腐のあんかけ ……69

かき揚げと野菜の天ぷら盛り合わせ ……70

**副菜**
手作りソーセージとスティック野菜 ……71
お好み豆腐料理 豆腐グラタン ……72
お好み豆腐料理 変わり冷ややっこ ……72
お好み豆腐料理 豆腐とヨーグルトのカプレーゼ風 ……73
ほうれん草のピーナッツバターあえ ……73
寒天寄せ2種 煮豆の寒天寄せ ……74
寒天寄せ2種 かにかまとオクラの寒天寄せ ……74
生春巻き ……75
じゃがいもの三色だんご ……75
かぼちゃきのこ汁 ……76
簡単オニオングラタンスープ ……76

**デザート**
パンナコッタ2種 いちごのパンナコッタ ……77
パンナコッタ2種 コーヒーのパンナコッタ ……77
くずきり ……78
お好みおはぎ ……78
果物ゼリーのヨーグルトドリンク ……79
ほうじ茶ゼリー ……79
苦手な味は避け、食べやすい味を風味やうまみ、香りをきかせて ……80
味覚変化があるときの献立例 ……81

8

## 口内炎・食道炎があるときに……82

**主食**
- かにのあんかけごはん……82
- たいとにんじんの炊き込みピラフ……83
- 淡雪豆腐のにゅうめん……83
- 里いもごはんの卵太巻き……84
- ポタージュ・フレンチトースト……84

**主菜**
- ミルフィーユカツ煮＆ゆでせんキャベツ……85
- とろとろ親子煮……86
- 蒸しさわらの洋風あんかけ……87
- さんまの揚げ煮……87
- かぶのやわらか肉詰め……88
- れんこんとはんぺんのふわふわバーグ……89
- 手作りおぼろ豆腐 菜の花あんかけ……89
- 自家製ひりゅうず かき玉あんかけ……90

**副菜**
- ポトフ……91
- 皮むき野菜のマカロニサラダ……91
- ズッキーニチャンプルー……92
- ほうれん草のやわらかおひたし……92
- 夏野菜のゼリー寄せ……93
- 小松菜の白あえ……93
- キャベツとえびの煮物……94
- ワンタンスープ……94
- 粕汁……95
- 長いものサクサク漬物……95

**デザート**
- バナナのムース風ケーキ……96
- 黒ごまプリン……96
- 梨のコンポートと紅茶ゼリー……97
- マシュマロのムース……97
- カステラプリン……97
- 薄味、人肌、やわらかくなめらか 刺激を抑えて食べやすく……98
- 口内炎・食道炎があるときの献立例……99

## 下痢・便秘があるときに……100

**主食**
- 新鮮野菜のあんかけごはん……100
- かに玉あんかけひじきごはん……101
- とうもろこしごはん……101
- 甘栗とエリンギの洋風炊き込みごはん……102
- ごま豆乳そうめん……102

**主菜**
- しいたけとなすの肉詰め……103
- 野菜あんかけ……104
- 豚肉の二色巻き……104
- えびだんごと麩の卵とじ……105
- ほたてとほうれん草のグラタン……106
- 金目だいのムニエル 野菜ソース……106
- おから巾着……107
- 豆腐とひき肉の重ね蒸し 桜あんかけ……108
- れんこんのえびはさみ揚げ……108

**副菜**
- キュービックポテサラ……109
- かぼちゃのヨーグルトサラダ……109
- ブロッコリーの冷製スープ……110
- まるで肉！麩のトマト煮……110
- 麩のなめたけおろし煮……111
- 豆と根菜のトマト煮……111
- 卵の花の煮物……112
- きりたんぽの具だくさん汁……112
- しょうが風味のもずく汁……113
- 甘栗とエリンギ……113

9

## デザート
- シリアルヨーグルトパフェ……114
- 簡単レアチーズ風ケーキ……114
- ふるふるくずもちフルーツポンチ仕立て……115
- ヨーグルトゼリーと ブルーベリーファイバーソース……115
- ヨーグルト入りどら焼き……115
- 食物繊維、乳酸菌を含む食品で腸の調子をととのえる……116
- 下痢・便秘があるときの献立例……117

## 飲み込みにくい・噛みにくいときに……118

### 主食
- さけのクリームソースライス……118
- 鶏肉だんごの卵あんかけ丼……119
- ビビンバ風ごはん……120

### 主菜
- 豚の角煮風……121
- れんこん豆腐だんご……121
- 麩入りチーズハンバーグ……122
- かつおのステーキ 梅ソース……123
- "うなぎの蒲焼き"もどき……123

- 鶏肉と卵の変わりミートローフ……124

### 副菜
- カリフラワーとブロッコリーのグラタン……125
- 大根のとろみ煮……125
- オクラと長いものおひたし……125
- チンゲン菜とにんじんの白あえ……126
- なめらか煮おろしのしらすあえ……126
- 長いもとかぶのかに入りとろみ汁……126
- れんこんもちのみぞれ汁……127
- 簡単ヴィシソワーズ……127

### デザート
- "まるでオレンジ"のゼリー……128
- りんごのコンポート ミルクゼリー添え……129
- きな粉と練りごまのブランマンジェ……129
- 食べやすい食材の大きさ、まとまり、なめらかさに注意……130
- 飲み込みにくい・噛みにくいときの献立例……131

〈コラム〉
簡単調理のために……132

# Part 2 元気の出るレシピ バリエーション

## 家族と同じ料理をアレンジ……134

- 刺身→刺身のクイック煮魚……134
- えびピラフ→えびリゾット……135
- 金目だいの煮つけ→金目だいの煮こごり……136
- ほうれん草のバター炒め→ほうれん草のミルクポタージュ……137
- 鶏のから揚げ→鶏の吉野煮……137

## 食が進まない時期の少量のお弁当……138

- ロールサンドと豆乳野菜ジュース弁当……138
- 卵どんぶりの三段弁当……139
- おこわとしそシュウマイ弁当……140
- 菜めしとさっぱり青椒肉絲弁当……142

## おなじみ野菜にひと工夫……144

### トマト
- トマトの香草風味焼き……144

**なす**
- ラタトゥイユ ... 144
- トマト大根おろし ... 145
- ガスパチョ ... 145
- トマトゼリー ... 145
- なすの彩りマリネ ... 146
- なすとみょうがのみそ汁 ... 146
- 冷製なすとえびのくず煮 ... 147
- 翡翠なす ... 147
- なすの揚げ煮 薬味添え ... 148
- なすとピーマンのみそしぎ ... 148

**キャベツ**
- サラダ豆のコールスロー ... 149
- キャベツとひき肉の重ね蒸し ... 149
- キャベツとナッツの香り蒸し ... 150
- 蒸しキャベツのごまレモンサラダ ... 150
- キャベツとほうれん草の煮びたし ... 151
- キャベツとツナのあんかけオムレツ ... 151

**大根**
- サラダ豆のコールスロー
- さけのおろしあえ ... 152
- 五色なます ... 152
- クイックふろふき大根 ... 153
- 大根のあさり即席漬け ... 153
- 3種の大根のポン酢じょうゆがけ ... 154
- 大根のマセドアンサラダ ... 154

**じゃがいも**
- じゃがいものニョッキ レモンバター風味 ... 155
- 薄切りじゃがいものサラダ ... 155
- じゃがいももち ... 156
- じゃがいもだんご汁 ... 156
- じゃがいもと玉ねぎのポタージュ ... 157
- 即席クラムチャウダー ... 157

〈コラム〉食べやすく、飲み込みやすくする工夫 ... 158

## Part 3 どんな症状が、なぜおこる?

抗がん薬、放射線治療中によくみられる副作用 ... 160
- 食欲不振はなぜおこる? ... 166
- 吐き気・嘔吐はなぜおこる? ... 167
- 味覚変化はなぜおこる? ... 168
- 口内炎・食道炎はなぜおこる? ... 169
- 下痢・便秘はなぜおこる? ... 170
- 嚥下・咀嚼困難はなぜおこる? ... 171
- その他・骨髄抑制の影響と対策 ... 172

Q&A ... 174

市販の食品を積極的に利用してみましょう ... 182

食材別さくいん ... 191

[協力者一覧]
ブックデザイン/SunWood
本文イラスト/なかいえひろこ
料理制作/星川ちさと(フードコーディネーター)
編集協力/渡辺百合・はせべみちこ
校正/戎谷真知子
DTP/D・Free

# この本の使い方

このページの料理が主食か、主菜か、副菜か、デザートかを分類しています。

この料理が適する症状を示しています。

この料理はどこに特徴があり、なぜこの症状に適するのかがわかります。

写真は基本的に1人分の盛りつけです。

作り方をわかりやすく見せたり、なぜこの調理法をとるのかを説明したりしています。

この料理が適するほかの症状を示しています。

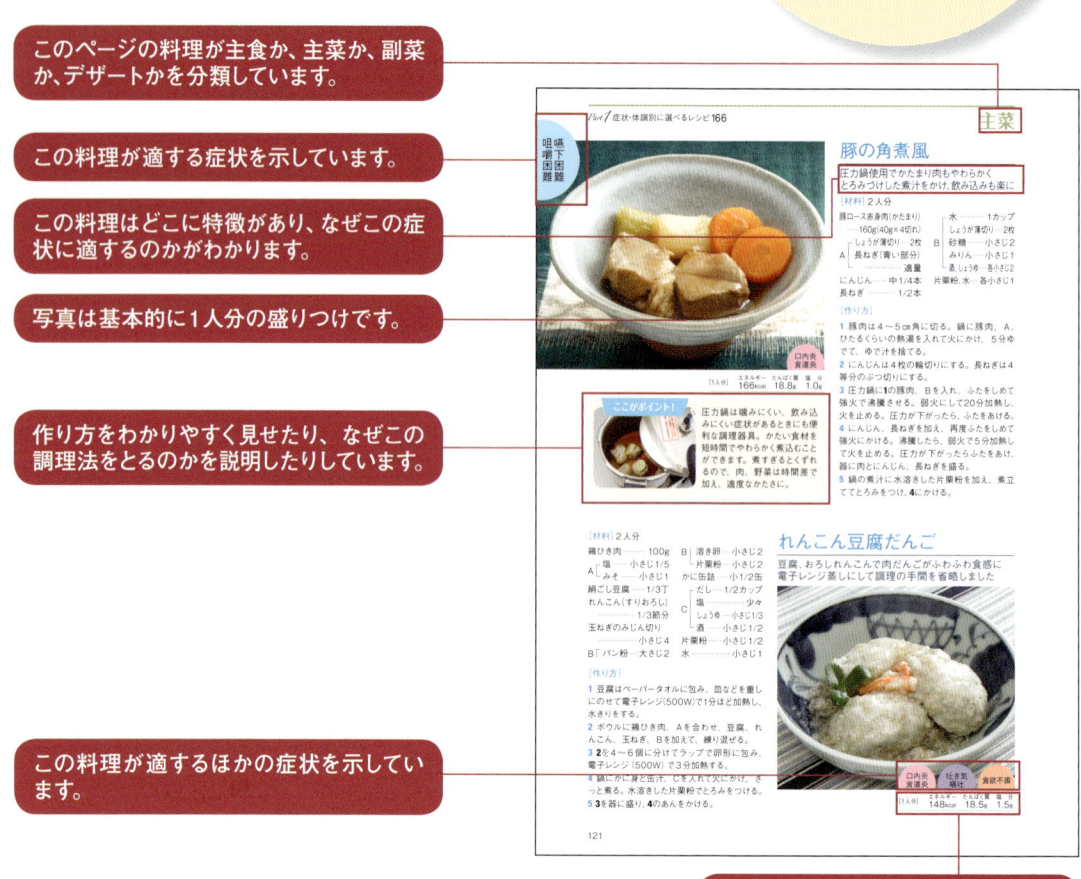

この料理1人分のエネルギー量、たんぱく質量、塩分量が確認できます。

## 分量について

＊材料は基本的に2人分です。量はやや控えめで、通常の8割程度です。ご本人だけでなく、ご家族もおいしく食べられる健康的なレシピとなっています。1人分を作る場合は半量にすればよいのですが、材料や調味料が少なすぎてかえって作りにくいことがあります。冷凍庫などを活用し、2食分のまとめ作りに活用してください。

＊材料表の量の単位は小さじ1＝5㎖、大さじ1＝15㎖、1カップ＝200㎖です。ただし、米には1カップ＝180㎖＝1合の炊飯器用カップを用いています。

## 食材について

＊肉は脂肪の少ない鶏胸肉や鶏ひき肉を中心に使用しています。

＊魚はあっさりした白身魚を多く用いています。白身魚は、たい、さわら、すずき、金目だい、かれい、たら、ひらめ、おひょう、銀だら、むつ、あまだい、いぼだい、いさき、いとよりなど。どの魚でも応用がきくので、旬や好みで材料を変えてください。さけも

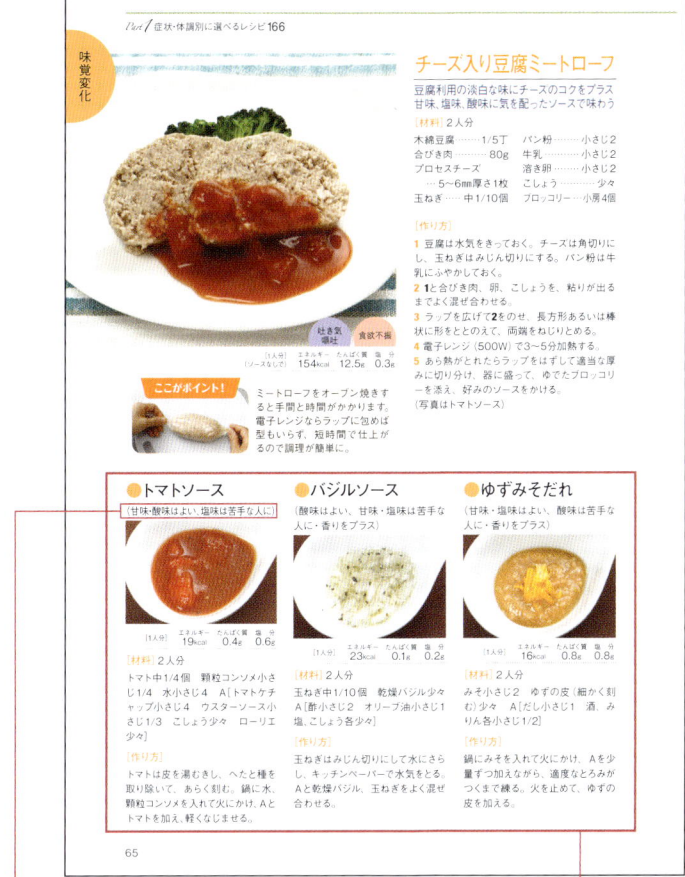

ソースやたれ、具の名前のあとの（　）内は、どのような味覚変化のある人に向く味かを示しています。

「味覚変化」のページでは数種類のたれやソースを並べて紹介しています。

（甘味・酸味はよい、塩味は苦手な人に）という場合は、塩味を控えめにして、おいしく感じる甘味と酸味を生かした味つけになっています。基本の味以外に、香りやコク、なめらかさなど、ほかの要素もプラスし、味つけに工夫。自分の味覚に合う味を選んでください。

同様に使えます。

＊クセが気になる青背の魚のさば、さんま、あじ、いわし、あるいは赤身のかつお、まぐろなどは栄養価の高い魚です。口に合うようなら積極的に食べましょう。

＊野菜は計量の手間をかけないために、できるだけ個数表記をしています。中サイズが基準です。少量のものは見当をつけやすいようにグラム表記を併用しました。

＊だしと記載してあるのはかつおと昆布でとった合わせだしです。だしの素となっているのは市販の和風だしの素です。

＊スープは顆粒のコンソメ、鶏がらスープの素、中華スープの素を使用しています。

## 調理法について

＊かたいものが食べにくい場合のために、調理はやわらかめにゆでたり、煮たりを基本にしています。

＊調理の手間をできるだけ少なくするため、適宜、調理器具を活用しています。

・電子レンジの加熱時間は500Wを基本にしています。400Wの場合は1.2倍、600Wの場合は0.8倍にしてください。器具によっての違いもあるので、ようすを見ながら調整してください。

・かたい素材を短時間にやわらかく煮上げる圧力鍋を使用しています。圧力鍋がない場合は、厚手の鍋に入れ、弱火でことことと気長に煮てください。焦がさないよう水分量に注意が必要です。

・刻む、練る、おろすなどの作業にはフー

ドプロセッサーやハンドミキサーが便利です。ない場合は、包丁であらみじん、裏ごし、すり鉢やおろし金の利用を。

＊蒸し物は、ふっくらとやわらかく仕上がる調理法です。蒸し器がない場合には、鍋底やフライパンに皿を敷いて湯をはり、材料を入れた容器をのせる簡易な蒸し方で対応できます。

## 食べること・献立について

＊まず大切なのは、食べられそうなものから、少しでも食べることです。献立を気にする前に、食べたいものを、食べられそうなときに口にすることから始めてください。

＊色や盛りつけも食欲を促す大切な要素です。本誌掲載の料理写真には生野菜を添えたり、ハーブを飾ったりしています。彩りも楽しんでみましょう。

＊各症状の料理は、献立として組み立てやすいように、主食200〜250kcal、主菜130〜180kcal、副菜30〜100kcal、デザート100kcalを目安に調整してあります。

＊献立例を参考に、主食、主菜、副菜2品、デザートを基準に献立を考えてください。主食は白いごはんやパンでも大丈夫です。副菜は小鉢物と、汁物などバランスよく組み合わせてください。

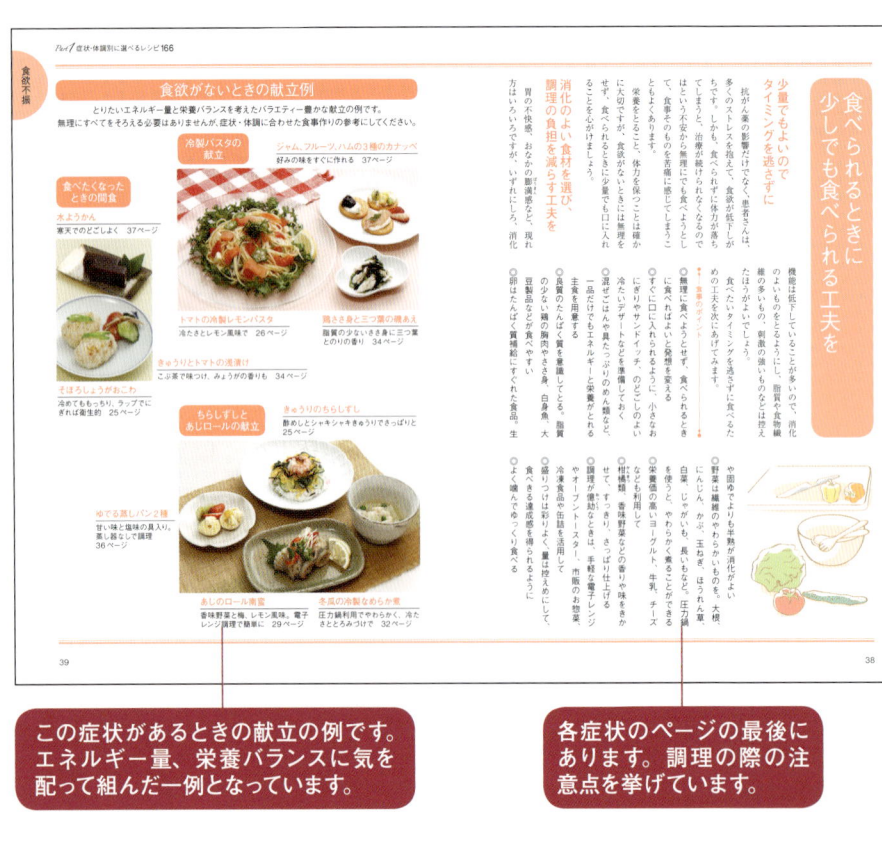

この症状があるときの献立の例です。エネルギー量、栄養バランスに気を配って組んだ一例となっています。

各症状のページの最後にあります。調理の際の注意点を挙げています。

## 症状からみるメニュー一覧

○のついているものが、その症状に適する料理。
主食、主菜、副菜、デザート、お弁当別に、自分の
症状に合う料理がひと目で選べます。

| | 料理名 | 食欲不振 | 吐き気・嘔吐 | 味覚変化 | 口内炎・食道炎 | 下痢 | 便秘 | 嚥下困難・咀嚼困難 | 掲載ページ |
|---|---|---|---|---|---|---|---|---|---|
| 主食 | 味選丼 | ○ | ○ | ○ | | | | | 58 |
| | 甘栗とエリンギの洋風炊き込みごはん | ○ | | | | | ○ | | 102 |
| | 淡雪豆腐のにゅうめん | ○ | ○ | | ○ | | | ○ | 83 |
| | 梅と昆布茶の氷冷茶漬け | ○ | ○ | | | | | | 26 |
| | えびリゾット 温泉卵添え | ○ | ○ | | | | | | 135 |
| | お好みカナッペ | ○ | ○ | ○ | | | | | 62 |
| | お茶漬け温玉うどん | ○ | ○ | | ○ | | | | 42 |
| | かに玉あんかけひじきごはん | ○ | | | | | ○ | | 101 |
| | かにのあんかけごはん | ○ | ○ | | ○ | ○ | ○ | ○ | 82 |
| | きゅうりのちらしずし | ○ | ○ | | | | | | 25 |
| | けんちんつけめん すだち添え | ○ | ○ | | | | | | 41 |
| | 五色の彩りパスタ コーンポタージュパスタ | ○ | ○ | ○ | | | | | 60 |
| | 五色の彩りパスタ ジャージャーめん風肉みそパスタ | ○ | ○ | ○ | | | | | 60 |
| | 五色の彩りパスタ ツナおろしわさび風味パスタ | ○ | ○ | ○ | | | | | 61 |
| | 五色の彩りパスタ トマトとレモンソースのサラダ風パスタ | ○ | ○ | ○ | | | | | 61 |
| | 五色の彩りパスタ とろろごまみそ風味パスタ | ○ | ○ | ○ | | | | | 61 |
| | ごま豆乳そうめん | ○ | ○ | | ○ | ○ | | | 102 |
| | さけのクリームソースライス | ○ | ○ | | ○ | ○ | | ○ | 120 |
| | 里いもごはんの卵太巻き | ○ | ○ | | ○ | | | | 84 |
| | 三色一口ラップおにぎり | ○ | ○ | | | | | | 24 |
| | 新鮮野菜のあんかけごはん | ○ | | | | | ○ | | 100 |
| | そぼろしょうがおこわ | ○ | ○ | | | | | | 25 |
| | たいとにんじんの炊き込みピラフ | ○ | ○ | | ○ | | | | 83 |

| | 料理名 | 食欲不振 | 吐き気・嘔吐 | 味覚変化 | 口内炎・食道炎 | 下痢 | 便秘 | 嚥下困難・咀嚼困難 | 掲載ページ |
|---|---|---|---|---|---|---|---|---|---|
| 主食 | とうもろこしごはん | | | | | | ● | | 101 |
| | トマトの冷製レモンパスタ | ● | ● | | | | | | 26 |
| | 鶏肉だんごの卵あんかけ丼 | ● | ● | | ● | ● | | ● | 119 |
| | バラエティークレープ | ● | ● | ● | | | | | 59 |
| | 一口サンド&おにぎり | ● | ● | | | | | | 40 |
| | ビビンバ風ごはん | ● | ● | | | ● | | ● | 118 |
| | 冷やし中華そうめん ポン酢ジュレ添え | ● | ● | | | | | | 43 |
| | ポタージュ・フレンチトースト | | ● | | ● | | | ● | 84 |
| | ミニおにぎり3種 | ● | ● | ● | | | | | 59 |
| | 焼きおにぎりの変わり茶漬け | ● | ● | | | | | | 42 |
| 主菜 | 揚げ豆腐のあんかけ〈ポン酢じょうゆだれ・和風あん・甘酢あん〉 | ● | ● | ● | | | | | 69 |
| | あじのロール南蛮 | ● | ● | | | | | | 29 |
| | "うなぎの蒲焼き"もどき | ● | ● | | ● | | | ● | 123 |
| | 梅の香りの豆腐シュウマイ | ● | ● | | | | | | 44 |
| | えびだんごと麩の卵とじ | ● | ● | | ● | ● | | | 104 |
| | オープンオムレツ〈ツナおろしあえソース・ブロッコリーのクリームソース・中華風甘酢あん〉 | ● | ● | ● | | | | | 68 |
| | おから巾着 | | | | | | ● | | 106 |
| | かき揚げと野菜の天ぷら盛り合わせ〈天つゆと大根おろし・ゆかり塩・トマトだれ〉 | | | ● | | | | | 70 |
| | かじきのソテー 3種のソース〈オレンジソース・和風しょうがだれ・ホワイトソース〉 | ● | ● | ● | | | | | 63 |
| | かじきのゆず野菜包み | ● | ● | | | ● | ● | | 28 |
| | かつおのステーキ 梅ソース | ● | | | | | | ● | 123 |
| | かつおの照り焼き | ● | ● | | | | | | 31 |
| | かぶのやわらか肉詰め | ● | ● | | ● | | | | 88 |
| | 変わり厚焼き卵なめこあん | ● | ● | | | | | | 31 |
| | 銀だらのレンジ梅肉蒸し | ● | ● | | | | | | 30 |
| | 金目だいの煮こごり | ● | ● | | ● | | | ● | 136 |
| | 金目だいのムニエル 野菜ソース | ● | ● | | | | ● | | 106 |

16

| | 料理名 | 食欲不振 | 吐き気・嘔吐 | 味覚変化 | 口内炎・食道炎 | 下痢 | 便秘 | 嚥下困難・咀嚼困難 | 掲載ページ |
|---|---|---|---|---|---|---|---|---|---|
| 主菜 | 具だくさん彩り卵焼き | ● | ● | | | | ● | | 47 |
| | さけのホイル包み蒸し | ● | ● | | ● | ● | | | 30 |
| | さっぱりチキンロール レモン風味おろしだれ | ● | | | | ● | ● | | 45 |
| | さばの梅みぞれ煮 | ● | ● | | | | | | 46 |
| | さんまの揚げ煮 | ● | | | ● | | | | 87 |
| | しいたけとなすの肉詰め 野菜あんかけ | ● | | | | | ● | | 103 |
| | 自家製ひりゅうず かき玉あんかけ | ● | ● | | | | | ● | 90 |
| | チーズ入り豆腐ミートローフ 〈トマトソース・バジルソース・ゆずみそだれ〉 | ● | ● | ● | | | | | 65 |
| | 手作りおぼろ豆腐 菜の花あんかけ | ● | ● | | ● | | | ● | 89 |
| | 豆腐とえびの茶巾蒸しあんかけ すだちの香り | ● | ● | | | | | | 48 |
| | 豆腐とはんぺんの水ギョウザ | ● | ● | | | ● | ● | | 47 |
| | 豆腐とひき肉の重ね蒸し 桜あんかけ | ● | ● | | | | | ● | 107 |
| | 豆腐ハンバーグ 野菜あんかけ | ● | ● | | | | ● | | 27 |
| | 鶏肉とえびの花シュウマイ | ● | ● | | | ● | | | 28 |
| | 鶏肉と卵の変わりミートローフ | ● | | | ● | | | ● | 124 |
| | 鶏肉のヨーグルトピカタ 〈浅漬けドレッシング・アプリコットソース・トマト入りオーロラソース〉 | ● | ● | ● | | | | | 66 |
| | 鶏の吉野煮 レモンの香り | ● | ● | | | | | ● | 137 |
| | とろとろ親子煮 | ● | ● | | ● | | | ● | 86 |
| | 麩入りチーズハンバーグ | ● | | | | | | ● | 122 |
| | 豚肉の二色巻き | ● | ● | | | | ● | | 104 |
| | 豚の角煮風 | | | | ● | | | ● | 121 |
| | フレッシュ野菜の鶏肉カルパッチョ | ● | ● | | | | ● | | 44 |
| | ほたてとほうれん草のグラタン | ● | ● | | ● | ● | ● | | 105 |
| | まぐろ刺身のクイック煮魚 | ● | ● | | | | | | 134 |
| | ミルフィーユカツ煮&ゆでせんキャベツ | ● | | | ● | | | | 85 |

| 分類 | 料理名 | 食欲不振 | 吐き気・嘔吐 | 味覚変化 | 口内炎・食道炎 | 下痢 | 便秘 | 嚥下困難・咀嚼困難 | 掲載ページ |
|---|---|---|---|---|---|---|---|---|---|
| 主菜 | 蒸しさわらの洋風あんかけ | ● | ● |  | ● |  |  |  | 87 |
| 主菜 | もちもち水ギョウザ〈普通のたれ・ハニーマスタードだれ・中華風甘みそだれ〉 | ● |  | ● |  |  |  |  | 67 |
| 主菜 | 寄せ鍋 3種のたれ添え〈ポン酢じょうゆ・ごまだれ・塩ポン酢〉 | ● | ● | ● |  |  |  |  | 64 |
| 主菜 | れんこん豆腐だんご | ● | ● |  | ● |  |  | ● | 121 |
| 主菜 | れんこんとはんぺんのふわふわバーグ | ● | ● |  | ● |  | ● |  | 89 |
| 主菜 | れんこんのえびはさみ揚げ |  |  |  |  |  | ● |  | 108 |
| 主菜 | 和風キッシュ おろし添え | ● | ● |  |  |  |  |  | 46 |
| 副菜 | あんかけ茶碗蒸し | ● | ● |  | ● |  |  |  | 49 |
| 副菜 | 薄切りじゃがいものサラダ | ● | ● |  |  | ● |  |  | 155 |
| 副菜 | 卯の花の煮物 |  |  |  |  |  | ● |  | 112 |
| 副菜 | オクラと長いものおひたし | ● | ● |  |  | ● | ● | ● | 125 |
| 副菜 | オクラとなすのくずし豆腐あえ | ● | ● |  |  |  |  |  | 50 |
| 副菜 | お好み豆腐料理 変わり冷ややっこ | ● | ● | ● |  |  |  |  | 72 |
| 副菜 | お好み豆腐料理 豆腐グラタン | ● | ● | ● |  |  |  |  | 72 |
| 副菜 | お好み豆腐料理 豆腐とヨーグルトのカプレーゼ風 | ● | ● | ● |  |  |  |  | 73 |
| 副菜 | 粕汁 | ● |  |  | ● |  |  |  | 95 |
| 副菜 | ガスパチョ | ● | ● |  |  |  |  | ● | 145 |
| 副菜 | かぶとじゃがいもの豆乳煮 | ● | ● |  | ● | ● | ● |  | 109 |
| 副菜 | かぶの酢みそあえ | ● | ● |  |  |  |  |  | 51 |
| 副菜 | かぼちゃきのこ汁 | ● | ● | ● |  |  | ● |  | 76 |
| 副菜 | かぼちゃと鶏ささ身のポタージュ | ● | ● |  | ● | ● | ● | ● | 35 |
| 副菜 | かぼちゃの変わりごま豆腐 | ● | ● |  | ● |  |  | ● | 49 |
| 副菜 | かぼちゃのヨーグルトサラダ | ● | ● |  |  | ● | ● |  | 110 |
| 副菜 | カリフラワーとブロッコリーのグラタン | ● | ● |  | ● | ● | ● | ● | 125 |
| 副菜 | 皮むき野菜のマカロニサラダ |  |  |  | ● |  |  |  | 91 |
| 副菜 | 簡単ヴィシソワーズ | ● | ● |  |  | ● | ● | ● | 127 |
| 副菜 | 簡単オニオングラタンスープ | ● | ● | ● |  |  | ● |  | 76 |
| 副菜 | 寒天寄せ2種 かにかまとオクラの寒天寄せ | ● | ● | ● |  |  |  |  | 74 |

| | 料理名 | 食欲不振 | 嘔吐・吐き気 | 味覚変化 | 口内炎・食道炎 | 下痢 | 便秘 | 嚥下困難・咀嚼困難 | 掲載ページ |
|---|---|---|---|---|---|---|---|---|---|
| 副菜 | 寒天寄せ2種 煮豆の寒天寄せ | ● | ● | ● | | | | | 74 |
| | キャベツとえびの煮物 | ● | ● | | ● | | | ● | 94 |
| | キャベツとかにのとろみ煮 | ● | ● | | ● | ● | ● | | 50 |
| | キャベツとツナのあんかけオムレツ | ● | ● | | | ● | ● | | 149 |
| | キャベツとナッツの香り蒸し | ● | ● | | | | ● | | 150 |
| | キャベツとひき肉の重ね蒸し | ● | ● | | | ● | ● | | 151 |
| | キャベツとほうれん草の煮びたし | ● | ● | | ● | ● | ● | | 149 |
| | キュービックポテサラ | ● | ● | | | | ● | ● | 109 |
| | きゅうりとトマトの浅漬け | ● | ● | | | | | | 34 |
| | きりたんぽの具だくさん汁 | ● | ● | | | | ● | | 113 |
| | 切り干し大根のシャキシャキ酢の物 | ● | ● | | | | ● | | 52 |
| | クイックふろふき大根 | ● | ● | | ● | ● | | | 153 |
| | 五色なます | ● | ● | | | | ● | | 152 |
| | 小松菜の白あえ | ● | ● | | ● | | | | 93 |
| | 桜えびとチーズの大根もち | ● | ● | | | | | | 51 |
| | さけのおろしあえ | ● | ● | | | ● | | | 152 |
| | サラダ豆のコールスロー | ● | | | | | ● | | 151 |
| | 3種の大根のポン酢じょうゆがけ | ● | ● | | | | ● | | 154 |
| | じゃがいもだんご汁 | ● | ● | | ● | ● | ● | | 156 |
| | じゃがいもと玉ねぎのポタージュ | ● | ● | | | ● | ● | ● | 157 |
| | じゃがいもの三色だんご | ● | ● | ● | | | | | 75 |
| | じゃがいものニョッキ レモンバター風味 | ● | ● | | | | | | 155 |
| | じゃがいももち | ● | ● | | | ● | ● | | 156 |
| | しょうが風味のもずく汁 | ● | ● | | | | ● | | 113 |
| | ズッキーニチャンプルー | | | | ● | | | | 92 |
| | 即席クラムチャウダー | ● | ● | | | ● | | | 157 |
| | 大根とオレンジのなます | ● | ● | | | | | | 53 |
| | 大根のあさり即席漬け | | | | | | | | 153 |
| | 大根のとろみ煮 | ● | ● | | ● | ● | | ● | 125 |
| | 大根のマセドアンサラダ | ● | ● | | | | ● | | 154 |
| | チンゲン菜とにんじんの白あえ | ● | ● | | ● | ● | ● | ● | 126 |

| | 料理名 | 食欲不振 | 吐き気・嘔吐 | 味覚変化 | 口内炎・食道炎 | 下痢 | 便秘 | 嚥下困難・咀嚼困難 | 掲載ページ |
|---|---|---|---|---|---|---|---|---|---|
| 副菜 | チンゲン菜と麩の酢みそあえ | ● | ● | | | | ● | | 32 |
| | 手作りソーセージとスティック野菜〈バーニャカウダソース・ハニーマスタードソース・あんずマヨネーズソース・ごまマヨネーズソース・ごまみそヨーグルトソース・ごま砂糖ソース〉 | ● | ● | ● | | | | | 71 |
| | 冬瓜の冷製なめらか煮 | ● | ● | | ● | ● | ● | ● | 32 |
| | トマトゼリー | ● | ● | | | | | ● | 145 |
| | トマト大根おろし | ● | ● | | | ● | ● | | 145 |
| | トマトの香草風味焼き | ● | ● | | | | | | 144 |
| | 鶏ささ身と三つ葉の磯あえ | ● | ● | | | | ● | | 34 |
| | とろろ汁 | ● | ● | | ● | ● | ● | ● | 35 |
| | とろろドレッシングサラダ | ● | ● | | | ● | ● | | 52 |
| | 長いもとかぶのかに入りとろみ汁 | ● | ● | | | ● | ● | ● | 126 |
| | 長いもの彩り酢の物 | ● | ● | | | | ● | | 33 |
| | 長いものサクサク漬物 | ● | ● | | ● | | | | 95 |
| | なすとところてんのポン酢あえ | ● | ● | | | | ● | | 33 |
| | なすとピーマンのみそしぎ | ● | | | | | ● | | 146 |
| | なすとみょうがのみそ汁 | ● | ● | | | | | | 148 |
| | なすの揚げ煮 薬味添え | ● | | | | | | | 146 |
| | なすの彩りマリネ | ● | ● | | | | | | 148 |
| | 夏野菜のゼリー寄せ | ● | ● | | ● | | | ● | 93 |
| | 生春巻き | ● | ● | ● | | | | | 75 |
| | なめらか煮おろしのしらすあえ | ● | ● | | ● | ● | ● | ● | 126 |
| | 白菜とマカロニのサラダ | ● | ● | | ● | ● | ● | | 34 |
| | 翡翠なす | ● | ● | | ● | ● | ● | | 147 |
| | 麩のなめたけおろし煮 | ● | ● | | | | ● | | 111 |
| | ブロッコリーの冷製スープ | ● | ● | | ● | ● | ● | ● | 110 |
| | ほうれん草としらす干しのゆず香あえ | ● | ● | | ● | ● | ● | | 33 |
| | ほうれん草のピーナッツバターあえ | ● | ● | ● | ● | | | | 73 |
| | ほうれん草のミルクポタージュ | ● | ● | | ● | ● | ● | ● | 137 |

| | 料理名 | 食欲不振 | 吐き気・嘔吐 | 味覚変化 | 口内炎・食道炎 | 下痢 | 便秘 | 嚥下困難・咀嚼困難 | 掲載ページ |
|---|---|---|---|---|---|---|---|---|---|
| 副菜 | ほうれん草のやわらかおひたし | ● | ● | | ● | | | ● | 92 |
| 副菜 | ポトフ | ● | ● | | ● | | | | 91 |
| 副菜 | 豆と根菜のトマト煮 | | | | | | ● | | 112 |
| 副菜 | まるで肉！麩のトマト煮 | ● | | | | ● | | ● | 111 |
| 副菜 | 蒸しキャベツのごまレモンサラダ | ● | ● | | | | ● | | 150 |
| 副菜 | 野菜マカロニスープ | ● | ● | | | | | | 53 |
| 副菜 | ラタトゥイユ | | | | | | ● | | 144 |
| 副菜 | 冷製なすとえびのくず煮 | ● | ● | | ● | ● | | | 147 |
| 副菜 | れんこんもちのみぞれ汁 | ● | ● | | | | ● | ● | 127 |
| 副菜 | ワンタンスープ | ● | ● | | ● | | | | 94 |
| デザート | お好みおはぎ | ● | ● | ● | | | | | 78 |
| デザート | オレンジヨーグルトムース風 | ● | ● | | | ● | ● | | 36 |
| デザート | カステラプリン | ● | ● | | ● | | | ● | 97 |
| デザート | かぼちゃアイス | ● | ● | | | | | | 55 |
| デザート | 簡単水まんじゅう | ● | ● | | | | | | 54 |
| デザート | 簡単レアチーズ風ケーキ | ● | ● | | ● | ● | ● | ● | 114 |
| デザート | きな粉と練りごまのブランマンジェ | ● | ● | | ● | | | ● | 129 |
| デザート | ぎゅうひ | ● | ● | | | | | | 37 |
| デザート | くずきり | ● | ● | ● | | | | | 78 |
| デザート | 果物ゼリーのヨーグルトドリンク | ● | ● | ● | ● | ● | | | 79 |
| デザート | 栗とチーズのゆでる蒸しパン2種 | ● | ● | ● | | ● | | | 36 |
| デザート | 黒ごまプリン | ● | ● | | ● | | | ● | 96 |
| デザート | しそ蒸しパン | ● | ● | | | | | | 55 |
| デザート | ジャム、フルーツ、ハムの3種のカナッペ | ● | ● | ● | | | | | 37 |
| デザート | シリアルヨーグルトパフェ | ● | ● | | | ● | | | 114 |
| デザート | 梨のコンポートと紅茶ゼリー | ● | ● | | ● | | | ● | 97 |
| デザート | バナナのムース風ケーキ | ● | ● | | ● | | | | 96 |
| デザート | パンナコッタ2種 いちごのパンナコッタ | ● | ● | ● | ● | | | ● | 77 |
| デザート | パンナコッタ2種 コーヒーのパンナコッタ | ● | ● | ● | ● | | | ● | 77 |
| デザート | ふるふるくずもちフルーツポンチ仕立て | ● | ● | | | ● | ● | | 115 |

| | 料理名 | 食欲不振 | 吐き気・嘔吐 | 味覚変化 | 口内炎・食道炎 | 下痢 | 便秘 | 咀嚼困難・嚥下困難 | 掲載ページ |
|---|---|---|---|---|---|---|---|---|---|
| デザート | ほうじ茶ゼリー | ● | ● | ● | ● | | | ● | 79 |
| | マシュマロのムース | ● | ● | | ● | | | ● | 97 |
| | "まるでオレンジ"のゼリー | ● | ● | | | | | ● | 128 |
| | 水ようかん | ● | ● | | ● | | | | 37 |
| | ゆず茶のブランマンジェ | ● | ● | | | | | ● | 54 |
| | ヨーグルト入りどら焼き | ● | ● | | | ● | ● | | 115 |
| | ヨーグルトゼリーとブルーベリーファイバーソース | ● | ● | | | ● | ● | | 115 |
| | りんごのコンポート ミルクゼリー添え | ● | ● | | ● | | | ● | 129 |
| | レモンスカッシュゼリー | ● | ● | | | | | ● | 55 |
| お弁当 | 彩りマリネ | ● | ● | | | | ● | | 143 |
| | キャベツのおかかあえ | ● | ● | | | ● | | | 139 |
| | 具だくさんカップ厚焼き卵 | ● | ● | | ● | | | ● | 140 |
| | さっぱり青椒肉絲 | ● | ● | | | | ● | | 142 |
| | さつまいもの茶巾しぼり | ● | ● | | | | ● | | 142 |
| | しそ包みシュウマイ | ● | ● | | | | | | 140 |
| | しょうが風味のスティックおこわ | ● | ● | | | | | | 140 |
| | 即席ピクルス | ● | ● | | | | | | 141 |
| | チーズ蒸しパン | ● | ● | | | | | | 141 |
| | 豆乳野菜ジュース | ● | ● | | | | | | 138 |
| | 菜めし | ● | ● | | | | | | 143 |
| | 肉じゃがの卵どんぶり | ● | ● | | ● | ● | ● | ● | 139 |
| | ハムチーズサンドイッチ | ● | ● | | | | | | 138 |
| | ピーチミルクプリン | ● | ● | | ● | | | ● | 139 |
| | ぶりとほたての照り焼き | ● | ● | | | | | | 139 |

# Part 1 症状・体調別に選べるレシピ 166

## 食欲がない、吐き気がある、味覚が変わってしまった、そんな悩みにきめ細かく応える

人により、時期によりさまざまに現れる副作用。
その代表的な6症状を取り上げ、それぞれに適した
主食、主菜、副菜、デザートを紹介しています。
まずは、食べられる一品を。
組み合わせれば栄養バランスのとれた食べやすい献立になります。

## 主食

### 三色一口ラップおにぎり

無理なく食べられる一口サイズに
ラップでにぎれば清潔です

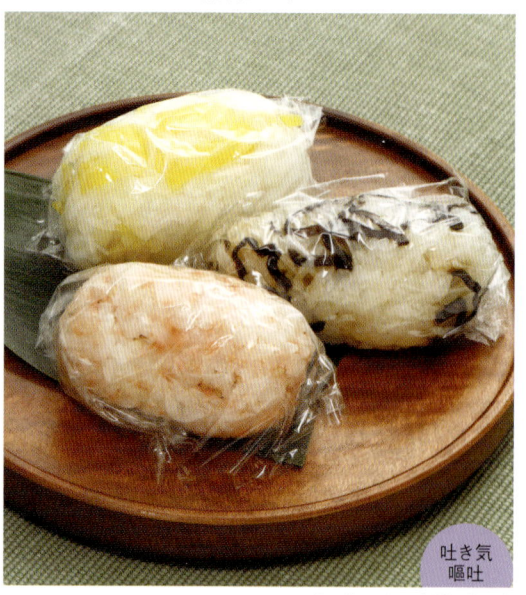

吐き気
嘔吐

| | エネルギー | たんぱく質 | 塩分 |
|---|---|---|---|
| たくあんにぎり[1個分] | 64kcal | 1.1g | 0.2g |
| たらこにぎり[1個分] | 63kcal | 1.3g | 0.1g |
| 昆布にぎり[1個分] | 62kcal | 1.2g | 0.2g |

[材料] 2人分
ごはん ……………… 210g
　（小おにぎり×6個分）
たくあん ……… 薄切り2枚
たらこふりかけ(市販品)
　……………… 小袋2/3
塩昆布（細切り・市販品）
　……………… 小さじ1弱

[作り方]
1　たくあんはせん切りにする。
2　ごはんを3等分に分け、それぞれに、たくあん、たらこふりかけ、塩昆布を切るように混ぜる。
3　ラップを広げ、2のそれぞれを2個ずつに分けて包み、一口大ににぎる。

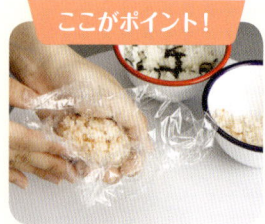

ここがポイント！
食欲がない時期には、食べられそうと思ったときにすぐ手にとれるおにぎりは便利。ラップで包んでにぎれば衛生的で、時間をおいても清潔さが保てます。

# 食欲不振
## があるときに

食欲が低下しているときに、これなら食べられそうというのは、さっぱり味、すっきり味、冷たいもの、つるりとのどごしのよいものだといいます。食べやすくて、しかも栄養のある、そんなレシピを中心に、食べたいときにすぐ手にとれる間食も提案しています。

＊料理写真内の　吐き気 嘔吐　などは「食欲不振」以外に適する症状を示しています。

Part 1 症状・体調別に選べるレシピ 166

食欲不振

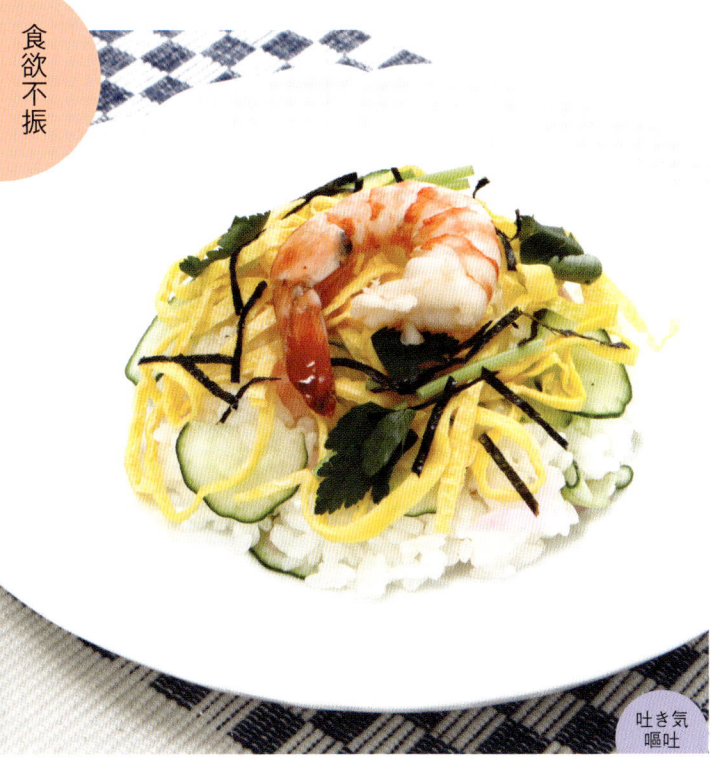

吐き気 嘔吐

[1人分] エネルギー 245kcal　たんぱく質 10.6g　塩分 0.9g

## きゅうりのちらしずし

甘さ控えめに味をととのえた酢めしに
シャキシャキきゅうりの食感ですっきり

[材料] 2人分

| ごはん…… | 茶碗に軽く2杯分(220g) |
| A | 酢………小さじ4<br>砂糖……小さじ1<br>塩………少々 |
| きゅうり……… | 1/2本 |
| 桜大根(市販品)…… | 薄切り4枚分 |
| 溶き卵… | M玉1/2個分 |
| サラダ油… | 小さじ1/4 |
| えび(ブラックタイガー)… | 大2尾(または中4尾) |
| 三つ葉…………… | 2本 |
| 刻みのり………… | 少々 |

[作り方]

1 酢めしを作る。Aを合わせて溶かし、温かいごはんにまわしかけ、切るように混ぜて冷ます。
2 きゅうりは薄切りにし、塩少々(分量外)を振ってしんなりさせ、水気を十分にしぼる。桜大根は汁気をきり、あらく刻む。三つ葉は2～3㎝長さに刻む。
3 卵はサラダ油を熱したフライパンで薄焼きにして、細く切る(錦糸卵)。
4 えびは殻と背わたを取り、ゆでる。
5 1の酢めしにきゅうり、桜大根を混ぜ、器に盛る。上に錦糸卵を広げ、えび、三つ葉、のりを飾る。

## そぼろしょうがおこわ

もち米で冷めてももっちりとした食感
しょうが風味が食欲をそそります

[材料] 作りやすい分量・3人分

| 米…1/2カップ(90㎖) | |
| もち米…1/2カップ(90㎖) | |
| 鶏ひき肉……… 60g | |
| しょうが…… 小1かけ | |
| 絹さや………… 6枚 | |
| A | だしの素……小さじ1/2<br>酒……小さじ1強<br>みりん……小さじ1<br>しょうゆ…小さじ1<br>塩…………少々<br>ごま油……小さじ1 1/2 |

[作り方]

1 米ともち米は合わせてとぎ、30分ほど水につけておく。
2 しょうがはせん切りにする。絹さやは筋を取って塩ゆでにし(塩は分量外)、せん切りにする。
3 炊飯器に、米、もち米、鶏ひき肉、しょうが、Aを入れ、目盛りに合わせて水を加えて炊く。
4 器に盛り、絹さやをのせる。

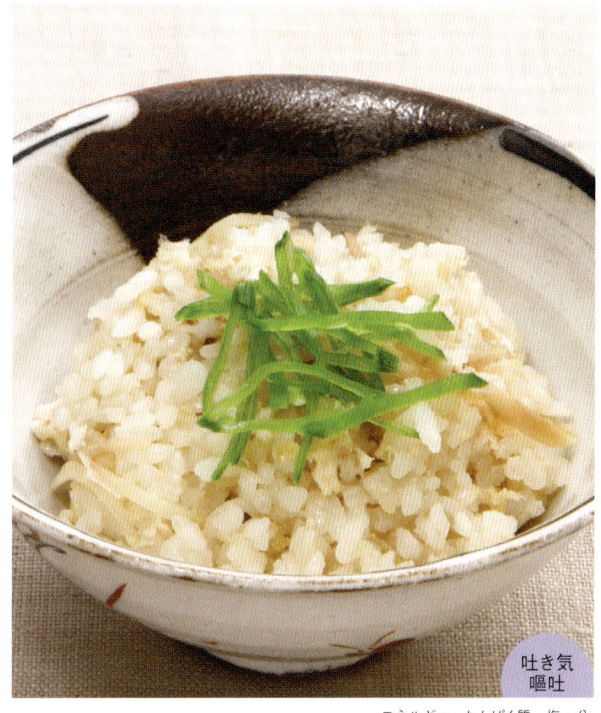

吐き気 嘔吐

[1人分] エネルギー 243kcal　たんぱく質 10.5g　塩分 0.8g

# 主食

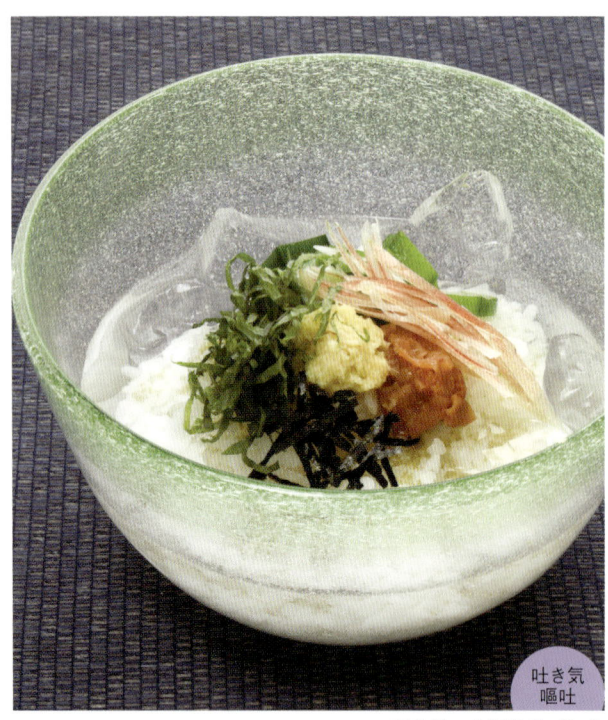

## 梅と昆布茶の氷冷茶漬け

気になるにおいは冷水で抑え
香味野菜でさわやかに香りを添えて

[材料] 2人分

| | |
|---|---|
| ごはん … 茶碗に軽く 2杯分(110g×2) | おろししょうが … 小さじ1 |
| オクラ ……… 中2本 | 刻みのり ……… 少々 |
| 青じそ ……… 2枚 | 昆布茶 … 付属スプーン 2杯(4g) |
| みょうが ……… 中1個 | 水 ……… 1カップ |
| 梅干し ……… 中1個 | 氷(好みで) ……… 適量 |

[作り方]

1 オクラは塩ゆでにし(塩は分量外)、冷水で冷やして薄く小口切りにする。青じそ、みょうがはせん切りにする。梅干しは種をはずし、果肉を包丁でたたいてなめらかにする。
2 ごはんを器に盛って昆布茶を振り、1と、おろししょうが、刻みのりをのせる。
3 2に水を注ぐ。
＊氷を加えると、よりさっぱり食べられる。

吐き気 嘔吐

[1人分] エネルギー 199kcal　たんぱく質 3.8g　塩分 1.5g

---

## トマトの冷製レモンパスタ

食を促す冷たいのどごしのよさ
レモンをしぼって風味を加えます

[材料] 2人分

| | |
|---|---|
| スパゲッティ(細め) … 60g | しょうゆ …… 小さじ1/3 |
| スモークサーモン ……… 薄切り2枚 | 鶏がらスープの素 …… 小さじ1/3 |
| プロセスチーズ … 厚さ5〜6mm1枚 | A オリーブ油 … 小さじ2 |
| トマト ……… 中1/4個 | レモン汁 … 小さじ1 |
| 玉ねぎ ……… 中1/5個 | くし形レモン … 1〜2切れ |
| オクラ ……… 2本 | |
| 青じそ ……… 2枚 | |

[作り方]

1 スモークサーモンは一口大に、プロセスチーズは1cm角に切る。トマトは皮を湯むきし、へたと種を取り除いて1cm角に切る。玉ねぎは薄切りにして水にさらし、水気をきる。オクラはさっと塩ゆで(塩は分量外)にして冷水に取り、へたを落として小口切りにする。
2 青じそはせん切りにする。
3 ボウルにAを混ぜ合わせ、スープの素が溶けたら、1を加えて味をなじませる。
4 湯を沸かし、塩(分量外)を加えて、表示時間よりやや長めにスパゲッティをゆでる。氷水に引き上げて急冷し、水気をきる。
5 4を3に加えてあえる。器に盛り、青じそをのせて、レモンを添える。好みでレタスやエンダイブなどを飾る。

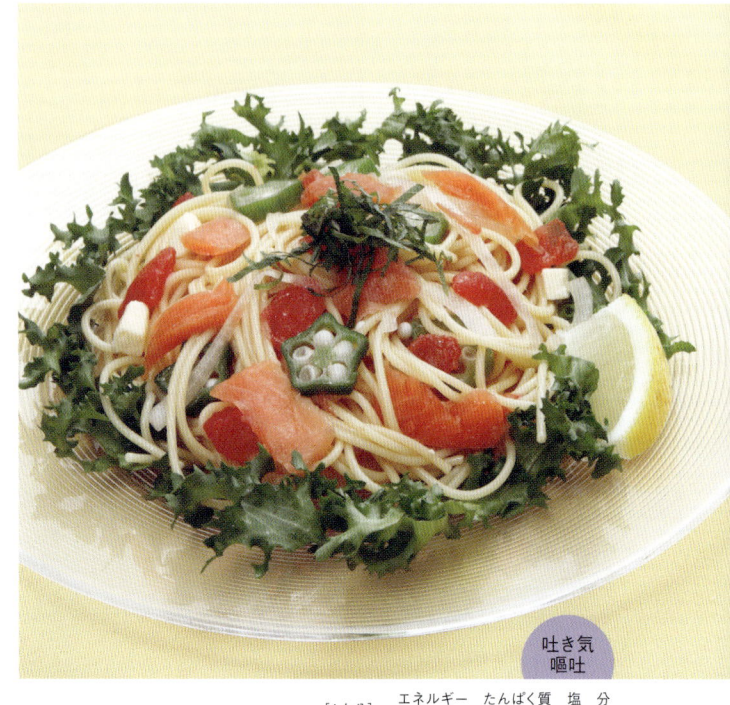

吐き気 嘔吐

[1人分] エネルギー 206kcal　たんぱく質 8.7g　塩分 0.9g

Part1 症状・体調別に選べるレシピ166

主菜

食欲不振

# 豆腐ハンバーグ 野菜あんかけ

豆腐、鶏ひき肉、れんこんのヘルシー素材なら
あっさり、やわらか、食べる満足感も十分

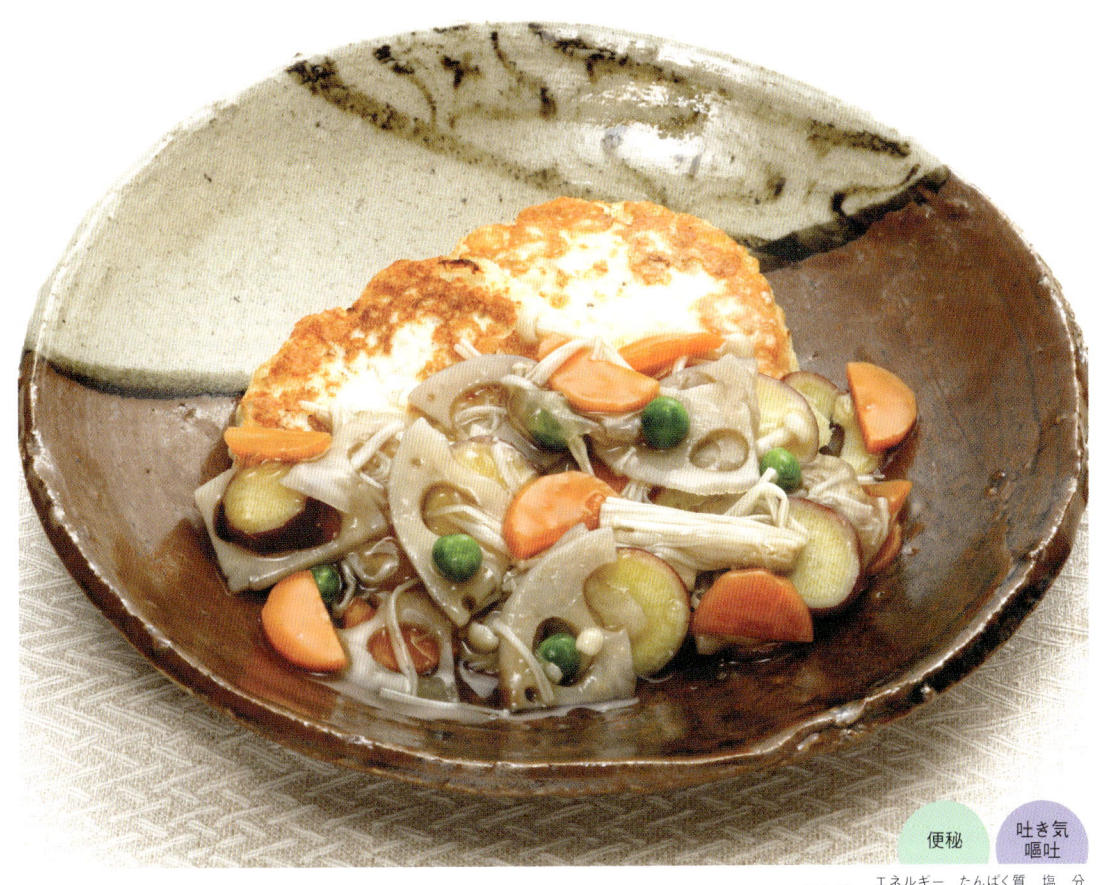

便秘　吐き気・嘔吐

[1人分] エネルギー 154kcal　たんぱく質 12.6g　塩分 1.1g

## [材料] 2人分

**豆腐ハンバーグ**
- 木綿豆腐 …………………… 1/3丁
- れんこん …… 1/4節(正味30g)
- 玉ねぎ …… 中1/10個(正味20g)
- 鶏ひき肉 …………………… 60g
- A [ 塩、こしょう ………… 各少々
- B [ 溶き卵 ……………… 小さじ2
    片栗粉 ……………… 小さじ2
    酒 …………………… 小さじ1
- サラダ油 …………… 小さじ1 1/2

**野菜あん**
- れんこん …… 1/6節(正味20g)
- にんじん …… 中1/8本(正味15g)
- さつまいも … 1〜1.5cm厚さ(30g)
- えのきたけ …………… 1/5パック
- グリンピース(冷凍) … 小さじ1強
- だし ………………………… 1/2カップ
- C [ みりん ……………… 小さじ1/2
    塩 …………………… 小さじ1/6
    しょうゆ …………… 小さじ1/3
    酒 …………………… 小さじ1
- 片栗粉、水 ………… 各小さじ1

## [作り方]

**豆腐ハンバーグ**

1 豆腐は水きりをしておく。れんこんはすりおろす。玉ねぎはみじん切りにする。

2 鶏ひき肉にAを混ぜ、粘りが出たら、1とBを加えて練り、小判形に成形する。

3 フライパンにサラダ油を熱し、2の両面をきつね色に焼く。中まで火を通し、器に盛る。

**野菜あん**

1 れんこんは薄いいちょう切りにして酢水(分量外)にさらす。にんじんは半月切り、さつまいもは輪切りにする。えのきたけは根元を落として食べやすい長さに切り、ほぐす。

2 だしに1を入れて煮る。Cで調味し、グリンピースを加える。水溶きした片栗粉でとろみをつけ、ハンバーグにかける。

主菜

## 鶏肉とえびの花シュウマイ

脂質控えめの材料で食べやすく
細切りの皮をまとわせて見た目も美しい

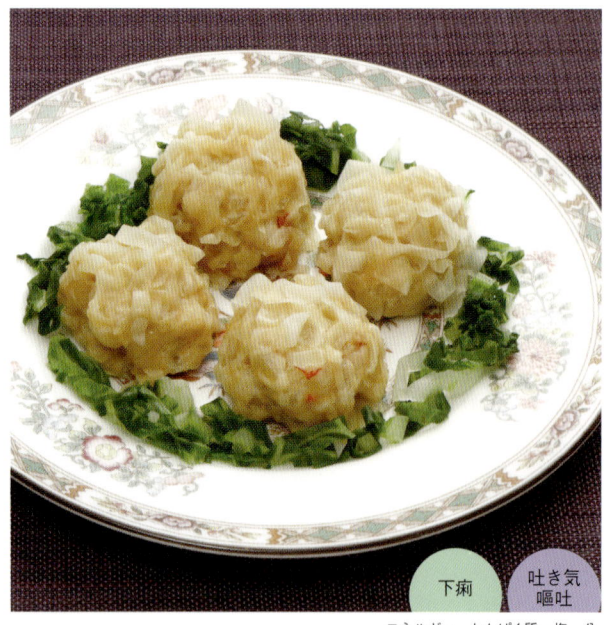

[1人分] エネルギー 158kcal　たんぱく質 14.3g　塩分 0.9g

[材料] 2人分・8～10個

鶏ひき肉 ……… 80g
むきえび ……… 40g
塩 …………… 少々
玉ねぎ ……… 中1/4個
おろししょうが
　　……… 小さじ1

A ┌ 溶き卵 … 小さじ2
　│ 片栗粉 … 小さじ2
　│ しょうゆ、酒
　│ 　　…… 各小さじ1
　└ ごま油 … 小さじ1/2
シュウマイの皮 … 6枚
白菜 ………… 中2枚

[作り方]
1 白菜はせん切りにする。
2 玉ねぎはみじん切りにし、キッチンペーパーで水気を取る。
3 むきえびは刻み、包丁の腹でつぶす。
4 鶏ひき肉とむきえびを合わせて塩を加え、粘りが出るまで練る。玉ねぎ、おろししょうが、Aを加え、混ぜ合わせる。
5 シュウマイの皮は細切りにする。
6 4を一口大に丸め、5をまぶしつける。
7 耐熱皿に白菜を敷き、6のシュウマイを並べる。水を振りかけてふわりとラップをかけ、電子レンジ（500W）で5～6分加熱して、中心部までしっかり火を通す。
8 器に盛り、白菜を刻んで添える。

下痢　吐き気・嘔吐

---

## かじきのゆず野菜包み

まとめて作り冷凍保存しておけば
電子レンジにかけるだけですぐに一品

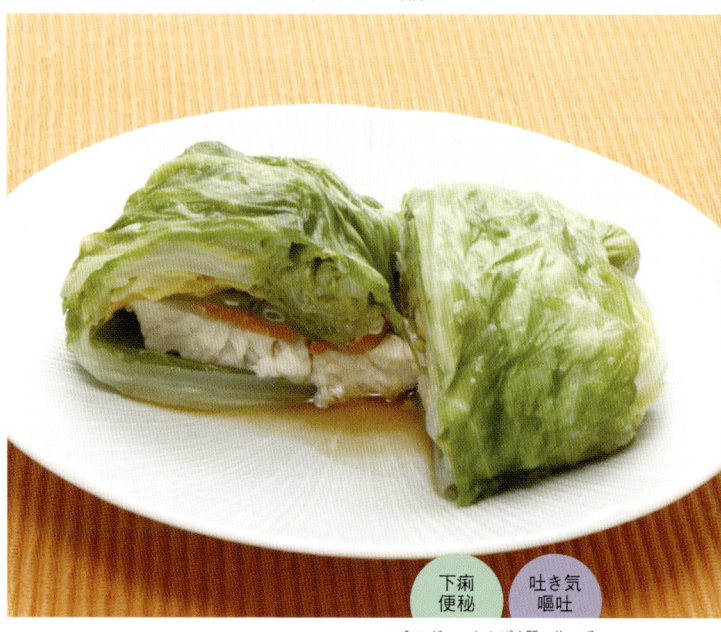

[1人分] エネルギー 161kcal　たんぱく質 14.7g　塩分 1.0g

[材料] 2人分

かじき ……… 中2切れ
A ┌ 塩 …… 小さじ1/6
　│ こしょう …… 少々
　│ 酒 ……… 小さじ2
　│ サラダ油 … 小さじ1
　│ おろししょうが
　└ 　　…… 小さじ1/2
キャベツ ……… 大2枚
玉ねぎ ……… 中1/4個
にんじん ……… 中1/6本
絹さや ………… 4枚
青じそ ………… 2枚
刻みゆず ……… 少々
ポン酢じょうゆ … 小さじ2

[作り方]
1 Aを混ぜ合わせて、かじきをつける。
2 玉ねぎ、にんじんはせん切りにする。絹さやは筋を取る。
3 キャベツは芯の厚い部分をそいで薄くし、熱湯に塩（分量外）を加え、ゆでる。しなやかになったら冷水で冷まし、水気をふく。
4 キャベツ1枚ずつに青じそ、かじきを置き、2と刻みゆずをのせて包む。
5 4を耐熱皿に並べてふわりとラップをかけ、電子レンジ（500W）で5～6分加熱し、器に盛って、ポン酢じょうゆを添える。
＊魚は金目だい、すずきなどほかの白身魚でも。
＊4をラップに包み、冷凍保存してもよい。冷凍の場合の電子レンジ時間は7～10分。

下痢・便秘　吐き気・嘔吐

# あじのロール南蛮

香味野菜と梅、レモン風味でさわやかに
電子レンジなら加熱時のにおいも気になりません

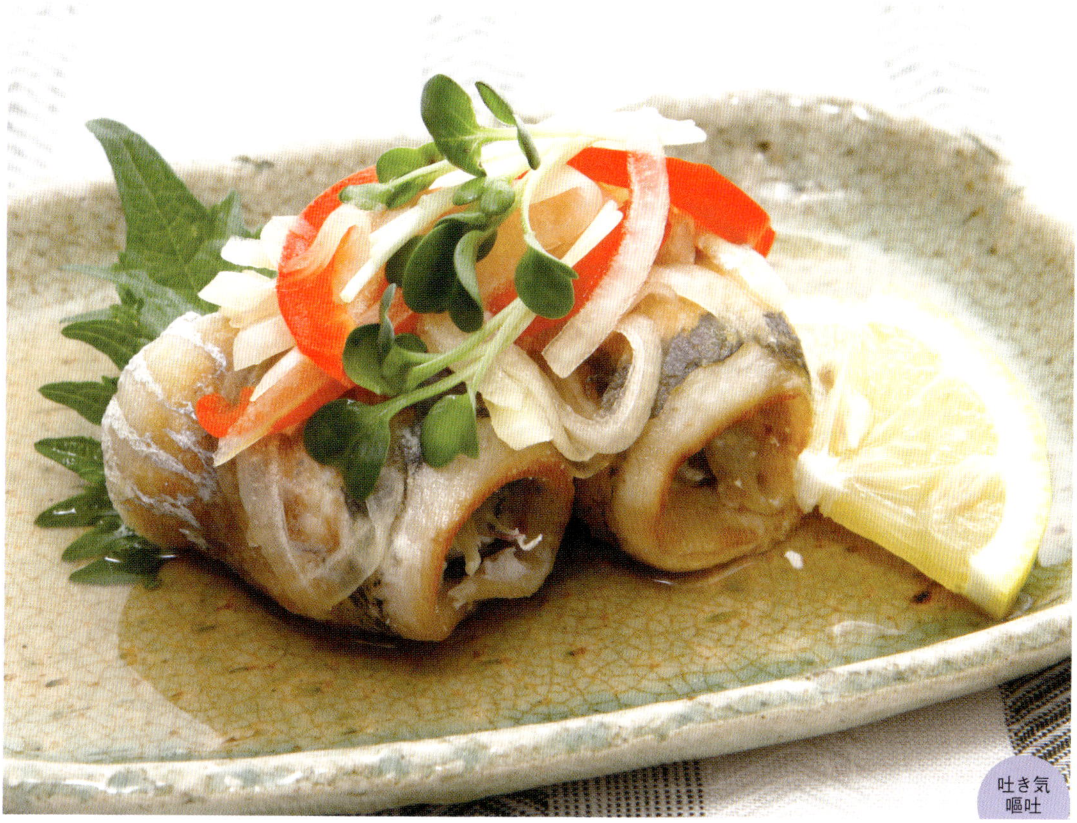

食欲不振

吐き気
嘔吐

[1人分] エネルギー 160kcal　たんぱく質 17.6g　塩分 0.9g

## [材料] 2人分

- あじ……三枚におろした半身4切れ
- A ┌ 酒……………………小さじ2
- 　└ おろししょうが………小さじ1
- 梅干し………………………中1/2個
- みょうが……………………中2個
- 青じそ………………………2枚
- しょうが……………………1/3かけ分
- 小麦粉………………………小さじ2
- サラダ油……………………小さじ1
- 玉ねぎ………………………中1/4個
- 赤パプリカ…………………1/8個
- 貝割れ菜……………………適量
- B ┌ だし………………………小さじ2
- 　│ 酢…………………………大さじ1
- 　│ 砂糖………………………小さじ1
- 　│ しょうゆ…………………小さじ1/3
- 　└ 塩…………………………少々
- レモン（いちょう切り）…………4枚

## [作り方]

1. あじは塩少々（分量外）を振り、Aをかけてくさみを抜く。
2. みょうがはせん切り、梅干しは種を除いて果肉をたたく。青じそは縦半分に切る。しょうがは皮をむき、ごく細いせん切りにして水にさらし、針しょうがにする。
3. あじに梅肉を薄く塗り、青じそ、みょうが、針しょうがをのせて巻く。楊枝でとめて、小麦粉をまぶす。
4. 耐熱皿にキッチンペーパーを敷いて3をのせる。別のキッチンペーパーにサラダ油をしみ込ませ、あじの表面に塗る。ラップをかけずに、電子レンジ（500W）で3〜5分加熱する。
5. 玉ねぎ、赤パプリカは薄切り、貝割れ菜は食べやすく切って、Bを合わせてあえる。
6. あじに5をかけ、冷蔵庫で冷やす。
7. あれば青じそなどを敷いて器に盛り、レモンを添える。

### ここがポイント！

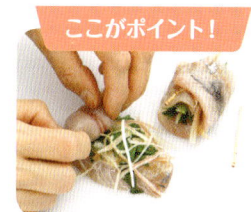

梅肉と細く切った香味野菜をたっぷり巻き込むことで、青背の魚のにおいが抑えられ、食べやすくなります。尾側からくるくると巻いて端を楊枝でとめます。

# 主菜

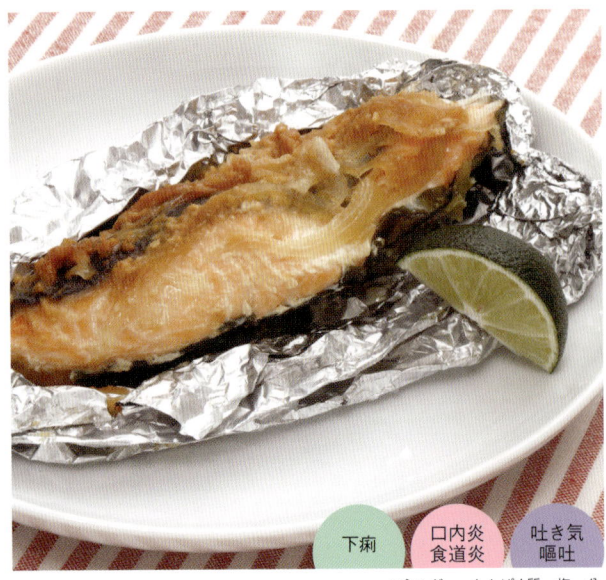

## さけのホイル包み蒸し

ごはんを炊くときに炊飯器で一緒に調理
主食と主菜が手間なく同時に仕上がります

[材料] 2人分

さけ………… 中2切れ
A ┌ 酒 ………… 小さじ1
　└ 塩 ………… 少々
玉ねぎ……… 中1/4個
ほうれん草 ……… 2株

B ┌ 酒 ………… 小さじ2
　│ みりん… 小さじ1/2
　│ しょうゆ… 小さじ1/3
　└ みそ ……… 小さじ2
バター……… 小さじ2

[作り方]

1 さけはAを振っておく。
2 玉ねぎは薄切り、ほうれん草は長さ4〜5cmに切る。Bは溶き混ぜる。
3 アルミホイルを広げ、ほうれん草を敷いてさけを置き、玉ねぎをのせてBをかける。中央にバターをのせて、水が入らないようアルミホイルをしっかり閉じる（2重にしてもよい）。
4 炊飯器の米の上に3をのせ、炊飯する。
5 アルミホイルごと取り出し、器に盛る。好みですだちなどを添える。
＊まとめて作り、冷凍保存してもよい。

下痢　口内炎・食道炎　吐き気・嘔吐

[1人分] エネルギー 160kcal　たんぱく質 17.2g　塩分 1.4g

### ここがポイント！

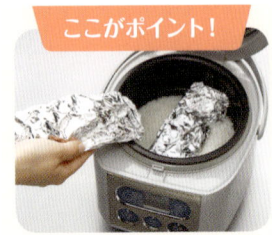

食事作りに疲れてしまっては本末転倒。できるだけ手間をかけない工夫をしましょう。ごはんを炊くときに、アルミホイルで包んだ魚を一緒に入れて加熱します。炊飯器でついでに一品のアイディアです。

## 銀だらのレンジ梅肉蒸し

梅肉風味で脂ののった銀だらを口当たりよく
電子レンジで手軽に、調理時間も短縮

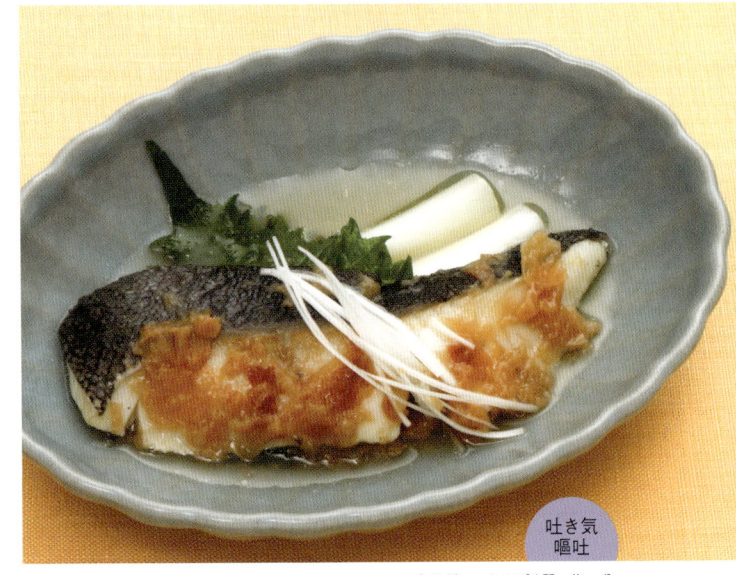

[材料] 2人分

銀だら……… 中2切れ
A ┌ 酒 ………… 小さじ1
　└ 塩 ………… 少々
梅干し……… 中1個
長ねぎ……… 1/5本
青じそ……… 2枚

B ┌ だし… 1/3カップ
　│ しょうゆ、酒
　│ 　……… 各小さじ1
　│ みりん
　└ 　……… 小さじ1/2

[作り方]

1 銀だらはAを振っておく。
2 梅干しは種をはずし、果肉を包丁でたたいてなめらかにする。長ねぎは食べやすい長さに切り、外側と芯に分ける。外側は繊維に沿って細くせん切りにして水に放し、水気をきって白髪ねぎを作る。芯は縦二つ割りにする。
3 耐熱皿に1の銀だらを重ならないように並べ、梅肉を表面に塗る。すきまに長ねぎの芯を入れ、Bを混ぜ合わせて注ぐ。
4 3にラップをかけ、電子レンジ（500W）で2〜3分加熱して火を通す。
5 器に青じそを敷いて、銀だらと長ねぎを盛り、白髪ねぎを添える。

吐き気・嘔吐

[1人分] エネルギー 174kcal　たんぱく質 9.6g　塩分 1.3g

Part 1 症状・体調別に選べるレシピ166

食欲不振

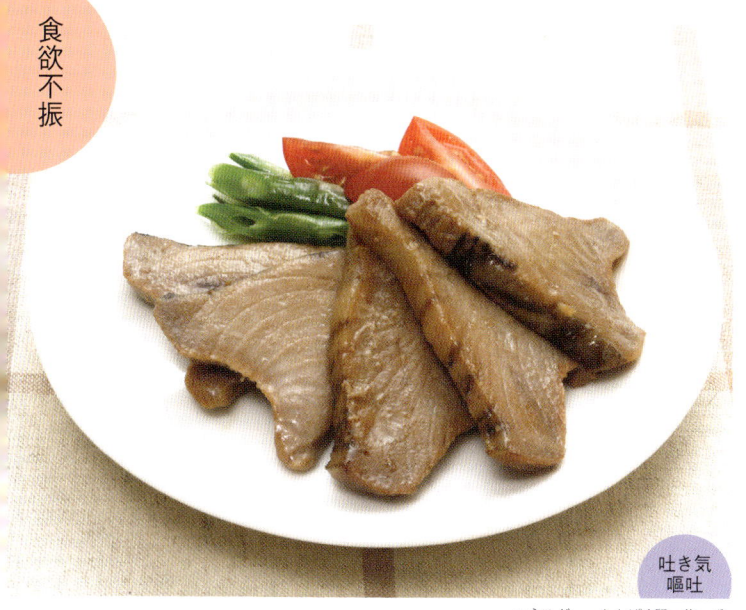

## かつおの照り焼き

生ものは避けたい時期に
生ぐささを薬味で抑えてかつおを賞味

[材料] 2人分

かつお刺身… 10切れ
A ┌ 酒、みりん …… 各小さじ2
  └ しょうゆ … 大さじ1
A ┌ おろししょうが …… 小さじ1
サラダ油 … 小さじ2

[作り方]

1 Aを混ぜ、半量にかつおを20分ほどつける。
2 フライパンにサラダ油を熱し、かつおの汁気をふいて入れ中火で焼く。焼き色がついたら裏返して火を通し、Aの残り半量を加えて味をからめながら照りよく焼き上げる。
3 ゆでたさやいんげん、ミニトマトなど、好みの野菜を添えて、器に盛る。
＊フライパンで焼くと仕上がりが早い。

吐き気
嘔吐

[1人分] エネルギー 174kcal　たんぱく質 26.6g　塩分 1.6g

## 変わり厚焼き卵なめこあん

具だくさんの卵料理もこの方法なら失敗なし
なめこのとろみでなめらかさをプラス

[材料] 2人分

卵 ………… M玉3個
木綿豆腐 …… 1/6丁
かにかまぼこ … 2本
万能ねぎ …… 適量
A ┌ だし …… 小さじ4
  │ しょうゆ、みりん
  │   … 各小さじ2/3
  └ 酒 …… 小さじ1
なめこ …… 1/5パック
だし …… 1/3カップ
B ┌ みりん … 小さじ2/3
  │ 塩 …… 少々
  │ しょうゆ … 小さじ1/6
  └ 酒 …… 小さじ1
しょうが汁 … 小さじ1/5

[作り方]

1 豆腐はよく水きりをし、1cm角に切る。かにかまぼこは1cm幅に切り、万能ねぎは小口切りにする。
2 縁が高く底が平らな耐熱皿にラップを敷き、1を入れてならす。
3 卵は割りほぐし、Aを加えて混ぜ、2の器に流し入れる。
4 電子レンジ（500W）でラップをかけずに2分加熱後、ムラのないよう全体を軽く混ぜる。ラップで表面を覆い、さらに3分加熱する。
5 自然に冷まして切り分け、器に盛る。
6 なめこはざるに入れて洗い、水気をきる。
7 鍋にだしを入れて火にかけ、煮立ったらなめこを入れる。Bを加えてひと煮し、味がなじんだらしょうが汁を入れて火を止め、5にかける。

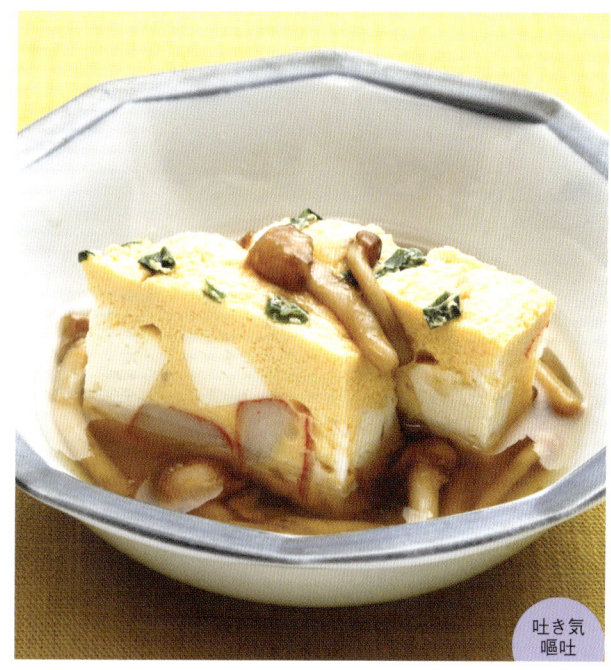

吐き気
嘔吐

[1人分] エネルギー 162kcal　たんぱく質 12.6g　塩分 1.1g

ここがポイント！

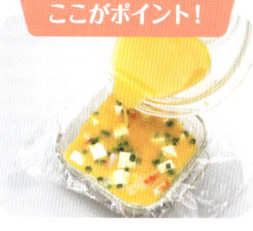

電子レンジ調理ではラップを敷いてから卵を流せば、器から取り出すのが楽。ラップは破れないよう2～3重にし、できるだけ空気を入れないように敷くのがコツです。

副菜

## 冬瓜の冷製なめらか煮

かたい野菜は食べにくい、調理時間を短くしたい
そんなときは圧力鍋が役立ちます

[材料] 2人分

冬瓜 ………… 1/10個
　　　　　（正味140g）
ほたて缶詰 …… 小1缶
グリンピース(冷凍)
　　　　　…… 小さじ2
A┌だし…1/2カップ

A├みりん…小さじ2/3
　├酒 ……… 小さじ1
　├しょうゆ…小さじ1/3
　└塩 ………… 少々
片栗粉、水
　　　…… 各小さじ2

[作り方]

1 冬瓜は種を取って皮をむき、一口大に切る。
2 圧力鍋に、冬瓜、ほたて(缶汁ごと)、Aを入れ、ふたをしめて、強火で加熱する。
3 沸騰したら火を弱めて1分加熱し、火を止める。
4 圧力が下がったらふたを取り、再び火にかけて、水溶きした片栗粉でとろみをつける。
5 鍋ごと、氷水につけて冷やす。器に盛り、さっとゆでたグリンピースを散らす。

嚥下困難・咀嚼困難／下痢・便秘／口内炎・食道炎／吐き気・嘔吐

[1人分] エネルギー 54kcal　たんぱく質 5.1g　塩分 0.7g

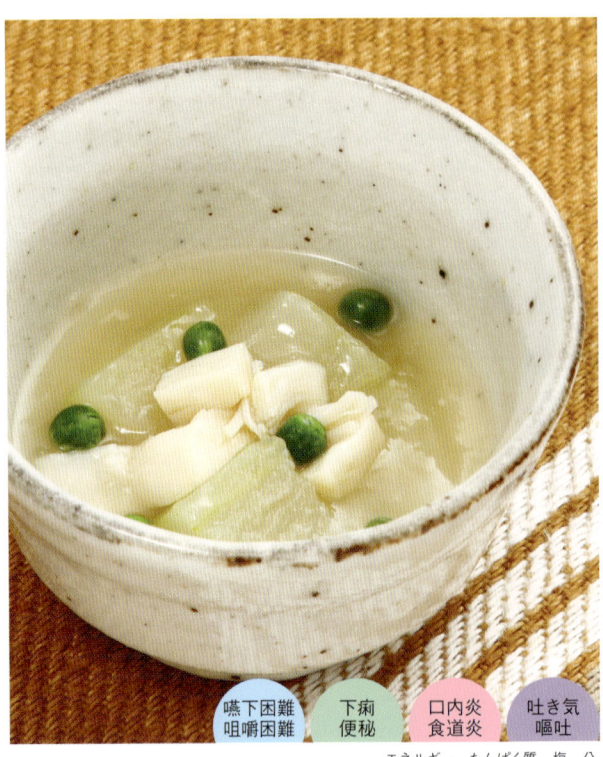

## チンゲン菜と麩の酢みそあえ

やわらかな小町麩は食べやすい食材
植物性たんぱく質やミネラルが豊富です

[材料] 2人分

チンゲン菜… 1 1/2株
小町麩 ………… 12個
A┌砂糖…小さじ1強
　└酢 ……… 小さじ2

A┌みそ …… 小さじ2
　├だし…… 小さじ2
　└酒 ……… 小さじ1

[作り方]

1 チンゲン菜はさっとゆでて3〜4cm長さに切り、水気をしぼる。麩は水につけてもどし、よく水気をしぼる。
2 Aをよく混ぜ合わせ、1をあえる。

これが便利　ゆでて3〜4cm長さに切ったチンゲン菜は、小分けにしてラップで包み冷凍が可能。使用時には電子レンジで半解凍し、水気をしぼる。

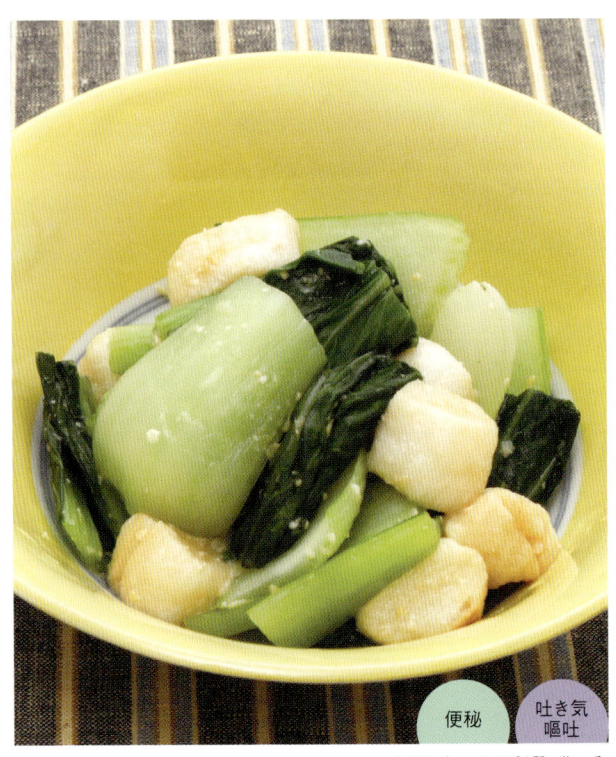

便秘／吐き気・嘔吐

[1人分] エネルギー 41kcal　たんぱく質 2.1g　塩分 0.8g

食欲不振

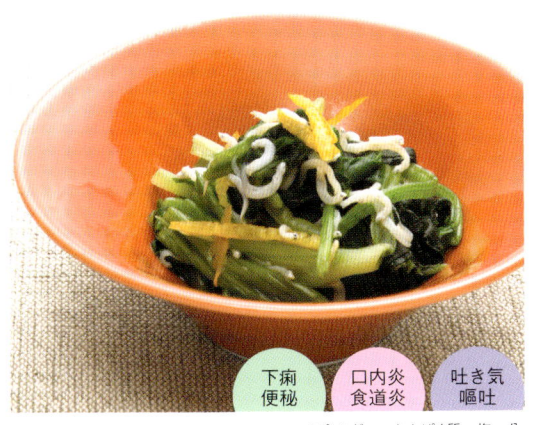

[1人分] エネルギー 24kcal　たんぱく質 3.2g　塩分 0.7g

下痢便秘／口内炎食道炎／吐き気嘔吐

## ほうれん草としらす干しのゆず香あえ

だしのうま味とゆずの香りをきかせて
薄味でもおいしく食べる一工夫

[材料] 2人分

ほうれん草 ……… 1束弱　　だし ………… 小さじ1
しらす干し ……… 小さじ2　　しょうゆ ……… 小さじ1
ゆずの皮 ………… 少々

[作り方]

1　ほうれん草は4〜5cm長さに切る。塩ゆでにして（塩は分量外）流水に取り、水気をしぼる。
2　ゆずの皮はせん切りにする。
3　ほうれん草、しらす干し、ゆずの皮の半量に、だし、しょうゆを加えてあえる。
4　器に盛り、残りのゆずの皮を飾る。

## 長いもの彩り酢の物

粘りやぬめりのある食材で口当たりよく
のどを通りやすい取り合わせ

[材料] 2人分

長いも ……… 直径6cm×　　貝割れ菜 ………… 20本
　　　　　　長さ5cm（正味100g）　　A ┌ 酢 ……… 小さじ2
もずく酢（市販品・調味液　　　　　│ 砂糖 …… 小さじ1
　も含む）…… 小1/2パック　　　　└ 塩 ………… 少々
かにかまぼこ ……… 2本

[作り方]

1　長いもは皮をむき、せん切りにする。貝割れ菜は根元を切り落として長さを半分に切り、よく洗う。かにかまぼこは長さを半分に切り、細くほぐす。
2　Aを合わせ、1ともずく酢（調味液も一緒に）をあえる。

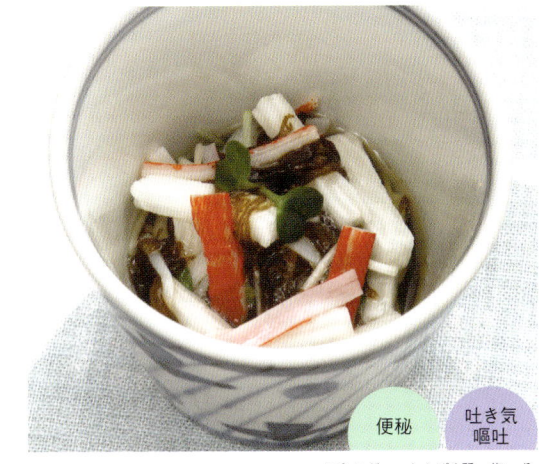

便秘／吐き気嘔吐

[1人分] エネルギー 50kcal　たんぱく質 2.4g　塩分 0.6g

## なすとところてんのポン酢あえ

つるりとした食感でのどごしのよい
ところてんを生かした変わりおかず

[材料] 2人分

なす ………… 小2本　　青のり、練りがらし
ところてん …… 1/3パック　　……………… 各少々
ポン酢じょうゆ … 小さじ4

[作り方]

1　なすはへたを取って皮をむき、太めのせん切りにする。水にさらしてアクを抜き、ゆでる。
2　ところてんは酢水をきっておく。
3　なす、ところてんを盛り合わせて、ポン酢じょうゆをかけ、青のりを散らし、からしを添える。

便秘／吐き気嘔吐

[1人分] エネルギー 26kcal　たんぱく質 1.4g　塩分 0.9g

# 副菜

## きゅうりとトマトの浅漬け

味つけには昆布茶を利用
ごま、みょうがの香りでシンプルに

[材料] 2人分

| | | | |
|---|---|---|---|
| きゅうり | 2/3本 | いり白ごま | 小さじ2/3 |
| ミニトマト | 4個 | 昆布茶 | 付属スプーン1杯 |
| みょうが | 中1個 | | |

[作り方]

1 きゅうりは一口大の乱切りにする。ミニトマトはへたを取り、横半分に切る。みょうがはせん切りにする。
2 ポリ袋に1とごま、昆布茶を入れてよくもむ。冷蔵庫で30分～1時間ほど冷やし、味をなじませる。

[1人分] エネルギー 18kcal　たんぱく質 0.8g　塩分 0.5g

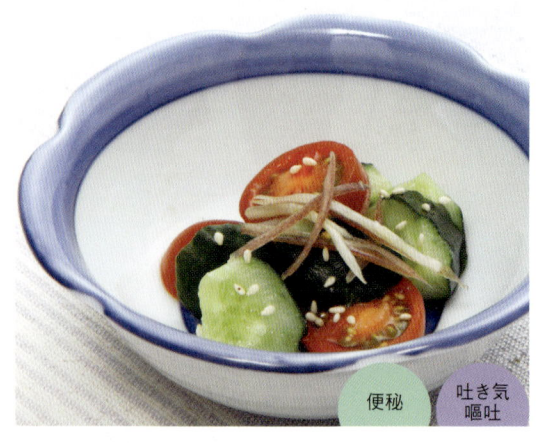

便秘　吐き気嘔吐

## 鶏ささ身と三つ葉の磯あえ

脂質の少ないあっさりしたささ身に
三つ葉とのりの風味を添えて

[材料] 2人分

| | | | | |
|---|---|---|---|---|
| 鶏ささ身 | 中1本 | | だしの素 | 小さじ1/4 |
| 酒 | 大さじ1 | | 水 | 小さじ2 |
| 三つ葉 | 1束 | A | しょうゆ、酒 | 各小さじ1 |
| 刻みのり | 少々 | | みりん | 小さじ2/3 |
| | | | 練りわさび | 少々 |

[作り方]

1 鍋に鶏ささ身、ひたひたの水、酒を入れて火にかけ、沸騰直前に火を止め、そのまま冷めるまでおく（ふっくらジューシーに仕上がる）。冷めたら細かく裂く。
2 三つ葉はさっと塩ゆでにし（塩は分量外）、2～3cm長さに切る。
3 Aを混ぜ合わせて1、2をあえ、器に盛って刻みのりを散らす。

[1人分] エネルギー 48kcal　たんぱく質 7.6g　塩分 1.6g

便秘　吐き気嘔吐

## 白菜とマカロニのサラダ

市販惣菜に野菜をプラスしてアレンジ
手軽にできるさっぱりシャキシャキの一品

[材料] 2人分

| | | | |
|---|---|---|---|
| 白菜 | 中葉1枚 | ミニトマト | 2個 |
| マカロニサラダ(市販品) | 60g(約2/3パック) | サラダ菜 | 中2枚 |

[作り方]

1 白菜は4cm長さのせん切りにしてさっとゆで、水気をしぼる。ミニトマトは輪切りにする。
2 白菜とマカロニサラダをあえる。
3 器にサラダ菜を敷いて2を盛り、ミニトマトを飾る。
＊市販サラダのしつこさを、白菜のみずみずしさとシャッキリした食感でさっぱり味にする。

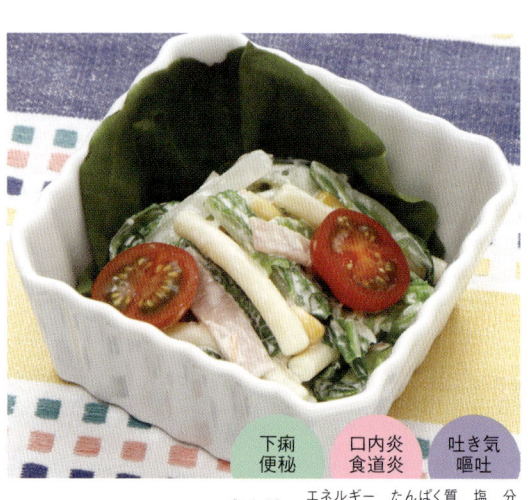

下痢便秘　口内炎食道炎　吐き気嘔吐

[1人分] エネルギー 69kcal　たんぱく質 1.3g　塩分 0.4g

Part1 症状・体調別に選べるレシピ166

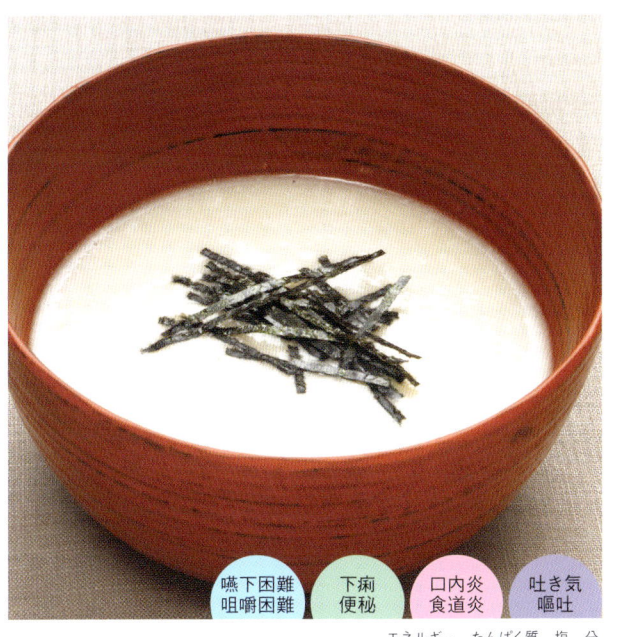

食欲不振

## とろろ汁

ごはんにかけてエネルギー量を効率よくプラス
するっと食べやすく消化もよい

[材料] 2人分

| | |
|---|---|
| 大和いも……… 100g | すり白ごま…小さじ2 |
| A ┌ だし……1/2カップ | 刻みのり ……… 少々 |
| ├ みりん……小さじ1 | |
| └ しょうゆ…小さじ1 1/2 | |

[作り方]
1 大和いもはよく洗って皮をむき、すりおろす。
2 Aとごまを混ぜ合わせる。
3 1に2を2〜3回に分けて少しずつ加えながら、混ぜてのばす（ミキサーで一度に混ぜてもよい）。
4 器に注ぎ、刻みのりを散らす。

嚥下困難・咀嚼困難 / 下痢・便秘 / 口内炎・食道炎 / 吐き気・嘔吐

[1人分] エネルギー 91kcal　たんぱく質 3.4g　塩分 0.7g

**これが便利**　おろした大和いもをすりのばすのにミキサーやフードプロセッサーを利用すると、簡単に短時間で仕上がる。

## かぼちゃと鶏ささ身のポタージュ

簡単調理でビタミンやたんぱく質の補給に有効
とろりとのどを通りやすいスープ

[材料] 2人分

| | |
|---|---|
| かぼちゃ …… 中1/8個 | 顆粒コンソメ…小さじ1 |
| 玉ねぎ ……… 中1/4個 | ホワイトソース(市販品)……… 大さじ1強 |
| 鶏ささ身…… 中1/2本 | 刻みパセリ …… 少々 |
| バター……… 小さじ1 | |
| 水 ………… 3/4カップ | |

[作り方]
1 かぼちゃは皮をむいて種を取り除き、薄めに切る。玉ねぎは乱切りにする。鶏ささ身は筋を取ってそぎ切りにする。
2 鍋にバターを溶かし、玉ねぎを炒める。しんなりしたら、鶏ささ身、かぼちゃを加えて炒める。水、顆粒コンソメを加え、やわらかくなるまで煮る。
3 2をミキサーにかける。
4 3を鍋に戻し、煮ながらホワイトソースを加え混ぜる。とろみがついたら器に盛り、パセリを散らす。

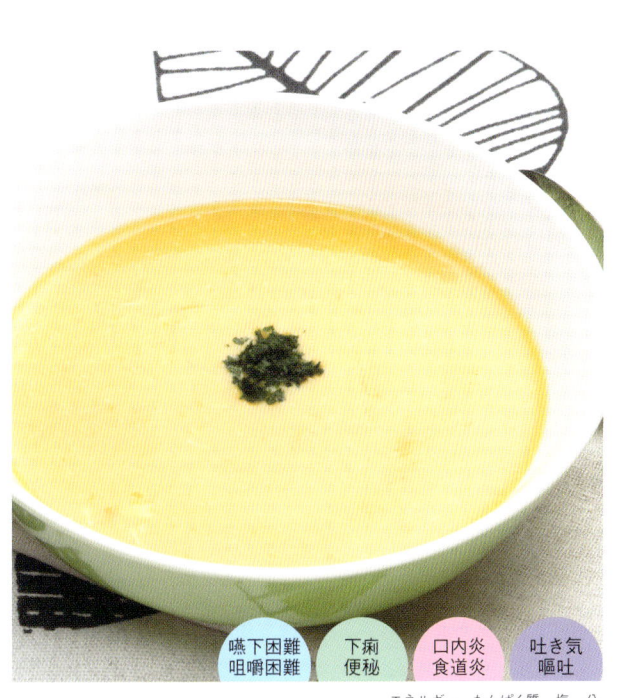

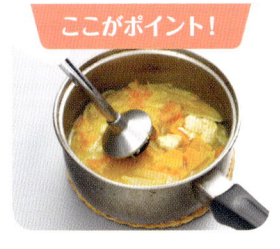

嚥下困難・咀嚼困難 / 下痢・便秘 / 口内炎・食道炎 / 吐き気・嘔吐

[1人分] エネルギー 85kcal　たんぱく質 4.9g　塩分 0.8g

**ここがポイント！**　やわらかく煮た具を簡単に、食べやすいポタージュ状にするには、調理器具の活用がおすすめ。鍋の中でそのまま使えるハンドミキサーは便利です。ミキサーやフードプロセッサーなども重宝。

# デザート

## 栗とチーズのゆでる蒸しパン2種

一度に食べられないときは簡単おやつを用意して
こまめにエネルギー補給を心がけましょう

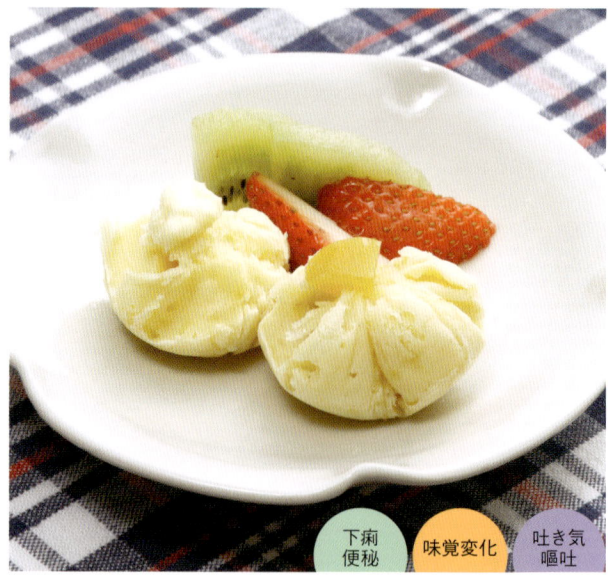

[材料] 2人分

栗蒸しパン(2個分)
- ホットケーキミックス……小さじ5
- 牛乳……小さじ2
- 溶き卵……小さじ1
- 栗甘露煮……1個
- はちみつ……小さじ1

チーズ蒸しパン(2個分)
- ホットケーキミックス……小さじ5
- 牛乳……小さじ2
- 溶き卵……小さじ1
- プロセスチーズ……厚さ5～6mm 1枚

キウイフルーツ、いちごなど好みのフルーツ……適量

[作り方]
1. 栗甘露煮、プロセスチーズをあらみじんに切る。
2. 別々のボウルにそれぞれの卵と牛乳を混ぜ合わせ、ホットケーキミックスを加え、軽く混ぜる。
3. 2の片方に栗の甘露煮とはちみつ、もう一方にプロセスチーズを加えて混ぜる。
4. 小さな器を用意し、ラップをのせて凹ませ、3の生地を半量ずつ流し入れる。生地を中央に寄せ、空間ができるよう余裕をもたせて口を閉じ、輪ゴムでしっかりとめる（生地は約2倍に膨らむので破れないようにするため）。
5. 鍋底に皿を敷き、水をたっぷり入れて沸騰させる。4を入れ、おだやかな沸騰を保つよう、弱～中火で8分ほどゆでる。
6. ゆで上がったら、手早くラップをはずす。
7. 器に蒸しパンと、好みでフルーツを盛る。

＊湯から出して時間がたつと、生地が縮んでかたくなるので注意。

下痢便秘　味覚変化　吐き気嘔吐

[1人分] エネルギー 109kcal　たんぱく質 3.8g　塩分 0.5g

## オレンジヨーグルトムース風

食べにくいときのビタミンC補給に
100%果汁使用のフレッシュな高栄養デザート

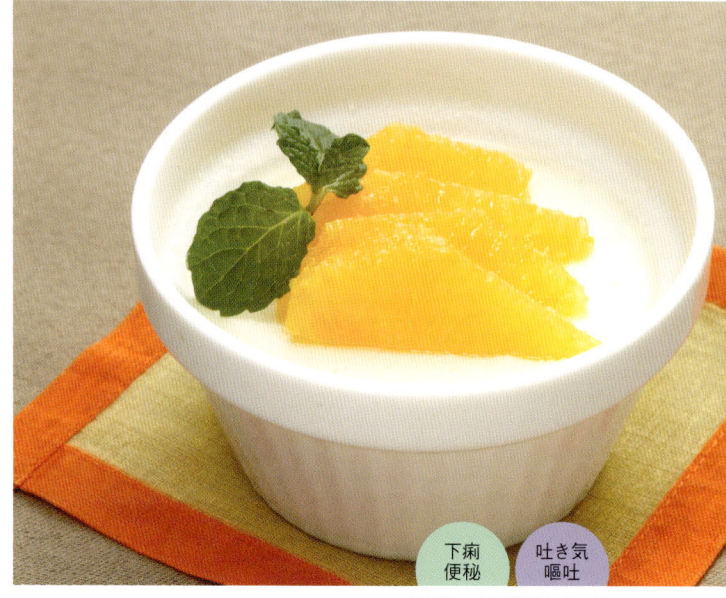

[材料] 2人分
- 100%オレンジジュース……1/2カップ
- プレーンヨーグルト……大さじ2 1/2
- 生クリーム……小さじ2
- 砂糖……大さじ2
- 粉ゼラチン……小さじ1 1/5 (3.6g)
- 水……大さじ1
- A [ 100%オレンジジュース……大さじ2
     砂糖……小さじ2 ]
- オレンジ(果肉)……1/2個分

[作り方]
1. 粉ゼラチンは水に振り入れ、ふやかしておく。生クリームは氷水を当て、ゆるめに泡立てる（六～七分立て）。
2. 鍋にオレンジジュースを温め、沸騰直前に火を止めて、粉ゼラチン、砂糖を加え溶かす。
3. あら熱がとれたらヨーグルトに混ぜて1の生クリームを加え、全体を均一に混ぜて型に流す。冷蔵庫で2～3時間冷やし固める。
4. Aを火にかけ、適度に煮詰める。
5. 3にオレンジの果肉を飾り、4のシロップをかける。好みでミントの葉などを添える。

下痢便秘　吐き気嘔吐

[1人分] エネルギー 109kcal　たんぱく質 3.2g　塩分 0.1g

Part 1 症状・体調別に選べるレシピ 166

食欲不振

## 水ようかん

すっきりした甘味で、においや刺激もない
食べやすさがうれしい寒天菓子

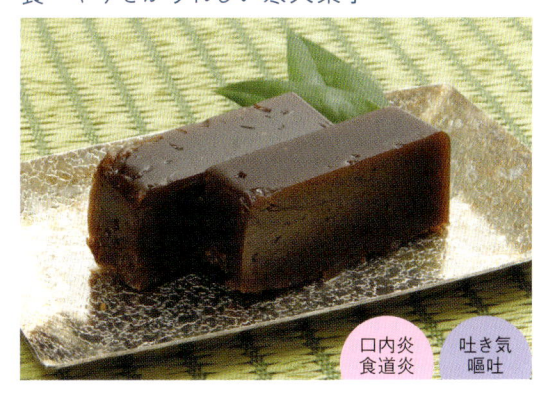

口内炎・食道炎 / 吐き気・嘔吐

[材料] 2人分
粉寒天……… 小さじ1 2/3　さらしあん……… 大さじ2
水 ……………… 3/4カップ　塩 …………………… 少々
砂糖 ……………… 大さじ4

[作り方]
1 鍋に水、寒天、砂糖、さらしあんを入れ、中火で沸騰させる。弱火にし、おだやかに沸騰させながら10分ほど練る。
2 塩を加えてひと混ぜし、火を止める。
3 鍋底を水につけ、ゆっくりかき混ぜながらあら熱をとる（熱いまま固めると分離する）。
4 へらがやや重くなったら、容器に流し入れる。室温で固めて、冷蔵庫で冷やす。

[1人分] エネルギー 104kcal　たんぱく質 2.4g　塩分 0.1g

---

[材料] 2人分
白玉粉 ………… 大さじ2　くるみ ………………… 2かけ
砂糖 …………… 大さじ2　きな粉 ………… 大さじ1
水 ………………… 40㎖

[作り方]
1 耐熱ボウルに白玉粉と砂糖を合わせ、水を少しずつ加えながら、ダマのないようへらでよく混ぜ溶かす。
2 1にふわりとラップをかけ、電子レンジ（500W）で1分30秒加熱し、全体をよく混ぜる。
3 さらに電子レンジで2分加熱し、全体をさっくり混ぜる。
4 再度電子レンジで3分加熱して全体をよく混ぜ、さらに1分半加熱する。全体にツヤと透明感が出て、コシのある状態になり、指につかなくなればよい。
5 くるみはいって砕き、4に加えて均一になるよう混ぜる。
6 バットにラップを広げてきな粉を敷き、5を入れて1cm厚さに四角くのばして包む。そのまま冷まし、あら熱がとれたら、一口大に切る。

## ぎゅうひ

冷めてもやわらかいもち菓子なので
時間をおいても食感が保てます

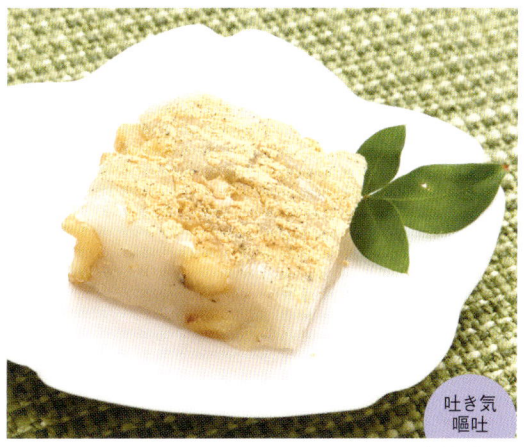

吐き気・嘔吐

[1人分] エネルギー 101kcal　たんぱく質 2.1g　塩分 0.0g

---

## ジャム、フルーツ、ハムの3種のカナッペ

クラッカーを常備して、ありあわせの具をのせ
食べたいと思ったときのおやつや軽食に

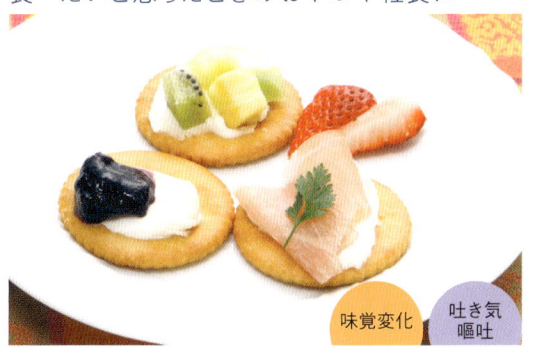

味覚変化 / 吐き気・嘔吐

[材料] 2人分
クラッカー ………… 6枚　キウイフルーツ …… 1/8個
クリームチーズ… 大さじ1 1/2　パイナップル（缶詰）… スライス1/4枚
ブルーベリージャム… 大さじ1/2　生ハム ………………… 1枚

[作り方]
1 キウイフルーツ、パイナップル、生ハムをクラッカーにのるサイズに切る。
2 クラッカーにクリームチーズを塗り、それぞれの具をのせる。好みでいちごなどのフルーツ、彩りにハーブなどを添えてもよい。

[1人分] エネルギー 117kcal　たんぱく質 3.0g　塩分 0.3g

# 食べられるときに少しでも食べられる工夫を

## 少量でもよいのでタイミングを逃さずに

抗がん薬の影響だけでなく、患者さんは、多くのストレスを抱えて、食欲が低下しがちです。しかも、食べられずに体力が落ちてしまうと、治療が続けられなくなるのではという不安から無理にでも食べようとして、食事そのものを苦痛に感じてしまうこともよくあります。

栄養をとること、体力を保つことは確かに大切ですが、食欲がないときには無理をせず、食べられるときに少量でも口に入れることを心がけましょう。

## 消化のよい食材を選び、調理の負担を減らす工夫を

胃の不快感、おなかの膨満感（ぼうまん）など、現れ方はいろいろですが、いずれにしろ、消化機能は低下していることが多いので、消化のよいものをとるようにし、脂質や食物繊維の多いもの、刺激の強いものなどは控えたほうがよいでしょう。

食べたいタイミングを逃さずに食べるための工夫を次にあげてみます。

### 食事のポイント

◎無理に食べようとせず、食べられるときに食べればよいと発想を変える

◎すぐに口に入れられるように、小さなおにぎりやサンドイッチ、のどごしのよい冷たいデザートなどを準備しておく

◎混ぜごはんや具たっぷりのめん類など、一品だけでもエネルギーと栄養がとれる主食を用意する

◎良質のたんぱく質を意識してとる。脂質の少ない鶏の胸肉やささ身、白身魚、大豆製品などが食べやすい

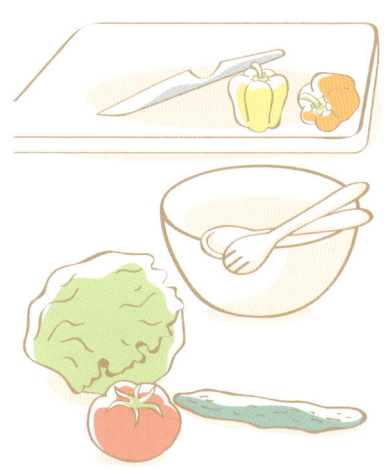

◎卵はたんぱく質補給にすぐれた食品。生や固ゆでよりも半熟が消化がよい

◎野菜は繊維のやわらかいものを。大根、にんじん、かぶ、玉ねぎ、ほうれん草、白菜、じゃがいも、長いもなど。圧力鍋を使うと、やわらかく煮ることができる

◎栄養価の高いヨーグルト、牛乳、チーズなども利用して

◎柑橘類（かんきつ）、香味野菜などの香りや味をきかせて、すっきり、さっぱり仕上げる

◎調理が億劫（おっくう）なときは、手軽な電子レンジやオーブントースター、市販のお惣菜、冷凍食品や缶詰を活用して

◎盛りつけは彩りよく、量は控えめにして、食べきる達成感を得られるように

◎よく噛んでゆっくり食べる

Part1 症状・体調別に選べるレシピ166

食欲不振

## 食欲がないときの献立例

とりたいエネルギー量と栄養バランスを考えたバラエティー豊かな献立の例です。
無理にすべてをそろえる必要はありませんが、症状・体調に合わせた食事作りの参考にしてください。

### 冷製パスタの献立

**ジャム、フルーツ、ハムの３種のカナッペ**
好みの味をすぐに作れる　37ページ

### 食べたくなったときの間食

**水ようかん**
寒天でのどごしよく　37ページ

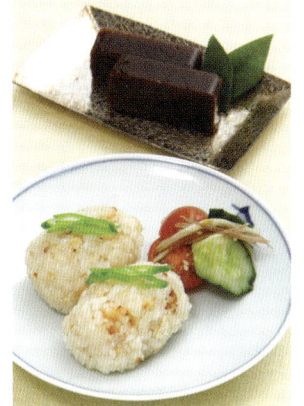

**トマトの冷製レモンパスタ**
冷たさとレモン風味で　26ページ

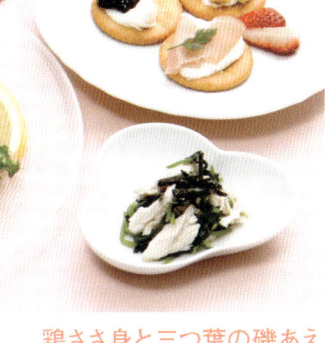

**鶏ささ身と三つ葉の磯あえ**
脂質の少ないささ身に三つ葉とのりの香り　34ページ

**きゅうりとトマトの浅漬け**
こぶ茶で味つけ、みょうがの香りも　34ページ

**そぼろしょうがおこわ**
冷めてももっちり、ラップでにぎれば衛生的　25ページ

### ちらしずしとあじロールの献立

**きゅうりのちらしずし**
酢めしとシャキシャキきゅうりでさっぱりと　25ページ

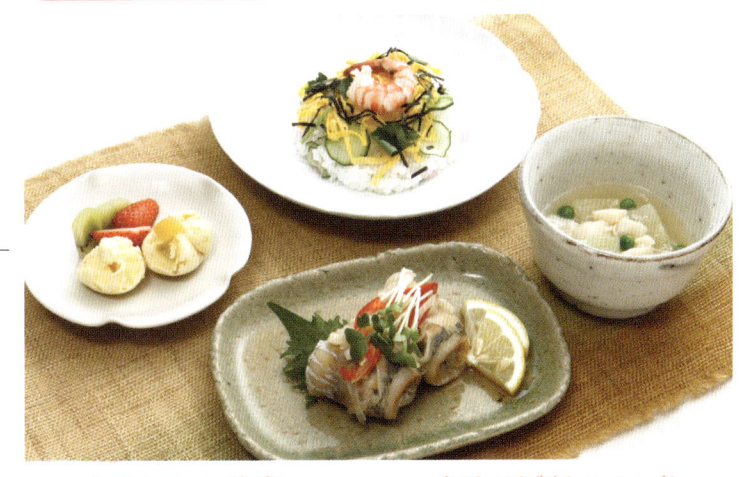

**ゆでる蒸しパン２種**
甘い味と塩味の具入り。蒸し器なしで調理　36ページ

**あじのロール南蛮**
香味野菜と梅、レモン風味。電子レンジ調理で簡単に　29ページ

**冬瓜の冷製なめらか煮**
圧力鍋利用でやわらかく、冷たさととろみづけで　32ページ

39

## 主食

### 一口サンド＆おにぎり

体調に応じていつでも食べられる手軽な主食
材料、味に変化をつけて好みの味をチョイス

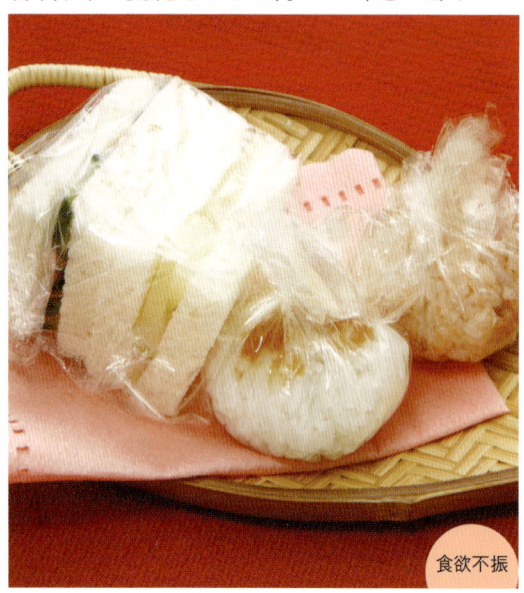

食欲不振

[1人分] エネルギー 214kcal　たんぱく質 7.8g　塩分 0.8g

[材料] 2人分

一口サンド
- サンドイッチ用食パン ……………… 2枚
- マヨネーズ ……… 小さじ1
- ハム ……………… 1枚
- きゅうり ……… 1/6本
- クリームチーズ 小さじ3
- 黄桃(缶詰) …… 半割の1/3切れ

一口おにぎり
- ごはん… 茶碗に軽く1杯分（120g・一口大4個分）
- 好みのふりかけ … 適量
- おかか ……………… 適量
- しょうゆ ………… 少々
- 梅干し ……… 中1/2個

[作り方]

1 パンは半分に切る。1枚分はマヨネーズを塗り、ハム、きゅうり、クリームチーズの半量をはさむ。もう1枚分は薄切りにした黄桃と残りのクリームチーズをはさむ。それぞれ半分に切って、ラップに包んでおく。

2 ごはん半量にふりかけを混ぜてラップでにぎる。残りのごはんは、しょうゆであえたおかかを中心に入れ、たたいた梅干しをのせてラップでにぎる。

# 吐き気・嘔吐があるときに

無理やり食べようとすれば、よけいにつらくなります。調子のよいときを選び、胃に負担をかけない消化のよいものを中心に、食べきれる小盛りの食事をとりましょう。気になる食べ物や調理のにおいを抑える工夫も有効です。

＊料理写真内の 食欲不振 などは「吐き気・嘔吐」以外に適する症状を示しています。

嘔吐・吐き気

# けんちんつけめん すだち添え

冷たいそうめんに、温かい具だくさんつけ汁
一皿で栄養バランスのよい主食に

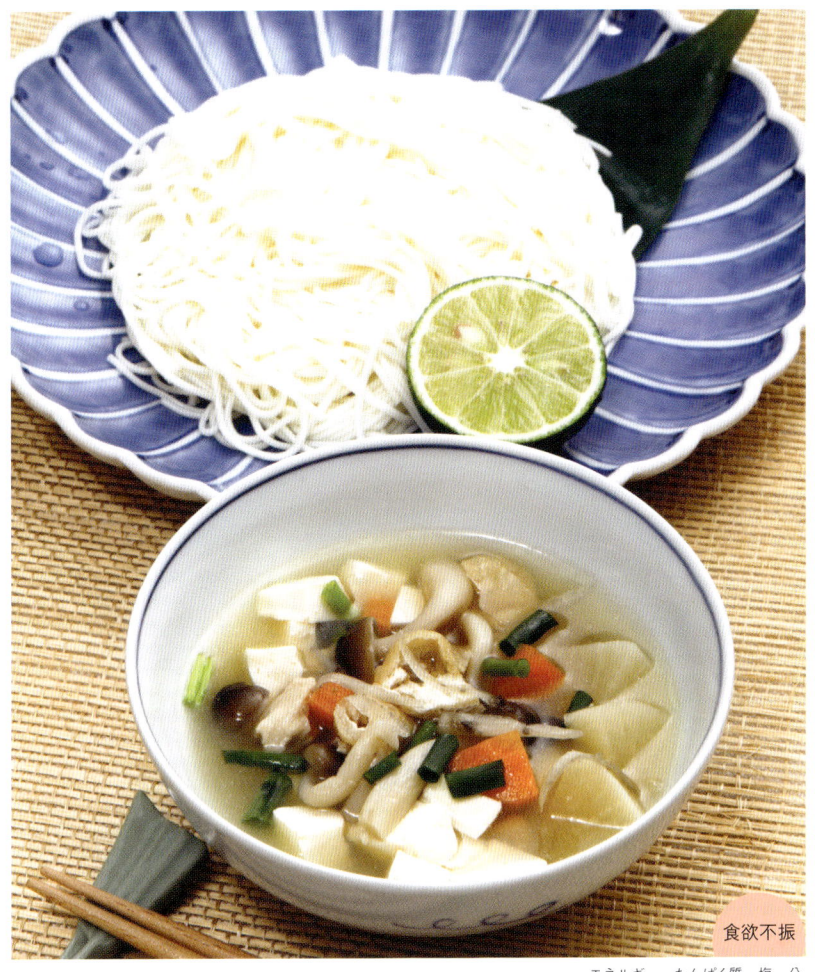

食欲不振

[1人分] エネルギー 249kcal　たんぱく質 9.5g　塩分 1.2g

### [材料] 2人分

そうめん(乾) ………… 小2束(100g)
すだち ……………………………… 1個
**けんちんつけ汁**
　鶏胸肉(皮つき) ……………… 20g
　木綿豆腐 …………………… 1/10丁
　油揚げ ……………………… 1/4枚
　ごぼう …… 中1/10本(正味10g)
　大根 ………… 1cm厚さ(正味30g)
　にんじん … 中1/12本(正味10g)
　しめじ …… 1/15パック(正味10g)
　万能ねぎ …………………… 4本
　だし ………………………… 1カップ
　A［塩 ………………………… 小さじ1/6
　　しょうゆ、みりん … 各小さじ2/3
　酒 …………………………… 小さじ1

### [作り方]

**1** 鶏胸肉は小さく切る。油揚げは油抜きをして短冊に切る。ごぼうはささがきにし、水にさらしてアクを抜き、水気をきる。大根、にんじんはいちょう切りし、しめじは石づきを取り、ほぐす。

**2** 木綿豆腐は1cmのさいの目に切り、万能ねぎはざく切りにする。

**3** 圧力鍋に**1**を入れ、だしとAを加える。ふたをしめて強火で加熱し、圧力がかかったら火を弱めて4〜5分煮る。火を止め、放置して冷ます。

**4** 圧力が下がったらふたをあけ、酒、**2**を加え、ひと煮立ちさせて火を止める。

**5** そうめんを熱湯でゆで、ざるに上げて流水でよくもみ洗いし、水気をきる。

**6** そうめんを皿に盛り、半分に切ったすだちを添える。**4**のつけ汁につけ、好みですだちをしぼって食べる。

＊圧力鍋がなければ、普通の鍋でやわらかめに煮る。

主食

## お茶漬け温玉うどん

お茶漬けの素を利用した簡単即席うどん
好みの薬味で香りをきかせて

[材料] 2人分

| | |
|---|---|
| 冷凍うどん……… 1玉 | いり白ごま、練りわさ |
| お茶漬けの素…… 2袋 | び、ゆずの皮のせん切 |
| 温泉卵……… M玉2個 | り ………… 各適量 |

[作り方]

**1** 冷凍うどんを熱湯に入れて解凍し、ざるに上げて水気をきる。
**2** うどんをどんぶりに入れ、お茶漬けの素、適量の湯を加える。
**3** 2に温泉卵をのせ、ごま、わさび、ゆずの皮を添える。

> **こんな味でも** 薬味は好みのものを用意。ほかに、刻みねぎ、練り梅、とろろ昆布、塩昆布、刻みのりなどでも。

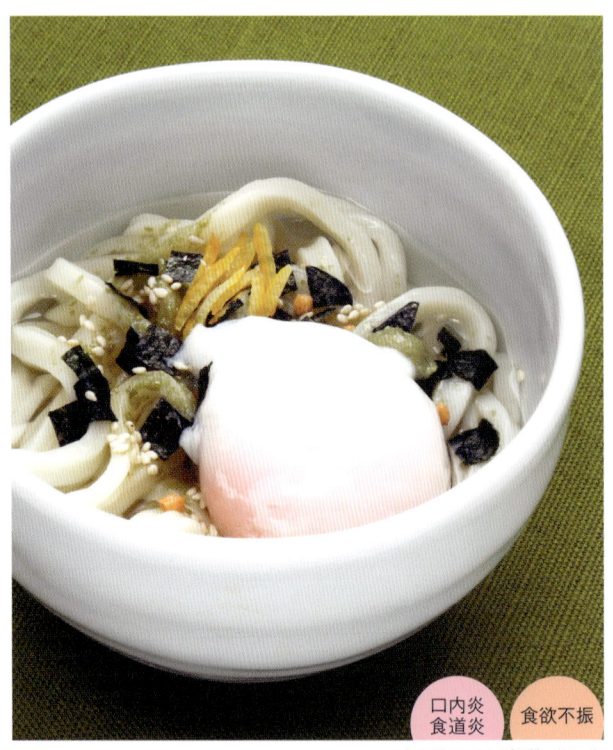

口内炎・食道炎 / 食欲不振

[1人分] エネルギー 225kcal　たんぱく質 9.9g　塩分 1.8g

## 焼きおにぎりの変わり茶漬け

さらっと食べやすく、焼きおにぎりが香ばしい
具入りスープで野菜も同時にとれます

[材料] 2人分

| | |
|---|---|
| 冷凍焼きおにぎり……… 2個 | 鶏がらスープの素 ……… 小さじ1 |
| ほたて缶詰…… 小1缶 | 水 ……… 1 1/2カップ |
| チンゲン菜…… 1/2株 | 酒 ………… 小さじ1 |
| 玉ねぎ…… 中1/4個 | しょうゆ…… 小さじ1/6 |

[作り方]

**1** ほたて貝柱はほぐす。チンゲン菜は塩ゆでにして(塩は分量外)、水気をきり、ざく切りにする。玉ねぎは薄切りにする。
**2** 鍋にほたて貝柱と缶汁、玉ねぎ、水、鶏がらスープの素を入れ、火にかける。火が通ったらチンゲン菜を加え、酒、しょうゆで調味する。
**3** 冷凍焼きおにぎりを解凍する。
**4** おにぎりを茶碗に入れ、2をかける。好みで薬味を添えてもよい。

> **こんな材料でも** 焼きおにぎりに変えて、冷凍ピラフ、チャーハンや市販おにぎり、白飯でも。薬味にはわさび、刻みのり、梅干し、あられ、塩昆布、刻みねぎなど、好みの味を。

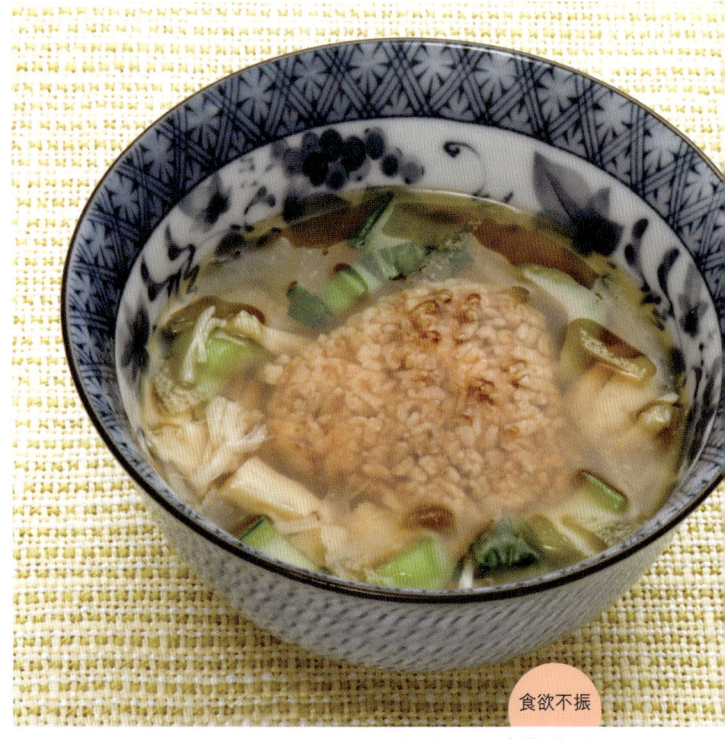

食欲不振

[1人分] エネルギー 173kcal　たんぱく質 7.9g　塩分 1.9g

嘔吐き・吐気

# 冷やし中華そうめん ポン酢ジュレ添え

口当たり、のどごしのよいそうめんをアレンジ
味・食感のアクセントにジュレをプラスして

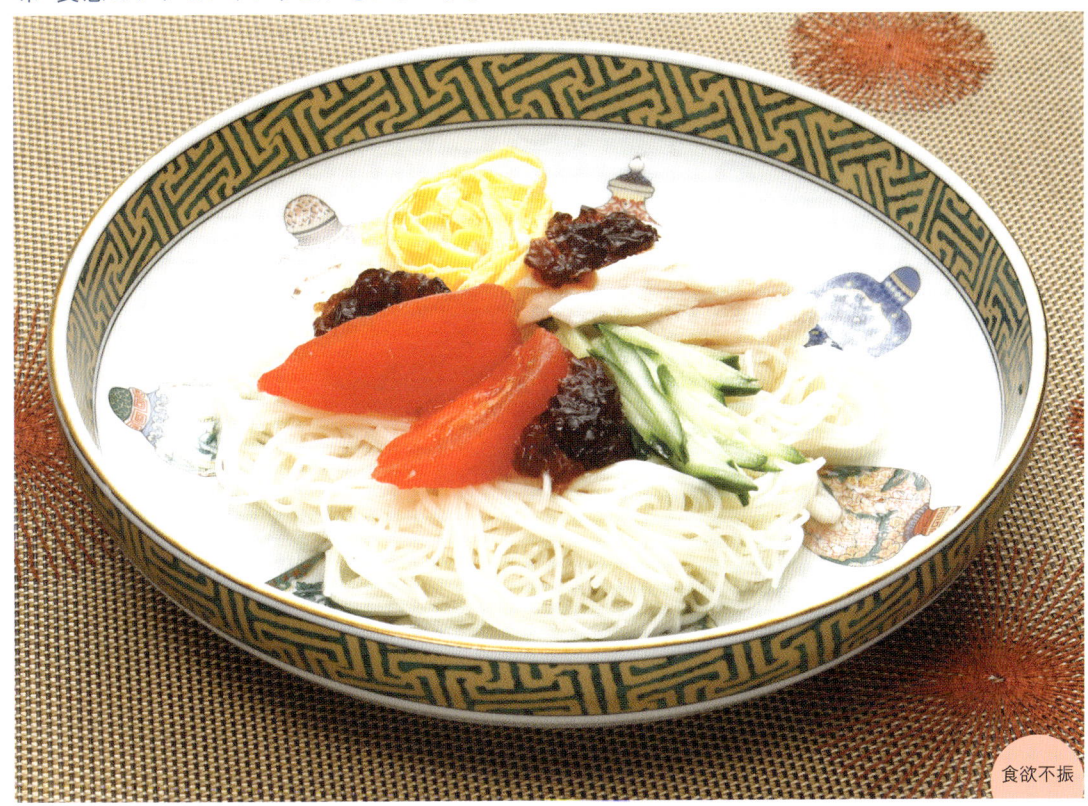

食欲不振

[1人分] エネルギー 282kcal　たんぱく質 12.8g　塩分 1.9g

## [材料] 2人分

| | |
|---|---|
| そうめん（乾） | 小2束（100g） |
| 鶏がらスープの素 | 小さじ1 |
| 湯 | 大さじ2 |
| A ┌ 酒 | 小さじ1/2 |
| 　├ みりん | 小さじ1 |
| 　└ ごま油 | 小さじ1 |
| 鶏ささ身 | 中2/3本 |
| B ┌ 塩 | 少々 |
| 　├ 酒 | 小さじ1/2 |
| 　└ しょうが汁 | 少々 |
| 片栗粉 | 小さじ1 |
| 溶き卵 | L玉1/3個分 |
| サラダ油 | 少々 |
| きゅうり | 1/2本 |
| トマト | 中1/3個 |
| ポン酢ジュレ | |
| ┌ ポン酢じょうゆ | 小さじ4 |
| ├ 粉ゼラチン | 小さじ1/3 |
| └ 水 | 小さじ1 |

## [作り方]

1 ポン酢ジュレを作る。粉ゼラチンを水に振り入れてふやかし、電子レンジで10秒ほど加熱して溶かし、常温のポン酢じょうゆに混ぜる。バットに流し入れ、冷蔵庫で冷やし固める。

2 鶏ささ身は筋を取り、そぎ切りにしてから、細く切る。Bを振りかけ、片栗粉を表面にまぶして熱湯でゆで、冷水にとって冷やし、水気をきる。

3 フライパンにサラダ油を熱し、卵を薄く流し入れ、両面を焼く。折りたたんで、せん切りにする。

4 きゅうりは斜めに薄く切り、せん切りにする。トマトは湯むきしてへたを落とし、くし形に切る。

5 そうめんをゆでてざるに上げ、流水でぬめりをとって水気をきる。

6 鶏がらスープの素を湯で溶いて、Aを混ぜ合わせ、そうめんにかけ、均一にあえる。

7 器にそうめんを盛り、2、3、4を放射状に並べ、1のポン酢ジュレをくずしてのせる。

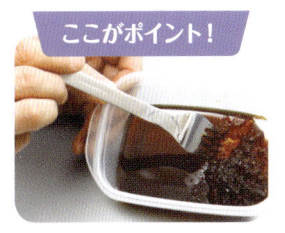

**ここがポイント！**

ポン酢ジュレのさわやか味とつるりとした食感で、のどごしのよいめんがいっそう食べやすくなります。いま流行のジュレ。手作りがめんどうなら市販品を利用する手も。

主菜

## 梅の香りの豆腐シュウマイ

豆腐をひき肉に合わせふわりとした食感に
練り梅を色と味のポイントに利用します

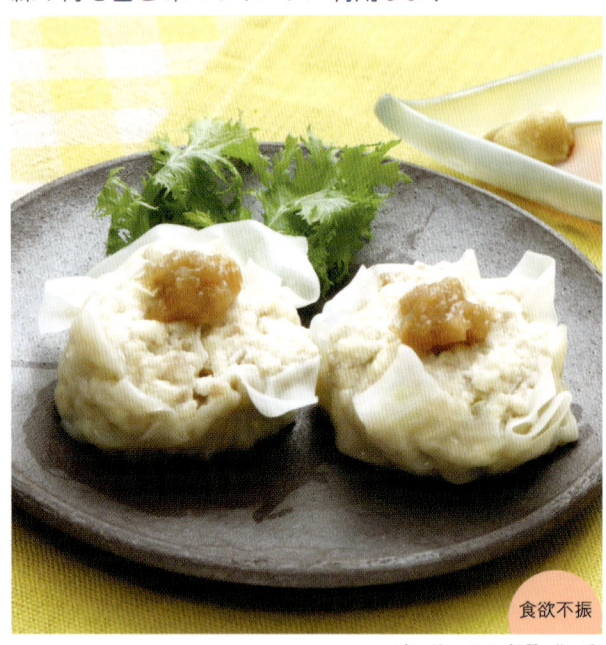

[材料] 2人分・4～6個

| | |
|---|---|
| 木綿豆腐……1/3丁 | A ┌ 酒……小さじ1 |
| 豚ひき肉……40g | └ こしょう……少々 |
| 塩……小さじ1/6 | 無調整豆乳(または牛乳、だし)……小さじ2 |
| A ┌ ねぎのみじん切り……1/5本分 | パン粉……大さじ2 |
| │ おろししょうが……小さじ1 | 練り梅……小さじ2 |
| │ 溶き卵……小さじ2 | シュウマイの皮……4～6枚 |
| └ 砂糖……小さじ1/3 | しょうゆ、酢……各小さじ1 |
| | 練りがらし……少々 |

[作り方]

1 豆腐はキッチンペーパーに包んで耐熱容器にのせ、重し(重ねた皿など)をのせて、電子レンジ(500W)で2分加熱し、水きりをする。
2 豆乳をパン粉にかけ、ふやかしておく。
3 ひき肉に塩を加え、粘りが出るまでよく混ぜ、A、2を加え、さらに、1を混ぜ合わせる。4～6等分して、シュウマイの皮で包む。
4 皿にすき間をあけて3を並べ、湯気の立った蒸し器に入れて約10分蒸す。
5 器にシュウマイを盛り、練り梅をトッピングして、好みで青み野菜を飾る。しょうゆ、酢を合わせた酢じょうゆ、からしを添える。

食欲不振

[1人分] エネルギー 151kcal　たんぱく質 9.4g　塩分 1.5g

## フレッシュ野菜の鶏肉カルパッチョ

衣をつけてオイル焼きし、肉のクセを抑えます
シャキシャキ野菜と酸味でさっぱりと

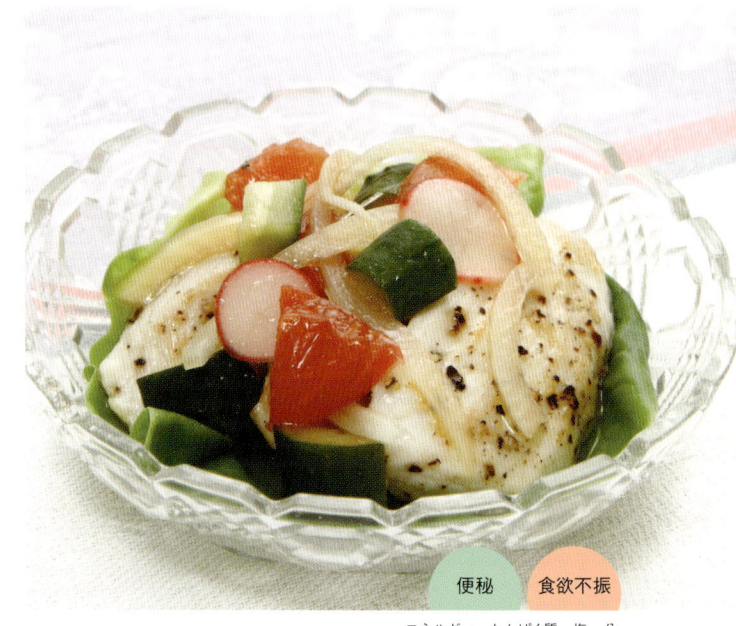

[材料] 2人分

| | |
|---|---|
| 鶏胸肉(皮なし)……120g | ラディッシュ……1個 |
| 塩、こしょう……各少々 | サラダ菜……中2枚 |
| 小麦粉……小さじ4 | A ┌ オリーブ油……小さじ2 |
| サラダ油……小さじ1 | │ ポン酢じょうゆ……小さじ4 |
| きゅうり……1/3本 | │ レモン汁……小さじ1/2 |
| トマト……中1/6個 | └ 刻みパセリ……少々 |
| 玉ねぎ……中1/6個 | |

[作り方]

1 鶏肉は食べやすい厚さのそぎ切りにし、塩、こしょうを振る。小麦粉をまぶし、余分な粉をはたき落として、サラダ油を熱したフライパンで両面を焼く。
2 きゅうりは角切りにする。トマトは皮と種を取り、角切りにする。玉ねぎ、ラディッシュは薄切りにして水にさらし、水気をきる。
3 サラダ菜は洗い、水気をふき取る。
4 Aを混ぜ合わせて2を加え、しばらく漬けて味をなじませる。
5 器にサラダ菜を敷いて鶏肉を並べ、4をかける。

便秘　食欲不振

[1人分] エネルギー 161kcal　たんぱく質 14.9g　塩分 1.2g

嘔吐
吐き気

# さっぱりチキンロール レモン風味おろしだれ

火加減調整で鶏肉がしっとりやわらか
レモンとしょうがの香りが効果的

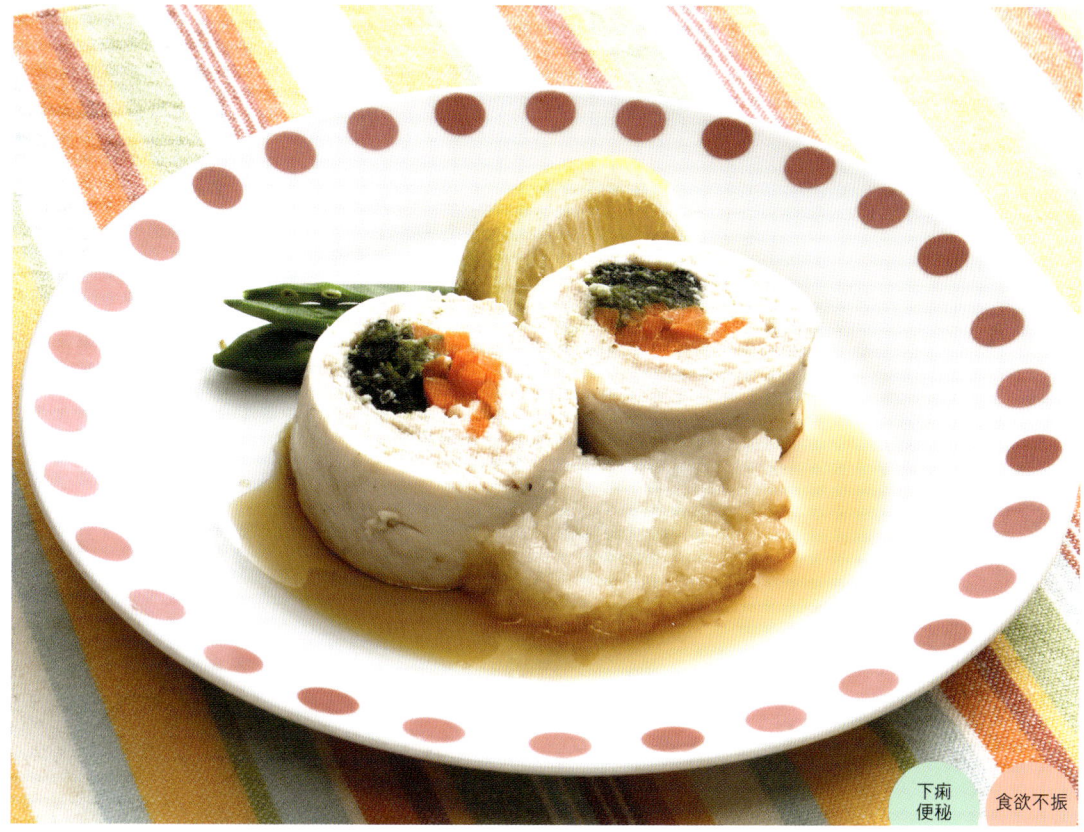

下痢便秘 / 食欲不振

[1人分] エネルギー 151kcal　たんぱく質 19.3g　塩分 1.3g

## [材料] 2人分

- 鶏胸肉（皮なし）……1/2枚（160g）
- A
  - 塩、こしょう……各少々
  - 酒……小さじ2
  - しょうが汁……小さじ1/2
- しょうがの薄切り（くさみ取り用）……2～3枚
- ほうれん草……2株
- にんじん……中1/4本
- 片栗粉……大さじ2
- 大根……3cm厚さ
- B
  - だし……小さじ1
  - しょうゆ……小さじ2
  - みりん……小さじ1/3
  - レモン汁……小さじ1/2
- 絹さや……6枚
- くし形レモン……2切れ

## [作り方]

1 鶏肉は厚い部分に切れ目を入れて開き、肉たたきで軽くたたいて均等にのばす。Aを振って下味をつける。

2 ほうれん草は塩ゆでにし（塩は分量外）、茎の根元を落とす。にんじんは棒状に切り、ゆでる。

3 ラップを広げておき、鶏肉の水気を軽くふいてのせる。手前にほうれん草、にんじんを置いて、ゆるまないように、押さえながら巻く。巻き終わりは楊枝でとめて、表面に片栗粉をまぶす。

4 鍋にたっぷりの水としょうがの薄切り、3の鶏肉を入れて火にかけ、水からゆでる。沸騰直前で火を止め、余熱で火を通す。ゆで汁が冷えたら取り出し、食べやすい厚みに切り分ける。

5 大根をすりおろし、水気を軽くきる。Bを合わせてたれを作る。

6 鶏肉を器に盛り、5をかけて、塩ゆでにした絹さや（塩は分量外）とくし形レモンを添える。

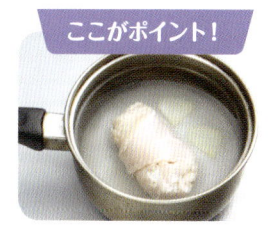

### ここがポイント！

水からゆでて沸騰前に火を止め、余熱利用で火を通すと、肉がしまりすぎず、やわらかな仕上がりになります。肉のくさみを抑えるしょうがも忘れずに。

主菜

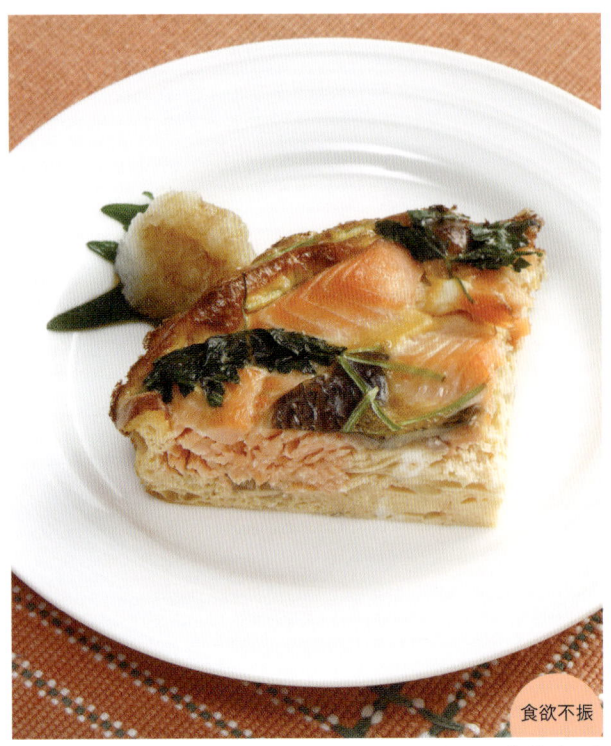

## 和風キッシュ おろし添え

オーブン焼きで調理中のにおいを抑え
三つ葉と大根おろしでおだやかな味わいに

[材料] 2人分

| | |
|---|---|
| 生ざけ………小1切れ | A［しょうゆ……小さじ1/6 |
| 酒…………小さじ1 | 　 塩…………少々 |
| 玉ねぎ……中1/6個 | 大根………2cm厚さ |
| 三つ葉………4本 | だし………小さじ1/2 |
| 卵…………M玉2個 | しょうゆ……小さじ1 |
| A［だし………小さじ4 | |
| 　 酒………小さじ1 | |

[作り方]

1 オーブンを180℃に予熱しておく。
2 さけはそぎ切りにし、酒を振りかける。玉ねぎは薄切り、三つ葉は適宜に切る。
3 卵は割りほぐし、Aを加え混ぜる。
4 耐熱の器に、玉ねぎを広げてさけを並べる。3を流し入れて、三つ葉を散らし、オーブンで20〜30分焼く。
5 大根はおろして、水気をきる。
6 4を切り分けて、器に盛る。大根おろしを添え、だしとしょうゆを合わせてかける。
＊オーブントースターで焼いてもよい。

食欲不振

[1人分] エネルギー 146kcal　たんぱく質 13.1g　塩分 1.2g

## さばの梅みぞれ煮

体によいけれど、ややクセのある青背の魚を
梅と大根おろしで食べやすく調理

[材料] 2人分

| | |
|---|---|
| さば(切り身) | A［みりん、しょうゆ |
| …小2切れ(60g×2) | 　 …各小さじ1 |
| 酒…………小さじ1 | 梅干し………中1個 |
| 塩…………少々 | 大根………3cm厚さ |
| A［水………1/2カップ | 万能ねぎ………2本 |
| 　 酒………小さじ2 | 片栗粉、水…各小さじ1 |

[作り方]

1 さばは酒と塩を振り、くさみを抜く。梅干しは種を抜いて、たたく。大根はおろして、軽く水気をきる。
2 鍋にAを合わせて煮立て、梅肉とさばを入れて煮る。さばに火が通ったら取り出す。
3 2の煮汁に大根おろしを入れる。ひと煮立ちしたら、水溶きした片栗粉でとろみをつけ、適宜に切った万能ねぎをさっとくぐらせる。
4 さばを器に盛って3をかけ、万能ねぎをのせる。

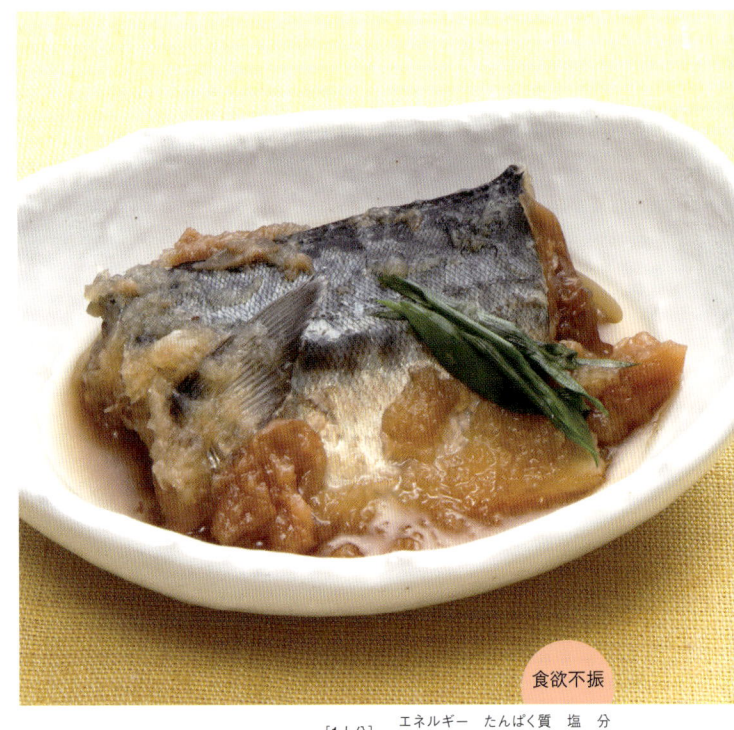

食欲不振

[1人分] エネルギー 158kcal　たんぱく質 13.0g　塩分 1.4g

46

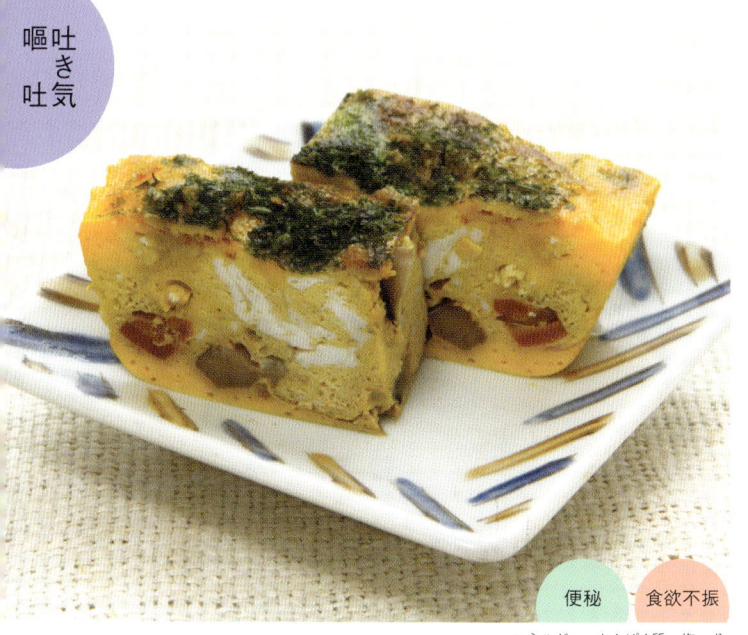

## 具だくさん彩り卵焼き

市販惣菜を具材に用い、調理の手間を軽減
しっかり味で、冷めてもおいしく食べられます

[材料] 2人分

| | |
|---|---|
| 筑前煮(市販品)……2/3パック(60g) | A ┌ 砂糖……小さじ1/3<br>　├ 酒………小さじ1<br>　└ 塩………少々 |
| 卵…………M玉3個 | サラダ油……小さじ1 |
| だし…………小さじ4 | 青のり…………少々 |

[作り方]

1 オーブンを170℃に予熱しておく。
2 筑前煮はあらみじんに切る。
3 卵は、1個分の卵黄を取り分けて残しておく。ほかは割りほぐし、だしの2/3量、Aを加えて調味する。筑前煮を加えて混ぜる。
4 フライパンにサラダ油を熱し、3を流し入れて、かき混ぜながら半熟状にする。クッキングシートを敷いた型(流し箱、天板など)に移し、取り分けた卵黄を残りのだしでゆるめ、上に流す。
5 青のりを振り、オーブンで約10分焼く。冷めたら切り分ける。
＊オーブントースターで焼いてもよい。

便秘　食欲不振

[1人分] エネルギー 164kcal　たんぱく質 11.0g　塩分 1.0g

**こんな材料でも**　しっかり味のついた市販惣菜に味つけはおまかせ。ここでは市販の筑前煮を利用しましたが、ひじきの煮物や肉じゃが、焼き鳥やさばなどの味つけ缶詰もおすすめです。

---

## 豆腐とはんぺんの水ギョウザ

肉なしで作る、舌にも胃にも優しい一品
つるりとした食感で口当たりもよく

[材料] 2人分

| | |
|---|---|
| 木綿豆腐………1/6丁 | A ┌ 溶き卵…小さじ1<br>　├ 片栗粉…小さじ1<br>　└ 塩、こしょう…各少々 |
| はんぺん…中1/2枚 | |
| むきえび………20g | ギョウザの皮…10枚 |
| 酒………小さじ1/2 | 万能ねぎの小口切り…4本分 |
| 生しいたけ……1枚 | |
| キャベツ……2/3枚 | 大根おろし…2cm厚さ分 |
| 塩…………少々 | ポン酢じょうゆ…小さじ2 |
| 青じそ………2枚 | |

[作り方]

1 豆腐は水きりをする。
2 えび、しいたけはあらみじんに切り、えびは酒を振る。キャベツ、青じそはみじん切りにし、キャベツは塩を振ってしんなりさせておく。
3 豆腐、はんぺんに、Aを加え、フードプロセッサーで、なめらかなペースト状にする。
4 3にえび、しいたけ、水気をしぼったキャベツ、青じそを加え、よく混ぜる。
5 4をギョウザの皮で包み、沸騰した湯でゆでる。浮いてきたら差し水をして弱火にし、再度ギョウザが浮かんできたら引き上げる。
6 器に盛って万能ねぎを散らし、大根おろし、ポン酢じょうゆを添える。
＊たねを作るのは、ミキサー、ハンドミキサー、裏ごし器、すり鉢などでもよい。

下痢便秘　食欲不振

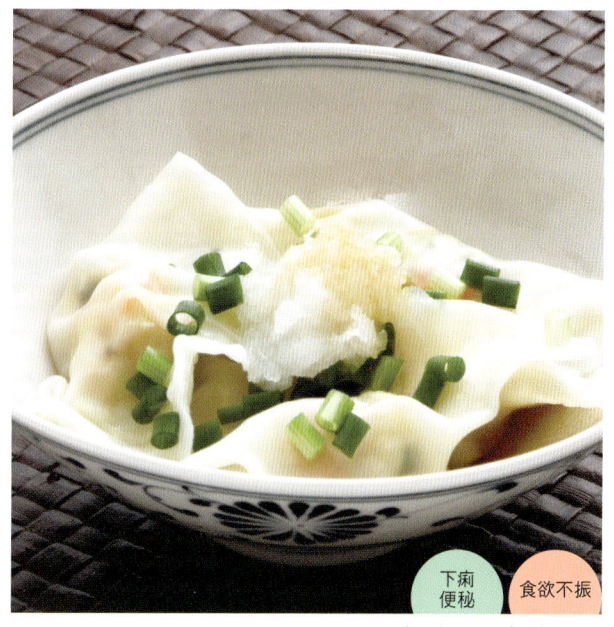

[1人分] エネルギー 162kcal　たんぱく質 9.1g　塩分 1.0g

主菜

# 豆腐とえびの茶巾蒸しあんかけ すだちの香り

消化のよいたんぱく質豊富な食材を利用
においが気になるときに便利な電子レンジ調理で

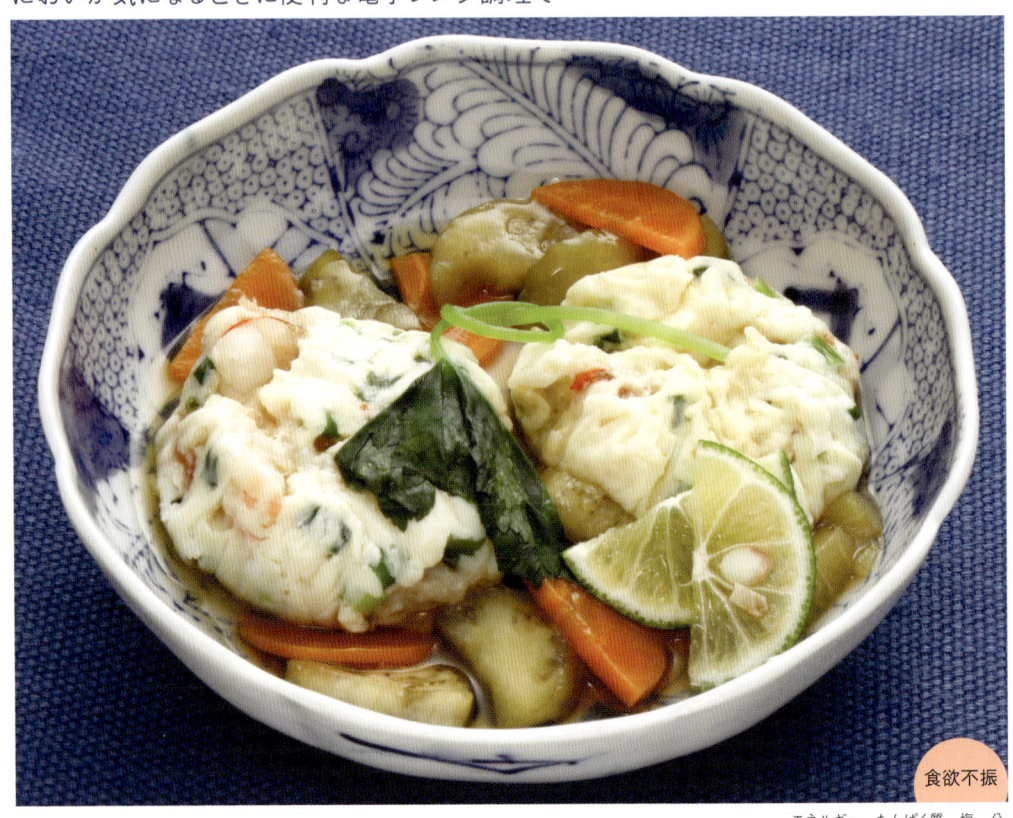

食欲不振

[1人分] エネルギー 140kcal　たんぱく質 12.9g　塩分 1.6g

[材料] 2人分・4個

| 木綿豆腐 | 1/2丁 |
| --- | --- |
| はんぺん | 中1枚 |
| むきえび | 40g |
| 酒 | 小さじ1 |
| 万能ねぎ | 4本 |
| A 卵白 | 小さじ2 |
| 　片栗粉 | 小さじ2 |
| 　塩 | 小さじ1/6 |
| 　酒 | 小さじ1 |
| なす | 小1/2本 |
| にんじん | 中1/8本 |
| 三つ葉 | 2〜4本 |
| だし | 1/2カップ |
| B 塩 | 少々 |
| 　しょうゆ | 小さじ1/3 |
| 　みりん | 小さじ2/3 |
| 　酒 | 小さじ1 |
| 片栗粉、水 | 各小さじ1 |
| すだち | 適量 |

[作り方]

**1** 豆腐は水きりをする。むきえびはあらみじんに切り、酒を振る。万能ねぎは小口切りにする。

**2** 豆腐、はんぺん、Aをフードプロセッサーにかける。取り出して、えび、万能ねぎを加えて混ぜる。

**3** 湯飲み茶碗などにラップを敷き、**2**のたねの1/4量を置く。ラップで包んで茶巾形にねじり、輪ゴムで口をとめる。これを4個作る。

**4** 電子レンジ（500W）で4〜5分加熱する。火が通ったらラップをはずし、器にのせる。

**5** なすは皮をむいて半月切りにし、水にさらす。にんじんは半月切りにする。三つ葉はさっとゆで、結び三つ葉を作る。

**6** なす、にんじん、だしを火にかけ、やわらかく煮る。Bで調味し、水溶きした片栗粉を加えて、適度なとろみをつける。

**7** **4**に**6**のあんをかけ、結び三つ葉と半月に切ったすだちを添える。

＊フードプロセッサーの代わりにハンドミキサーなどでも。なければ、裏ごし器やすり鉢を利用。

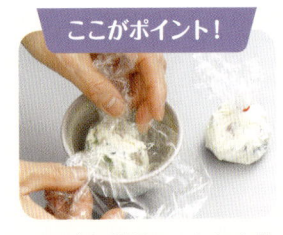

### ここがポイント！

ラップを利用してたねを茶巾形に包むには、適当な大きさの湯飲みや小鉢を利用するとうまくいきます。そのまま電子レンジにかけられるので、調理が楽に。

Part1 症状・体調別に選べるレシピ166

嘔吐・吐き気

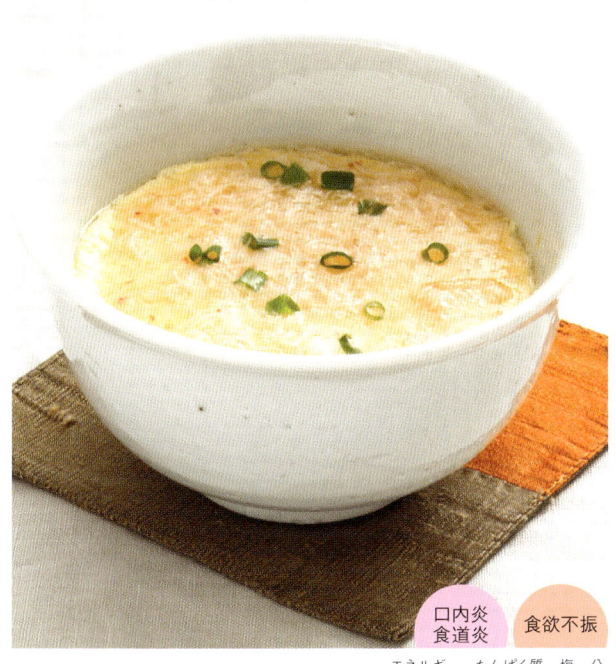

副菜

## あんかけ茶碗蒸し

鍋を利用して蒸し器を使わずに調理
においが気になるときは冷やして食べましょう

[材料] 2人分

| 卵 | M玉1個 | 万能ねぎ | 適量 |
| A | だし | 3/4カップ | だし | 1/4カップ |
| | 塩 | 小さじ1/6 | しょうゆ | 小さじ1/6 |
| | 酒 | 小さじ1 | 片栗粉、水 | |
| かに缶詰 | 小1/2缶 | | 各小さじ2/3 |

[作り方]

1 卵は割りほぐしてAを混ぜ、ざるでこして2つの深めの器に分け入れ、ラップをかける。
2 器がすっぽり入る鍋に器を並べ、水を器の七分目くらいまで注いでふたをする。強火にかけ、沸騰したら弱火にし、約15分蒸す。
3 火を止めて竹串を刺し、澄んだ汁が出れば蒸し上がり（濁った汁が出たらさらに加熱する）。
4 かに身はほぐし、万能ねぎは細かく小口切りにする。
5 鍋にだしを入れて4を加え、さっと煮る。しょうゆをまわし入れ、水溶きした片栗粉でとろみをつける。
6 3に5のあんをかける。

口内炎・食道炎　食欲不振

[1人分] エネルギー 59kcal　たんぱく質 6.1g　塩分 0.8g

## かぼちゃの変わりごま豆腐

彩りの美しいお菓子のようなお惣菜
ゼラチンを用いているのでのどごしなめらか

[材料] 2人分

| かぼちゃ | 中1/16個（正味60g） | 粉ゼラチン | 小さじ4/5 |
| 練り白ごま | 小さじ2 | 水 | 小さじ2 |
| 豆乳 | 大さじ4 | 貝割れ菜 | 適量 |
| | | しょうゆ | 小さじ2 |

[作り方]

1 かぼちゃは種とわたを除いて皮をむき、火の通りやすい大きさに切る。
2 鍋に水を入れて塩少々（分量外）を加え、かぼちゃを入れて火にかける。やわらかくなったら、湯をきり、なめらかにつぶす。
3 2のかぼちゃと練りごま、豆乳をよく混ぜ合わせる。
4 粉ゼラチンは水にふやかし、電子レンジ（500W）に30秒かけて溶かす。3に加えて手早く混ぜ、型に入れて冷蔵庫で冷やし固める。
5 固まったら適宜に切って、器に盛る。貝割れ菜を添え、好みでしょうゆをかける。

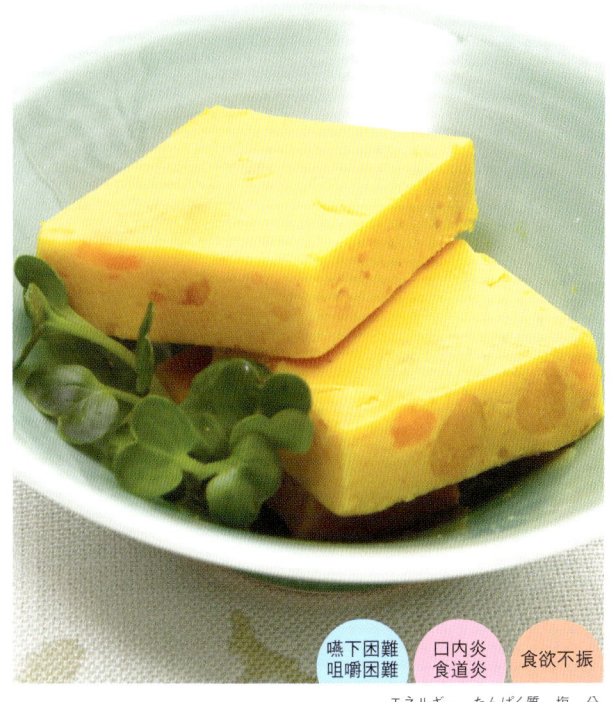

嚥下困難・咀嚼困難　口内炎・食道炎　食欲不振

[1人分] エネルギー 67kcal　たんぱく質 4.1g　塩分 0.9g

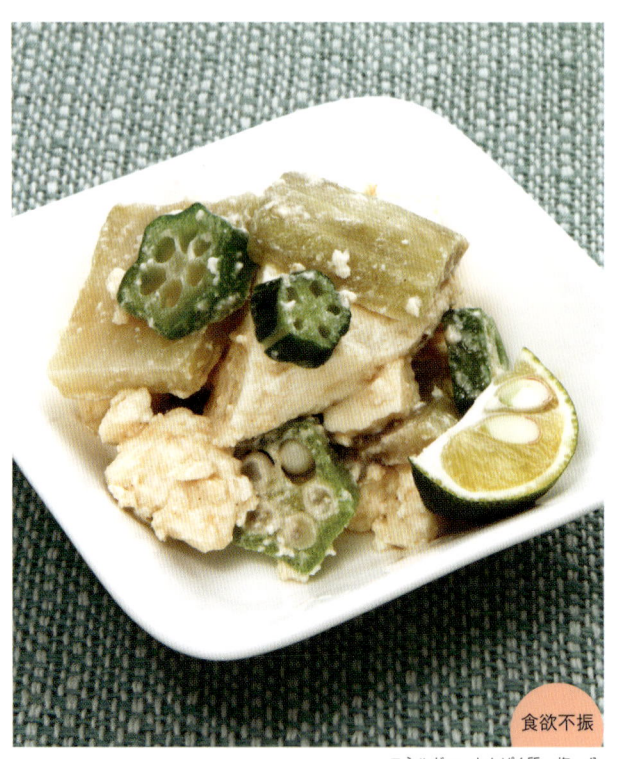

# 副菜

## オクラとなすのくずし豆腐あえ

口当たりのよい豆腐のあえ衣を用い
夏野菜を利用した冷たいあえ物

[材料] 2人分

| | |
|---|---|
| オクラ………… 中2本 | A [ 塩 …… 小さじ1/6 / だしの素… 小さじ1/4 / しょうゆ… 小さじ2/3 ] |
| なす ………… 小1本 | |
| 木綿豆腐……… 1/3丁 | |
| A [ すり白ごま … 小さじ1 / ごま油 … 小さじ1/2 ] | すだち(くし形切り) ………… 2切れ |

[作り方]

1 豆腐はキッチンペーパーに包んで15分ほどおき、軽く水きりをして、大きめのさいの目に切る。
2 オクラは塩ゆでにして(塩は分量外)、へたを除き、1cm幅の小口切りにする。なすは皮をむいて拍子木に切り、水にさらしてアクを抜き、やわらかくなるまでゆでる。
3 ボウルにA、豆腐を入れ、全体を軽く混ぜ合わせる。
4 3にオクラ、なすを加え、ざっくり混ぜる。
5 器に盛ってすだちを添える。

食欲不振

[1人分] エネルギー 68kcal　たんぱく質 4.5g　塩分 1.0g

## キャベツとかにのとろみ煮

消化がよくなるようにやわらかく煮込んで
しょうが風味の煮汁もとろりとなめらかです

[材料] 2人分

| | |
|---|---|
| キャベツ …… 中3枚 | A [ 酒 ……… 小さじ1 / 鶏がらスープの素 …… 小さじ2/3 / 塩 ………… 少々 ] |
| グリンピース(缶詰) ………… 小さじ4 | |
| かに缶詰 … 小1/3缶 | |
| 水 ……… 1/2カップ | しょうが汁… 小さじ1 |
| | 片栗粉、水… 各小さじ2 |

[作り方]

1 キャベツは食べやすい大きさにざく切りにする。グリンピースは水をきる。かに身はほぐす。
2 鍋にキャベツ、水を入れて火にかける。しんなりしてきたらAで調味し、かに身と缶汁、グリンピースを加えて、やわらかくなるまで煮る。
3 しょうが汁を加え、水溶きした片栗粉でとろみをつける。

**こんな材料でも** 旬の季節にはやわらかな春キャベツ、生のグリンピースを用いるといっそう美味。生のグリンピースは塩を加えた熱湯で下ゆでしておきましょう。

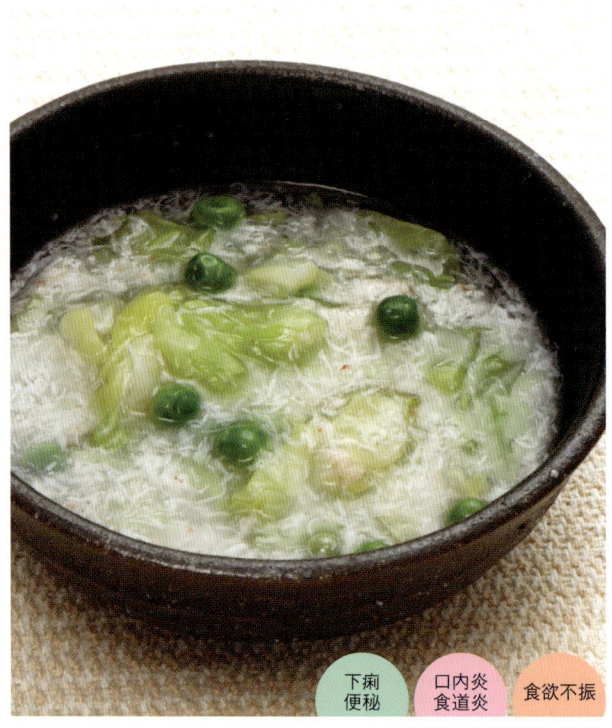

下痢便秘　口内炎食道炎　食欲不振

[1人分] エネルギー 50kcal　たんぱく質 3.5g　塩分 0.8g

50

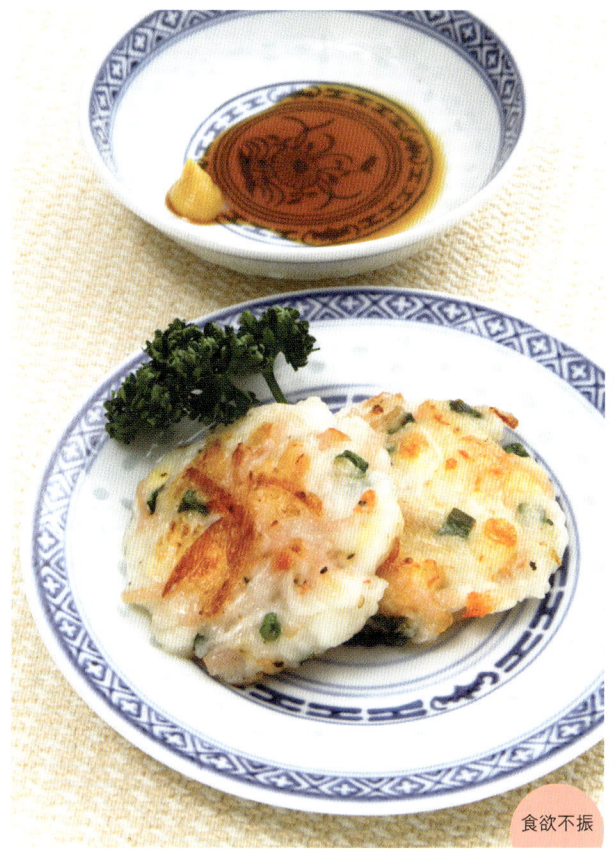

## 桜えびとチーズの大根もち

甘い物はどうも苦手という人の間食に最適
具のうま味が加わって冷めてもおいしい

[材料] 2人分

| | |
|---|---|
| 大根…………60g | 万能ねぎ………1本 |
| 塩……………少々 | 片栗粉……小さじ2 |
| 白玉粉……大さじ2 | こしょう………少々 |
| 水………小さじ2 | サラダ油…小さじ1/2 |
| ロースハム……1枚 | ごま油…小さじ1/4 |
| プロセスチーズ | しょうゆ…小さじ1/3 |
| …厚さ5〜6mm1枚 | 練りがらし……少々 |
| 桜えび…小さじ1 1/2 | |

[作り方]

**1** 大根はせん切りにし、ボウルに入れて塩をまぶし、しばらくおく。しんなりしたら、しぼって水気をきる。
**2** ハムは細切り、チーズはさいの目、桜えびはみじん切り、万能ねぎは小口切りにする。
**3** ボウルに大根、白玉粉、水を入れ、白玉粉をつぶしながら混ぜ合わせる。**2**、片栗粉、こしょうを加えて、さらに混ぜる。粉っぽさがなくなったら4等分し、円盤状に成形する。
**4** フライパンにサラダ油を熱し、**3**の両面を焼く。仕上げにごま油をまわしかけ、火を止める。
**5** 器に盛りつけ、あれば青みにパセリなどを飾って、しょうゆ、練りがらしを添える。

食欲不振

[1人分] エネルギー 94kcal　たんぱく質 3.9g　塩分 0.6g

## かぶの酢みそあえ

みそで酸味がまろやかに
具材にしっかりからむあえ衣です

[材料] 2人分

| | |
|---|---|
| かぶ…………中2個 | みそ……小さじ2 |
| かぶの葉……2個分 | 砂糖……小さじ2 |
| | A 酢………小さじ2 |
| | だし……小さじ2 |

[作り方]

**1** かぶは皮をむき、薄切りにする。
**2** かぶ、かぶの葉を熱湯でゆで、しんなりしたら冷水に取り、水気をしぼる。かぶの葉は5cm程度の長さに切る。
**3** 酢みそを作る。Aのみそに砂糖を入れてよく混ぜ、なめらかになったら酢、だしを入れて溶きのばす。
**4** かぶ、かぶの葉を酢みそであえる。

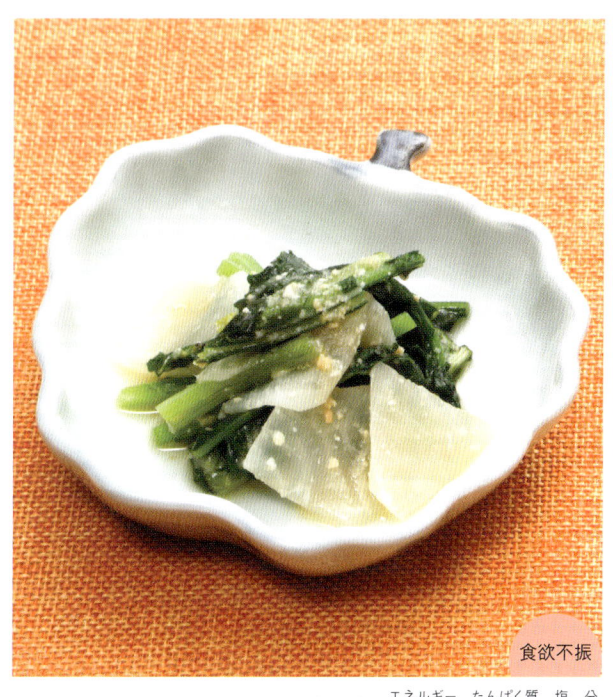

食欲不振

[1人分] エネルギー 42kcal　たんぱく質 1.6g　塩分 0.8g

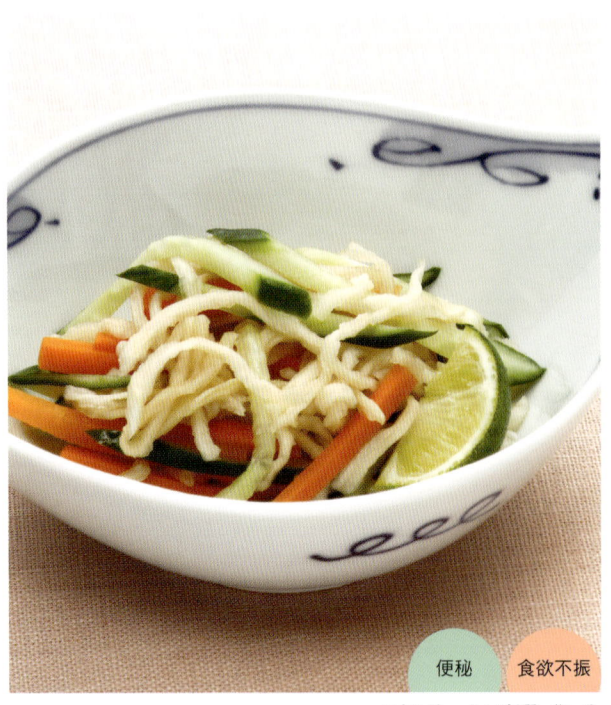

副菜

## 切り干し大根のシャキシャキ酢の物

独特の風味がもち味の切り干し大根
さっとゆでただけの歯ごたえのよさが好評

[材料] 2人分

| | | |
|---|---|---|
| 切り干し大根 …… 16g | | 砂糖 …… 小さじ2 |
| きゅうり ……… 1/2本 | | 塩 …… 小さじ1/6 |
| にんじん …… 中1/6本 | A | だしの素 …… 少々 |
| | | 酢 ……… 小さじ4 |
| | | しょうゆ … 小さじ1/3 |

[作り方]

1 切り干し大根は、ぬるま湯につけてもどし、熱湯でさっとゆでる。流水で洗ってざるに上げ、水気をしぼって食べやすい長さに切る。
2 きゅうり、にんじんはせん切りにする。にんじんは、さっとゆでておく。
3 Aを混ぜ合わせてよく溶かし、切り干し大根、きゅうり、にんじんをあえる。あればすだちを添える。

便秘　食欲不振

[1人分] エネルギー 45kcal　たんぱく質 0.9g　塩分 0.8g

## とろろドレッシングサラダ

みずみずしく食感のよいせん切りサラダ
とろろと市販品を合わせた変わりドレッシングで

[材料] 2人分

長いも …… 直径6cm×
　　　　　長さ2cm(正味40g)
大根 …………… 60g
きゅうり ……… 1/2本
にんじん ……… 20g
ラディッシュ …… 2個
サラダ菜 ……… 2枚

ドレッシング
長いも …… 直径6cm×
　　　　　長さ1cm(正味20g)
和風ドレッシング(ノンオイル・市販品)
　………… 小さじ4
レモン汁 …… 小さじ1/2

[作り方]

1 長いもは皮をむき、サラダ用とドレッシング用に分ける。サラダ用はせん切り、ドレッシング用はすりおろす。
2 大根、きゅうり、にんじんはせん切りにする。ラディッシュは根、茎を取り、薄切りにする。合わせて冷水にさらし、水気をきる。
3 サラダ菜を敷いた器に、せん切りの長いもと2を盛り、あれば、レモンの薄切りを飾る。
4 ドレッシング用のすりおろした長いも、和風ドレッシング、レモン汁を合わせ、3にかける。

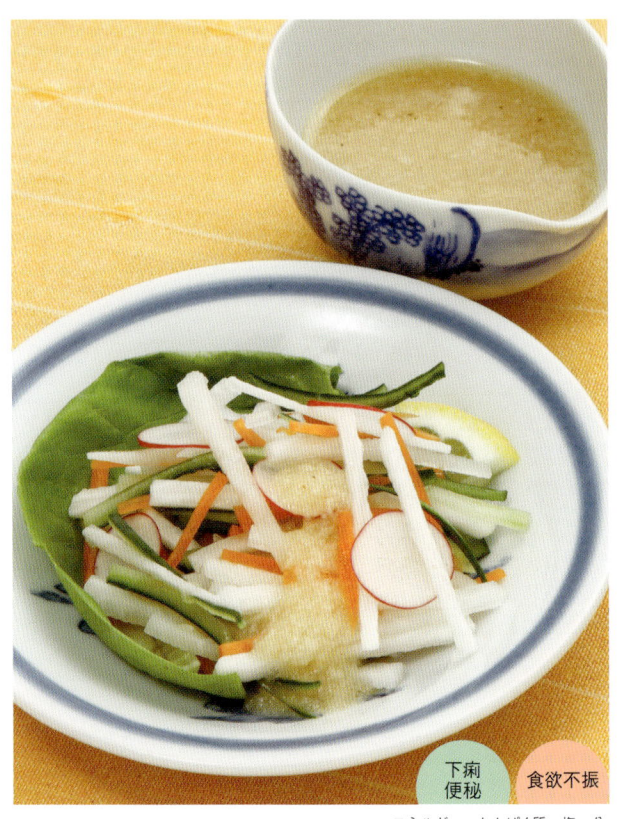

下痢
便秘　食欲不振

[1人分] エネルギー 49kcal　たんぱく質 1.6g　塩分 0.8g

嘔吐・吐き気

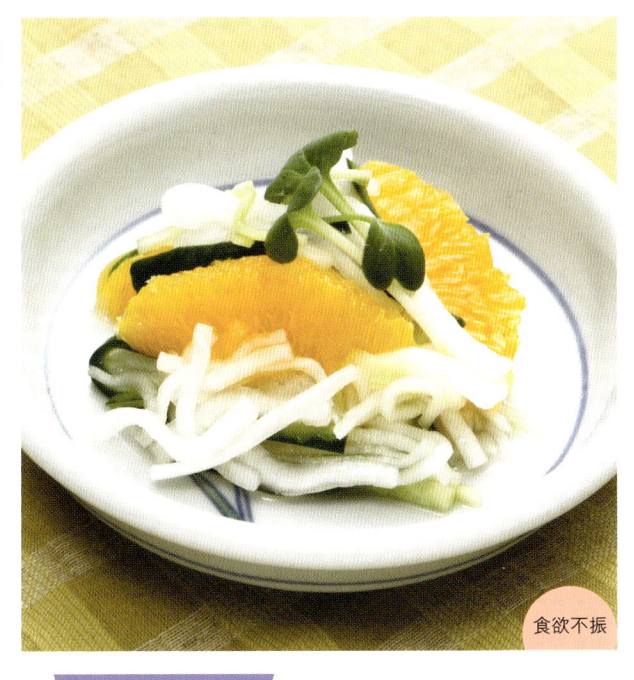

## 大根とオレンジのなます

柑橘類(かんきつ)のさわやかな香りで気分よく
はちみつを加え甘酸っぱく食べやすい味に

[材料] 2人分

| | |
|---|---|
| 大根……100g | 酢……小さじ2 |
| きゅうり……1/2本 | A はちみつ……小さじ1/2 |
| オレンジ……1/2個 | 塩……少々 |
| 貝割れ菜……適量 | |

[作り方]
1 大根、きゅうりはせん切りにする。塩小さじ1/3（分量外）を振り、しんなりしたら水気をしぼる。
2 貝割れ菜は根元を切り、2～3cm長さに切る。
3 オレンジは包丁で、皮を厚めにくるくると、果肉が見えるところまでむく。房の薄皮に沿って切れ目を入れ、果肉を取り出す。
4 ボウルにAを混ぜ、1、オレンジを加えてあえる。味がなじむまで、冷蔵庫に入れて冷やす。
5 器に盛り、貝割れ菜を飾る。

食欲不振

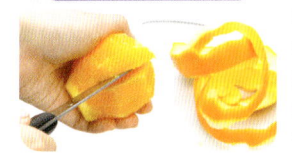

[1人分] エネルギー 28kcal　たんぱく質 0.9g　塩分 0.4g

**ここがポイント！**
柑橘類のさわやかな味と香りを食事にもプラス。やわらかいオレンジの果肉は、くるくると皮をむいてしまい、薄皮と果肉の間に包丁を入れるとつぶさずきれいに取り出せます。

## 野菜マカロニスープ

具材が不足しがちなカップスープに野菜をプラス
湯を注いで電子レンジで加熱するだけ

[材料] 2人分

| | |
|---|---|
| もやし……1/8袋（正味30g） | サラダ用マカロニ（ゆで時間90秒）……10g |
| にんじん……中1/6本（正味20g） | 鶏がらスープの素……小さじ2 |
| にら……2本 | 湯……1 1/2カップ |

[作り方]
1 にんじんは細く切り、にらは3cm長さに切る。
2 マグカップに鶏がらスープの素、マカロニ、野菜を入れ、湯を注ぐ。
3 ふわりとラップをかけ、電子レンジ（500W）で約3分加熱する。

食欲不振

[1人分] エネルギー 36kcal　たんぱく質 2.2g　塩分 1.2g

**こんな材料でも**
体力が落ちて、包丁も使いたくないときは、スーパーのカット野菜をよく洗って利用するのが便利です。

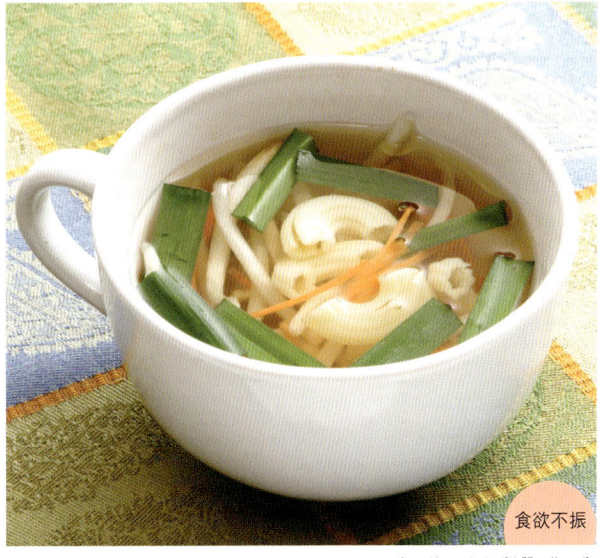

# デザート

## 簡単水まんじゅう

ぷるぷる食感のなめらかな一口大の和菓子
製氷皿で簡単に手作りできます

[材料] 2人分

くず粉……… 小さじ4　　水 ………… 1/2カップ
粉寒天 … 小さじ1 1/5　　こしあん…… 大さじ2
砂糖………… 小さじ4

[作り方]

1 くず粉、粉寒天、砂糖は混ぜ合わせる。
2 鍋に水を入れ、1を少しずつ加えながら木べらで混ぜ、ダマのないように溶かす。
3 鍋を弱～中火にかけ、木べらで鍋底から返すように混ぜながら、生地が透明になり、ふっくらと粘りが出るまで加熱する。焦げつきそうな場合は、火を弱める。
4 製氷皿を水で濡らし、スプーンで製氷皿の4カ所に約半分まで3の生地を入れる。こしあんを4等分したものを入れ、残りの生地をかぶせる。
5 あら熱が取れたら、ラップをかけ、冷蔵庫で冷やし固める。
6 竹串などで生地を製氷皿からはがし、少量の水をはった器に盛りつける。

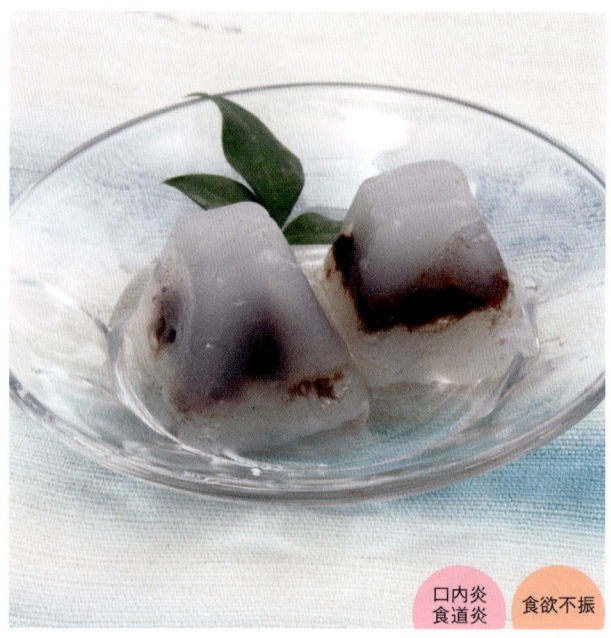

口内炎　食道炎　食欲不振

[1人分] エネルギー 93kcal　たんぱく質 1.1g　塩分 0.0g

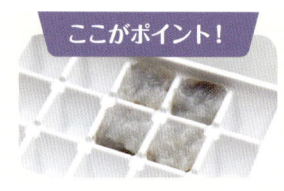

**ここがポイント！**
製氷皿を利用して、食べやすい一口大に。きれいにあんが包み込まれ、取り出しやすいのも利点です。

## ゆず茶のブランマンジェ

乳製品を用いたなめらかなひんやりデザート
食べにくいときもこれなら口当たりよく

[材料] 2人分

牛乳 ……… 1/2カップ　　コンデンスミルク
水 ………… 1/3カップ　　………… 小さじ2
生クリーム … 小さじ1　　ゆず茶 ……… 小さじ2
コーンスターチ
　　………… 小さじ4

[作り方]

1 鍋にすべての材料を入れ、コーンスターチを溶かす。ダマにならないように、泡立て器などで混ぜてしっかり溶かす。
2 1の鍋を弱～中火にかけ、木べらなどで焦げつかないように混ぜながら加熱する。
3 とろみがつき、ふっくらとつやが出てきたら火を止める（とろみがつき始めると焦げやすいので、鍋底にはりつかないように手早く混ぜる）。
4 器に流し入れ、冷蔵庫で冷やし固める。
5 ゆず茶の残り（分量外）があれば、少量を上に飾る。

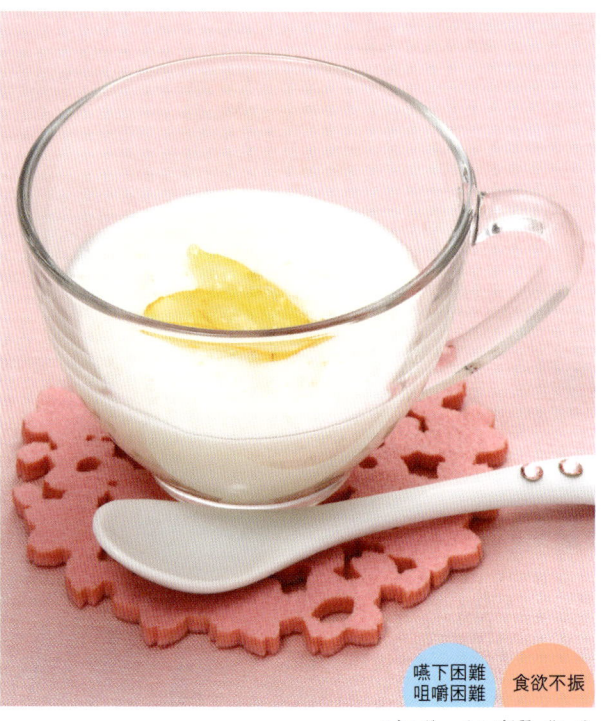

嚥下困難　咀嚼困難　食欲不振

[1人分] エネルギー 106kcal　たんぱく質 2.3g　塩分 0.1g

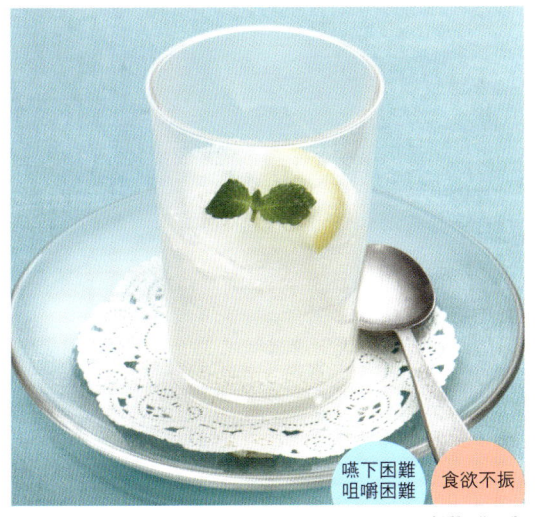

Part 1 症状・体調別に選べるレシピ 166

嘔吐
吐き気

## レモンスカッシュゼリー

シュワッと口に広がるさわやか感
食べる楽しさとレモンの香りを味わって

[材料] 2人分

炭酸水……… 3/4カップ　　砂糖………… 大さじ3強
A［水 ………… 小さじ4　　粉ゼラチン… 小さじ1 1/3
レモン汁……… 小さじ1　　B［水 ………… 大さじ1

[作り方]

1 粉ゼラチンはBの水にふやかしておく。
2 Aの水を火にかけ、煮立ったらすぐに火からおろして、1、砂糖を加えてよく混ぜる。
3 あら熱が取れたらレモン汁を加え、炭酸水をそっと注ぐ。
4 器に注いで、冷蔵庫で冷やし固める。あればレモンの薄切りとミントを飾る。

嚥下困難
咀嚼困難　　食欲不振

[1人分] エネルギー 98kcal　たんぱく質 1.8g　塩分 0.0g

## かぼちゃアイス

栄養不足が気になるときはこんなデザートで
エネルギーやビタミンを補給

[材料] 2人分

かぼちゃ …… 中1/16個　　バニラアイスクリーム
　　　　　　　（正味60g）　……… ミニカップ1個分
コンデンスミルク… 小さじ1

[作り方]

1 かぼちゃは種とわたを除いて皮をむく。薄切りにして水にぬらした状態で耐熱皿に広げ、ラップをして電子レンジ（500W）で4～5分加熱する。
2 熱いうちにつぶし、コンデンスミルクを混ぜる。
3 ボウルに室温でやわらかくしたアイスクリームと2を入れ、混ぜ合わせる。
4 製氷皿に分け入れて、冷凍庫で冷やし固める。

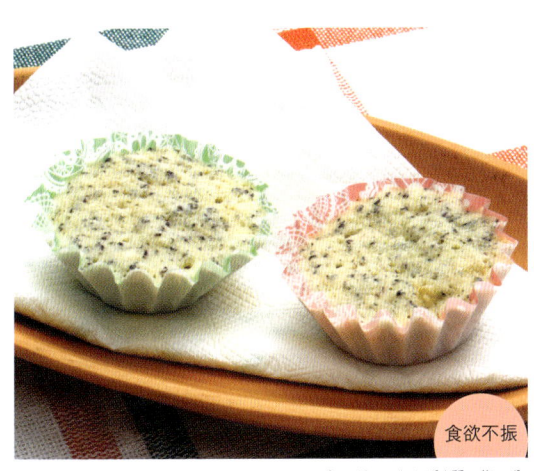

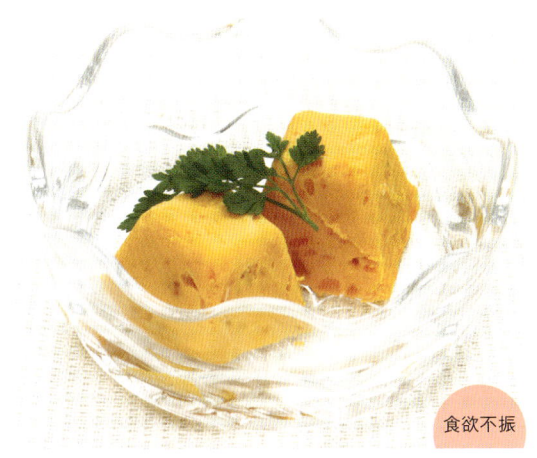

食欲不振

[1人分] エネルギー 116kcal　たんぱく質 2.7g　塩分 0.2g

## しそ蒸しパン

甘さひかえめのゆかり風味
冷めても食べやすいので作りおきもおすすめ

[材料] 2人分

ホットケーキミックス　　　溶き卵………… 小さじ2
　　　　　　 大さじ3 1/2　砂糖…………… 小さじ1
ゆかり粉 ……… 2つまみ　バター………… 小さじ2
牛乳…………… 小さじ4

[作り方]

1 ホットケーキミックスにゆかり粉、牛乳、卵、砂糖を入れて混ぜる。
2 バターを電子レンジ、または湯せんにかけて溶かし、1に加える。
3 紙のマドレーヌ型などに流し入れ、ふわりとラップをかけて、電子レンジ（500W）で2分30秒加熱する。

食欲不振

[1人分] エネルギー 105kcal　たんぱく質 2.1g　塩分 0.3g

# においを抑え、食べきれる量の口当たりのよいものを

## 吐き気の誘因を知って、できるだけ避ける

吐き気を催す誘因やタイミングは人それぞれです。治療薬との関係はもちろん、特定の食材のにおいや、調理時のむっとした熱気、そのほか、以前の吐き気の記憶と結びつく音や環境の場合もあります。

自分が不快を感じやすい要因を知って、できるだけそれを避けるようにしましょう。調子が悪くなるタイミングがわかってきたら、それに合わせて、少しでも食べられるときに口にできるように、サンドイッチやおにぎりなどを用意しておくと手軽につまめます。

実際に嘔吐してしまった場合は、固形物を食べるのは無理、かえって症状を悪化させることもあります。安静にして、水分をこまめにとるようにします。

## においの消しや香りづけを工夫のどごし、口当たりよく

食事量が多くなると消化管への負担が増えるので、調子の悪いときには無理をせず、消化のよい食品を、量を控えめに食べるようにします。

においが気になるときは火を使う調理を控え、市販の惣菜の利用や電子レンジ調理をしてみましょう。においの強いにんにくやねぎなどの食材は避け、料理を冷ましたり、レモンやゆずなど、柑橘類のさわやかな香りを加えたりするのも効果的です。みずみずしい果物やサラダ、つるっとしたそうめん類などが、口当たりもよく、食べやすいでしょう。ゼリー、プリンなどの間食を上手にとり入れて、食事回数にこだわらず、1日のうちでできるだけ栄養バランスがとれるようにしましょう。

## 食事のポイント

◎1日3回にこだわらず、5～6回でも調子のよいときに小分けに食べる

◎脂質の少ない鶏のささ身や、卵、豆腐など消化のよい良質のたんぱく質を

◎繊維のやわらかい野菜を煮る、蒸す、ゆでるなどして、さらにやわらかく調理

◎市販の惣菜の利用、電子レンジ調理などは、においも気にならず手軽

◎料理は冷まして、においを抑える

◎柑橘類でさわやかな香りづけを

◎ゼリーやプリン、のどごしのよいデザート、新鮮な果物を用意しておく

◎実際に嘔吐があるときは安静に。スポーツドリンク、お茶、スープなどでこまめに水分補給を

## 吐き気・嘔吐があるときの献立例

ボリュームのある主菜は避け、多少、具合が悪くても、口に入れやすいものを選んでみました。口内がすっきりする野菜を組み合わせています。食べられるときに一品ずつでも口にしてみましょう。

### 一口主食とひんやりおかずの献立

**一口サンド＆おにぎり**
好みの味を作りおきして、食べられるときに　40ページ

**簡単水まんじゅう**
冷たさが口にうれしい。冷蔵庫に作りおいて　54ページ

**冷やし抹茶**

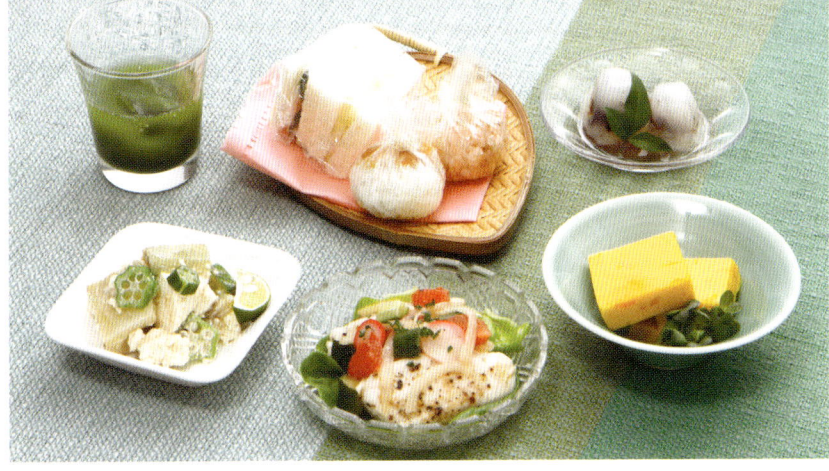

**オクラとなすのくずし豆腐あえ**
やわらかい野菜とごまの香り、よく冷やして
50ページ

**フレッシュ野菜の鶏肉カルパッチョ**
シャキシャキ野菜で口内をすっきり　44ページ

**かぼちゃの変わりごま豆腐**
ゼラチン使用でなめらか、栄養豊富な一品　49ページ

### つけめんと卵焼き、野菜副菜の献立

**ゆず茶のブランマンジェ**
吐き気があると食べにくい乳製品をゆず風味で　54ページ

**具だくさん彩り卵焼き**
市販惣菜を利用して調理の手間を軽く
47ページ

**とろろドレッシングサラダ**
口がすっきりするせん切り野菜に、なめらかなとろろをかけて　52ページ

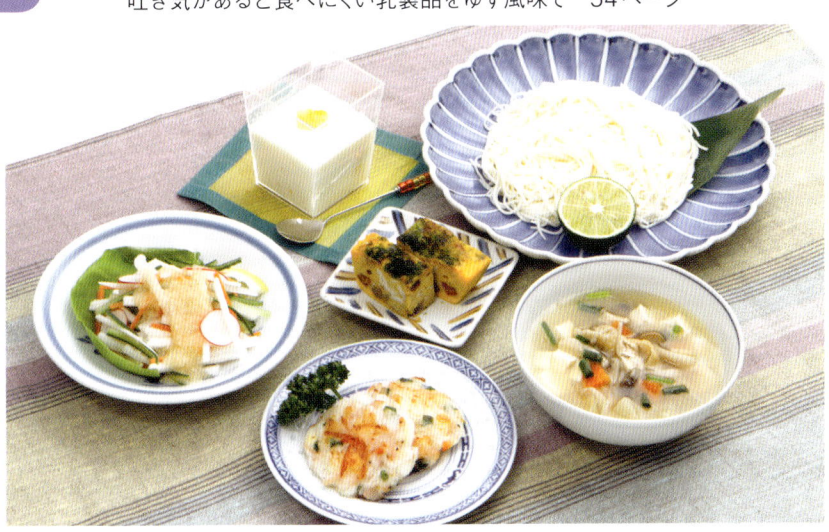

**桜えびとチーズの大根もち**
冷めてもおいしく食べられるので間食にもおすすめ　51ページ

**けんちんつけめん すだち添え**
細いめんなので食べやすい、栄養豊かな主食　41ページ

主食

## 味選丼

5つの味の具材を用意して好みの味を選択
自分流の食べやすいどんぶりを作ります

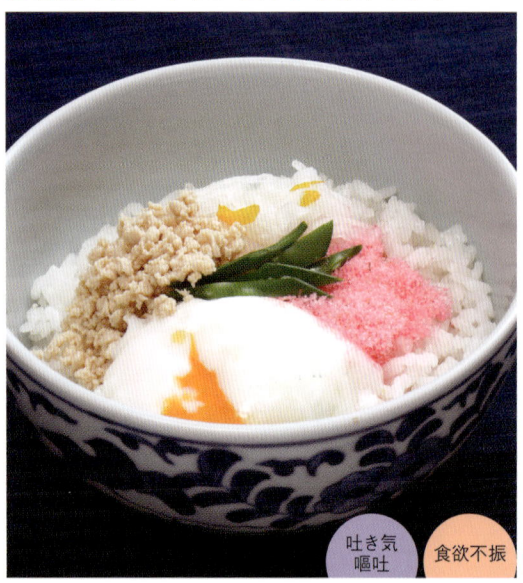

吐き気嘔吐　食欲不振

[1人分] エネルギー 297kcal　たんぱく質 14.9g　塩分 0.7g

鶏そぼろ（塩味はよい、甘味・酸味は苦手な人に）
大根の甘酢漬け（甘味・酸味はよい、塩味は苦手な人に）
桜でんぶ（甘味はよい、塩味・酸味は苦手な人に）
絹さや（だれにでも）
温泉卵（とろみで全体をまとめ食べやすく）

[材料] 2人分

ごはん ……… 茶碗に軽く2杯分（220g）
鶏ひき肉 …………… 40g
A ┌ しょうがのみじん切り ……… 小さじ1/5
　│ 酒 ……… 小さじ1/2
　│ しょうゆ … 小さじ1/3
　└ 水 ………………… 少々
大根 ………………… 60g
B ┌ 酢 …………… 小さじ1
　│ 砂糖 ……… 小さじ2/3
　└ 塩 ………………… 少々
刻みゆず …………… 少々
桜でんぶ ……… 小さじ2
絹さや ……………… 4枚
温泉卵 ……………… 2個

[作り方]

1 [鶏そぼろ] 鍋に鶏ひき肉とAを入れ、よく混ぜ合わせる。火にかけて、中火でほぐしながら、汁気がなくなるまでいりつける。
2 [大根の甘酢漬け] 大根は5cm長さのせん切りにし、塩（分量外）を振る。しんなりしたら塩を洗い流し、水気をしぼる。Bを混ぜ、大根と刻みゆずをあえる。
3 [絹さや] 絹さやは塩ゆでにし（塩は分量外）、流水であら熱をとり、水気をきって、斜め切りにする。
4 ごはんを器に盛り、上に鶏そぼろ、大根の甘酢漬け、桜でんぶ、絹さや、温泉卵を、好みに応じて彩りよくのせる。
（写真はすべての具材をのせている）

# 味覚変化
## があるときに

味覚の変化は一様ではなく、味を強く感じたり、味がしなかったり、好む味が変わったりと人によりさまざまです。ここでは、甘味、塩味、酸味の調節や、香りやコクの利用で、各料理に何種類かの味を用意しています。舌に合う、食べやすい味を選んでください。

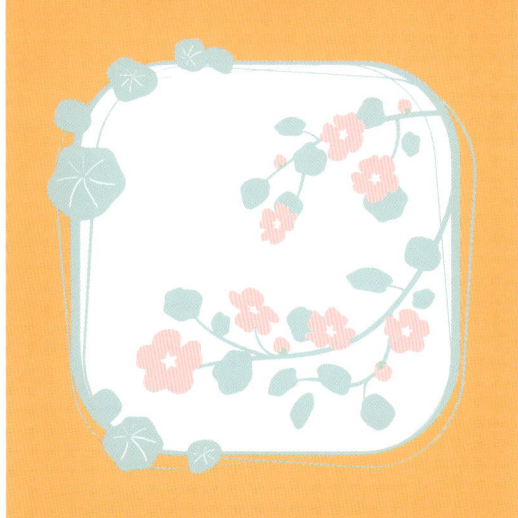

＊料理写真内の 吐き気嘔吐 などは「味覚変化」以外に適する症状を示しています。

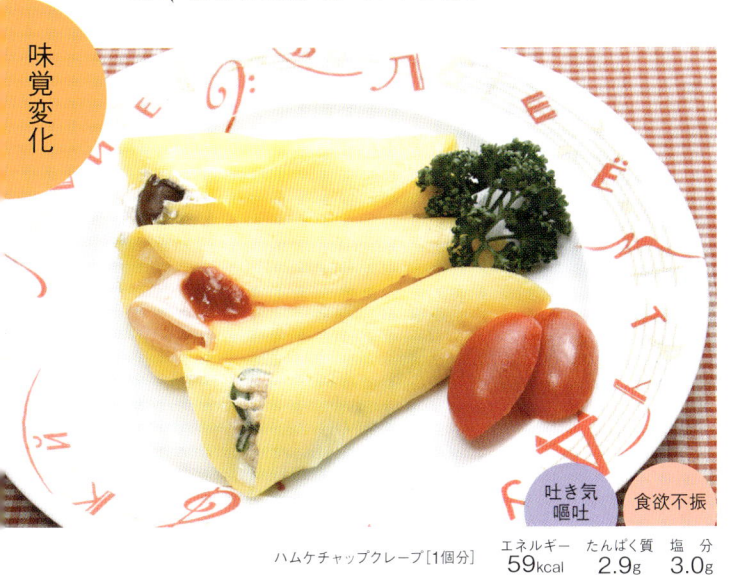

Part 1 症状・体調別に選べるレシピ 166

味覚変化

| | エネルギー | たんぱく質 | 塩分 |
|---|---|---|---|
| ハムケチャップクレープ[1個分] | 59kcal | 2.9g | 3.0g |
| ツナマヨクレープ[1個分] | 92kcal | 4.3g | 2.1g |
| マロンクリームクレープ[1個分] | 66kcal | 2.0g | 0.6g |

**ここがポイント！**

電子レンジで手軽にクレープ作り。平たい丸皿にできるだけピンとラップを張り、生地を流してスプーンの背で薄く丸くのばす。

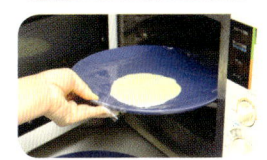

ラップをかけずにそのまま電子レンジに入れて加熱。ふわっと膨らむが、止まると平らに。ようすをみて取り出し、そっとラップからはがす。

## バラエティークレープ

火を使うのがいやなときには電子レンジを利用して
焦げない、破れない、やわらかな食感に

ハムケチャップ（塩味はよい、甘味・酸味は苦手な人に）
ツナマヨネーズ（塩味はよい、甘味・酸味は苦手な人に）
マロンクリーム（甘味はよい、塩味・酸味は苦手な人に）

[材料] 2人分

**クレープ生地**
- 薄力粉……大さじ4
- 溶き卵…L玉1/2個分
- 牛乳……1/4カップ

A
- ハム…………1枚
- 玉ねぎの薄切り…適量
- トマトケチャップ…小さじ1

B
- ツナ缶詰…小1/2缶
- マヨネーズ…小さじ1
- きゅうりの薄切り
  …………適量

C
- 皮むき甘栗……2個
- ホイップクリーム
  ………小さじ4

[作り方]

1 薄力粉をふるい、溶き卵を少しずつ加えながら泡立て器で混ぜ合わせる。牛乳を少しずつ加えて、生地を溶きのばす。
2 大きめの丸皿にラップを張り、大さじ2〜3杯分の生地を薄く丸く広げ、電子レンジ（500W）で40〜50秒加熱して、クレープを作る。
3 Aの玉ねぎは水にさらし、ペーパータオルで水気をとる。クレープにハム、玉ねぎをのせ、トマトケチャップを塗って巻く。
4 Bのツナはマヨネーズであえ、きゅうりとともにクレープで巻く。
5 Cのホイップクリームをクレープにのばし、甘栗をのせて巻く。
6 器に盛り、あればトマト、パセリなどを添える。

## ミニおにぎり3種

具材で塩味、甘味、酸味を調整
味覚の変化に合わせ食べやすい味を

きんぴらごぼう（塩味はよい、甘味・酸味は苦手な人に）
いり卵（甘味はよい、塩味・酸味は苦手な人に）
梅干し（塩味・酸味はよい、甘味は苦手な人に）

[材料] 2人分

- ごはん…………210g
  （ミニおにぎり×6個分）
- きんぴらごぼう（市販品）
  …………10g
- 卵………L玉1/3個分
- 砂糖………小さじ1/2
- 塩……………少々
- 梅干し………中1/2個
- いり白ごま…小さじ1/3

[作り方]

1 きんぴらごぼうは刻む。卵は砂糖、塩を加えていり卵にする。梅干しは種をはずしてたたく。
2 ごはんを3等分し、それぞれにきんぴらごぼう、いり卵、ごまを混ぜ、それぞれ2個ずつのおにぎりにする。ごまにぎりに梅干しをトッピングする。

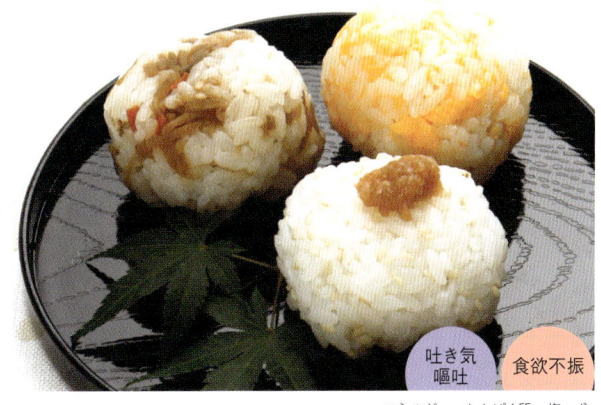

| | エネルギー | たんぱく質 | 塩分 |
|---|---|---|---|
| きんぴらにぎり[1個分] | 66kcal | 1.1g | 0.1g |
| 卵にぎり[1個分] | 79kcal | 2.3g | 0.1g |
| 梅ごまにぎり[1個分] | 66kcal | 1.2g | 0.2g |

主食

# 五色の彩りパスタ

症状に応じて食べられるように味の濃さや甘味、食感や温度などに変化をつけた5つの味

## ●ジャージャーめん風肉みそパスタ

（味を感じにくい人に・コクと歯ごたえをプラス）

[材料] 2人分

| | |
|---|---|
| スパゲッティ……80g | A ┌ 鶏がらスープの素 …… 小さじ1/6 └ 水 …… 大さじ2 |
| 豚ひき肉………40g | |
| 長ねぎ………1/5本 | |
| たけのこ(水煮)…20g | B ┌ 酒 …… 小さじ1 ├ 砂糖 … 小さじ2/3 ├ しょうゆ… 小さじ1/3 └ 甜麺醤(テンメンジャン)… 小さじ1 |
| きゅうり……1/2本 | |
| しょうがのみじん切り …… 小さじ1/2 | |
| サラダ油…小さじ1/2 | 白髪ねぎ………適量 |

[作り方]

1 長ねぎとたけのこはあらみじんに切る。きゅうりはせん切りにする。
2 フライパンにサラダ油としょうがを入れて熱し、ひき肉を炒める。色が変わったら、1のねぎと、たけのこを加えて炒め合わせる。
3 2にAを加えて煮、Bで調味して、汁気がほぼなくなるまで煮つめる。
4 スパゲッティは塩（分量外）を加えた湯でゆでて器に盛り、3をかけて、きゅうりと白髪ねぎを添える。

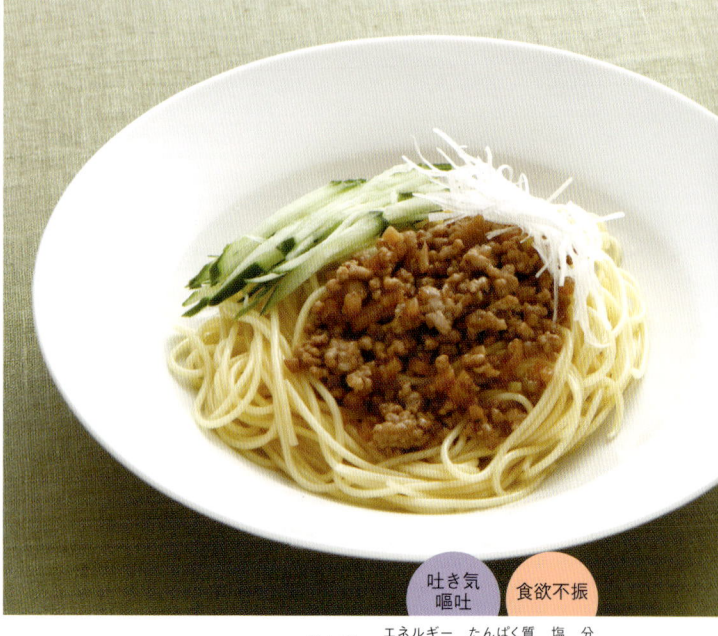

吐き気嘔吐　食欲不振

[1人分] エネルギー 223kcal　たんぱく質 9.7g　塩分 0.3g

＊白髪ねぎ：長ねぎの外側の白い部分を細くせん切りにして水にさらす。

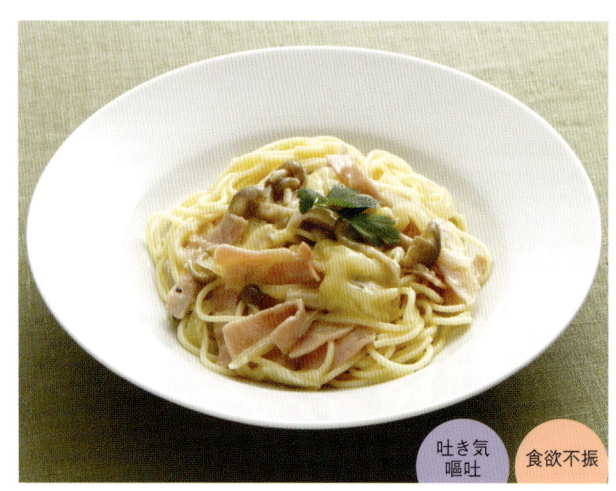

## ●コーンポタージュパスタ

（甘味をおいしく感じる人に・なめらか食感をプラス）

[材料] 2人分

| | |
|---|---|
| スパゲッティ……80g | 水………2/3カップ |
| ボンレスハム……1枚 | コーンポタージュ粉末 ………1袋 （市販のカップスープの素1人分） |
| 玉ねぎ……中1/5個 | |
| しめじ……1/5パック | |
| バター……小さじ1/2 | |
| 塩、こしょう…各少々 | |

[作り方]

1 ハムは1cm幅に切り、玉ねぎは薄切り、しめじは石づきを取りほぐす。
2 フライパンにバターを熱し、玉ねぎ、しめじ、ハムを順に加えて炒め、塩、こしょうで下味をつける。
3 2に水を加えて煮、材料がやわらかくなったらコーンポタージュ粉末を加えて、ダマにならないよう溶かし、とろみがつくまで煮る。
4 スパゲッティは塩（分量外）を加えた湯でゆでて器に盛り、3をかけて、あればイタリアンパセリなどを飾る。

吐き気嘔吐　食欲不振

[1人分] エネルギー 223kcal　たんぱく質 8.5g　塩分 1.2g

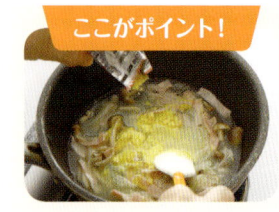

**ここがポイント！**
ポタージュを手作りするのがめんどうなときはポタージュの素や、クリームシチューの素を利用すると便利。直接振り入れて、かたまりが残らないように、よく溶かします。

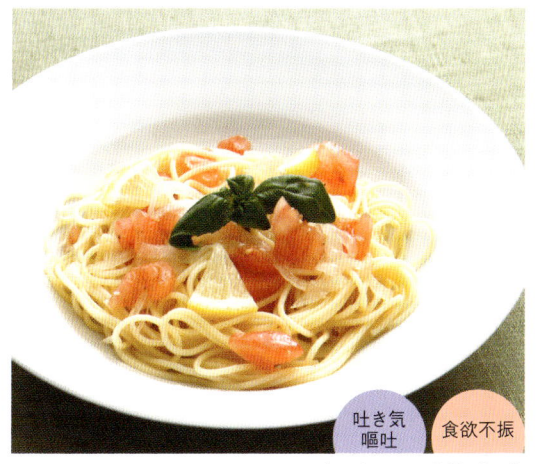

Part1 症状・体調別に選べるレシピ 166

味覚変化

### ●トマトとレモンソースのサラダ風パスタ
（酸味をおいしく感じる人に・香りをプラス）

[材料] 2人分

| | |
|---|---|
| スパゲッティ……… 80g | 塩 ………… 小さじ1/5 |
| トマト ………… 中1/2個 | こしょう ………… 少々 |
| 玉ねぎ ………… 中1/5個 | オリーブ油 …… 小さじ2 |
| レモン汁 ……… 小さじ2 | バジル……………… 少々 |
| 砂糖………… 小さじ1/6 | レモン …………… 少々 |

[作り方]

1 トマトは湯むきし、種を取り除いて、1cm程度の角切りにする。玉ねぎは薄切りにして水にさらし、水気をきる。
2 レモン汁に砂糖、塩、こしょうを溶かし、オリーブ油を混ぜ合わせる。
3 スパゲッティは塩（分量外）を加えた湯でゆでて、冷水で冷やす。
4 2とトマト、玉ねぎを合わせる。スパゲッティを加えてあえ、器に盛って、バジルとレモンを飾る。

吐き気嘔吐　食欲不振
[1人分] エネルギー 207kcal　たんぱく質 5.8g　塩分 0.6g

### ●ツナおろしわさび風味パスタ
（塩味をおいしく感じる人に・風味とさっぱり感をプラス）

[材料] 2人分

| | |
|---|---|
| スパゲッティ……… 80g | わさび…… 小さじ1/2 |
| ツナ缶詰…… 小1/2缶 | しょうゆ …… 小さじ1 |
| 大根 ………… 2cm厚さ | A だし………… 小さじ1 |
| 青じそ…………… 2枚 | オリーブ油… 小さじ1/2 |

[作り方]

1 ツナは缶から出し、汁気をきる。大根はすりおろし、水気を軽くきる。青じそはせん切りにする。
2 スパゲッティは塩（分量外）を加えた湯でゆでて、冷水で冷やす。
3 Aを混ぜ合わせて2をあえ、器に盛って1をのせる。

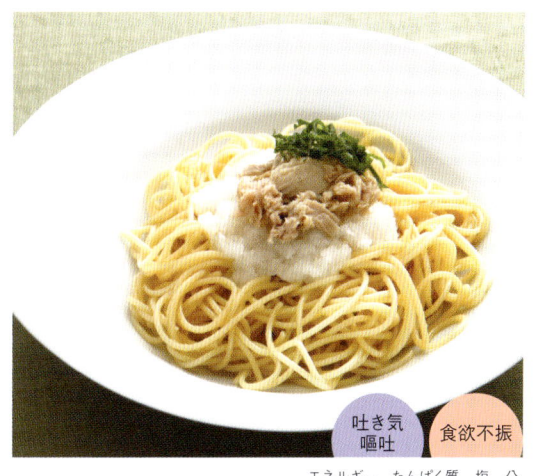

吐き気嘔吐　食欲不振
[1人分] エネルギー 223kcal　たんぱく質 9.2g　塩分 0.6g

### ●とろろごまみそ風味パスタ
（濃い味は苦手な人に・香り、コク、なめらか食感をプラス）

[材料] 2人分

| | |
|---|---|
| スパゲッティ……… 80g | だし……………… 小さじ2 |
| 長いも(すりおろし) … 大さじ4 | いり白ごま…… 小さじ1/3 |
| みそ ………… 小さじ2 | みょうが………… 中1個 |
| 練り白ごま…… 小さじ1 | 刻みのり ………… 少々 |

[作り方]

1 みそと練りごまをだしで溶き、長いもに混ぜる。
2 みょうがはせん切りにする。
3 スパゲッティは塩（分量外）を加えた湯でゆでて、冷水で冷やす。
4 スパゲッティに1をかけて、いりごまを散らし、みょうが、のりをのせる。

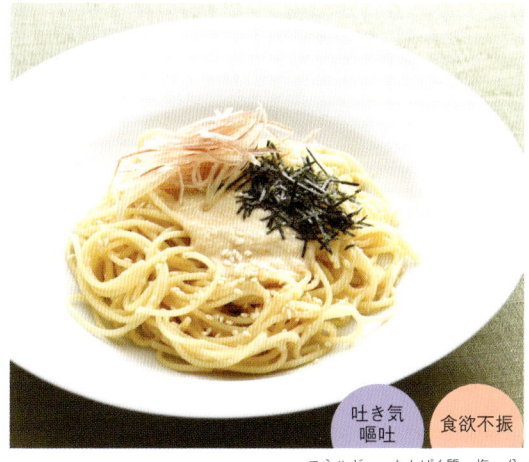

吐き気嘔吐　食欲不振
[1人分] エネルギー 202kcal　たんぱく質 7.4g　塩分 0.8g

主食

# お好みカナッペ

つまんで食べられる手軽さがうれしい一品
舌に合うようととのえた食材から好みの味を

サーモンマリネ（塩味・酸味はよい、
　　　　　　　　甘味は苦手な人に）
手作りカッテージチーズとはちみつ（甘味・酸味
はよい、塩味は苦手な人に・まろやかさをプラス）
ゆで卵とのりつくだ煮（塩味はよい、
　　　　甘味・酸味は苦手な人に・香りをプラス）

[材料] 3種各2切れ分

| サンドイッチ用食パン　　1 1/2枚 | ベビーリーフ……適量 |
| スモークサーモン　　　　　1枚 | レモン……薄いいちょう切り2枚 |
| 玉ねぎ…………少々 | 手作りカッテージチーズ（下記参照）……小さじ2 |
| A ┌レモン汁……小さじ1/2<br>　├オリーブ油……小さじ1<br>　└塩、こしょう……各少々 | はちみつ……小さじ1<br>黄桃（缶詰）……半割の1/3切れ<br>ゆで卵……輪切り2枚<br>きゅうり……輪切り4枚<br>マヨネーズ……小さじ1/2<br>のりつくだ煮……小さじ1/2 |

[作り方]

1　パンは1/4サイズに切る。
2　[サーモンマリネ] スモークサーモンは1枚を半分に切る。玉ねぎは薄切りにして水にさらし、水気をとる。Aを混ぜ合わせて、サーモン、玉ねぎを漬ける。パン2切れにベビーリーフ、サーモン、玉ねぎをのせ、薄切りのレモンを飾る。
3　[手作りカッテージチーズとはちみつ] パン2切れにカッテージチーズ、適宜に切った黄桃をのせ、はちみつをかける。
4　[ゆで卵とのりつくだ煮] パン2切れにマヨネーズを塗り、きゅうりを敷く。ゆで卵をのせて、のりつくだ煮を添える。
5　あれば、それぞれにハーブなどを彩りよく飾る。

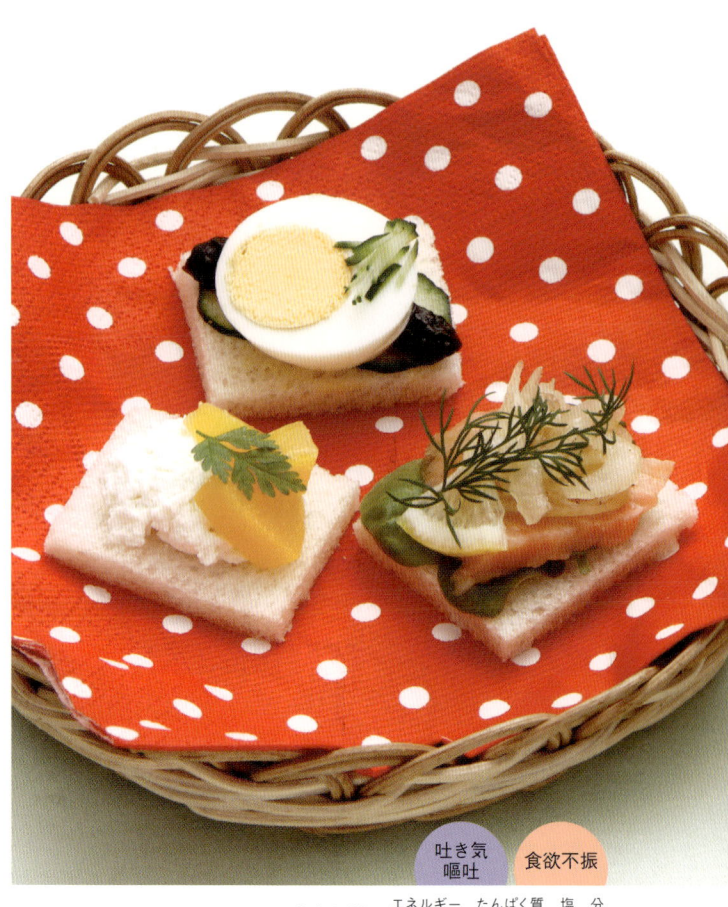

吐き気嘔吐　食欲不振

| | エネルギー | たんぱく質 | 塩分 |
|---|---|---|---|
| サーモンカナッペ[1切れ分] | 31kcal | 1.8g | 0.3g |
| カッテージチーズカナッペ[1切れ分] | 38kcal | 1.2g | 0.2g |
| ゆで卵カナッペ[1切れ分] | 31kcal | 1.5g | 0.2g |

● 手作りカッテージチーズ

1　ボウルにコーヒーフィルターとフィルターペーパー（なければ、ざるとキッチンペーパー）を重ねておく。
2　牛乳1カップを耐熱ボウルに入れ、電子レンジのホットミルクを作るモードで50〜60℃に温める（500Wで約1分）。
3　2に酢小さじ4を加え、ゆっくりかき混ぜる（a）。固まり始めたら5分間置いて（b）、1のコーヒーフィルターに注ぎ、さっと水気をきる（c）。
4　フィルターペーパーの上部をまとめ、余裕をもたせて軽くひねる。流水で酢を洗い流し、適度に水気をしぼる。

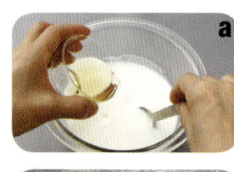

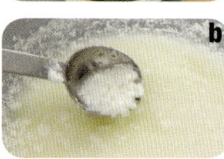

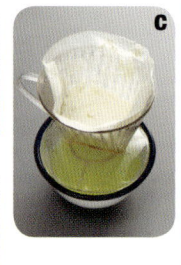

Part1 症状・体調別に選べるレシピ166　　　主菜

味覚変化

# かじきのソテー 3種のソース

おいしく感じる味を求めて3種のソースを提案
どれもカリッと香ばしく焼いたかじきによく合います

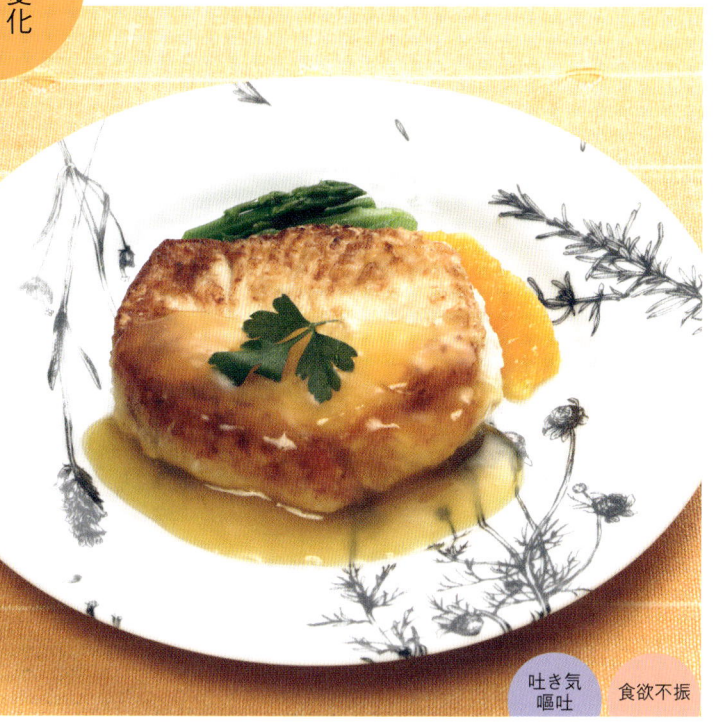

[材料] 2人分

めかじき……小2切れ（60g×2）　小麦粉………大さじ1
サラダ油……小さじ2
酒…………小さじ1

[作り方]

1 かじきは酒を振る。
2 かじきの表面に小麦粉をまぶし、サラダ油をひいたフライパンでこんがりと焼く。
3 器に盛り、ソースをかける。

## ●オレンジソース

（甘味・酸味をおいしく感じる人に・香りをプラス）

[材料] 2人分

A［オレンジジュース1/2カップ　オレンジマーマレード小さじ1　しょうゆ小さじ1/2　顆粒コンソメ少々　片栗粉、水各小さじ1］

[作り方]

1 鍋にAを入れて2/3量になるまで煮詰める。
2 水で溶いた片栗粉でとろみをつける。
＊あれば、塩ゆでのグリーンアスパラガスやオレンジの果肉、ハーブなどを添えてもよい。

吐き気嘔吐　食欲不振

[1人分] エネルギー175kcal　たんぱく質11.9g　塩分0.4g

## ●和風しょうがだれ

（塩味をおいしく感じる人に・香りをプラス）

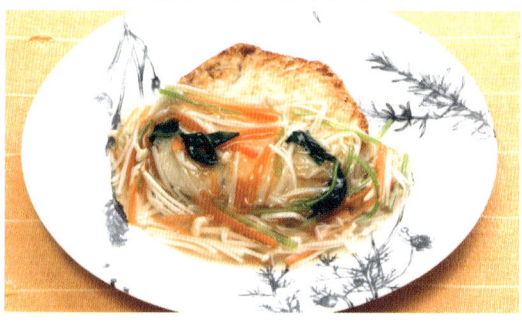

[1人分] エネルギー154kcal　たんぱく質12.0g　塩分0.7g

[材料] 2人分

えのきたけ1/5パック　にんじん中1/6本　三つ葉2本　A［だし1/2カップ　塩少々　しょうゆ小さじ1/2］　しょうが汁小さじ1/2　片栗粉、水各小さじ1

[作り方]

1 えのきたけ、三つ葉は3〜4cm長さに切り、にんじんは3〜4cm長さのせん切りにする。
2 にんじん、えのきたけをAでさっと煮て、三つ葉としょうが汁を加え、水溶きした片栗粉でとろみをつける。

## ●ホワイトソース

（濃い味は苦手な人に・まろやかさをプラス）

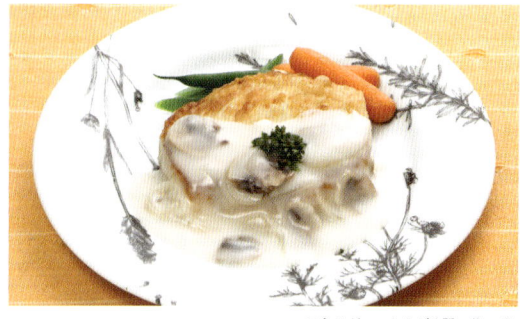

[1人分] エネルギー178kcal　たんぱく質12.2g　塩分0.5g

[材料] 2人分

玉ねぎ中1/5個　マッシュルーム2個　サラダ油小さじ1/2　顆粒コンソメ小さじ1/3　水小さじ2　ホワイトソース（市販品）大さじ2　刻みパセリ少々

[作り方]

1 玉ねぎとマッシュルームは薄切りにし、サラダ油で炒める。
2 しんなりしたら、顆粒コンソメを水で溶いて加え、ホワイトソースを入れて、さっと煮る。
3 器のかじきにソースをかけ、刻みパセリを振る。
＊にんじん、いんげんのグラッセなどを添えてもよい。

主菜

# 寄せ鍋 3種のたれ添え

家族みんなで食卓を囲みやすい鍋料理
味つけは自分の好みのたれで

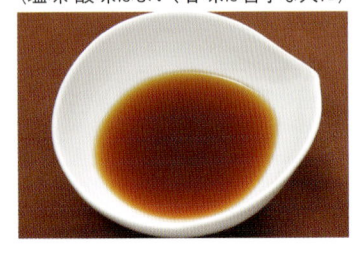

● ポン酢じょうゆ
（塩味・酸味はよい、甘味は苦手な人に）

● ごまだれ
（甘味はよい、塩味・酸味は苦手な人に・風味、まろやかさをプラス）

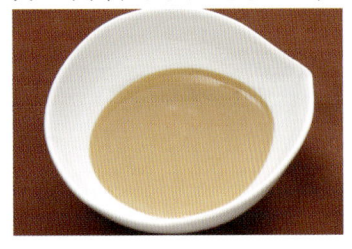

● 塩ポン酢
（塩味・酸味はよい、甘味は苦手な人に・香りをプラス）

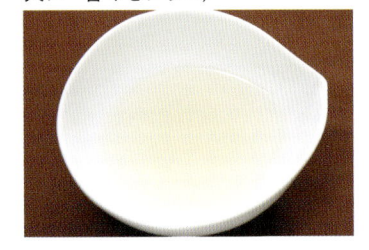

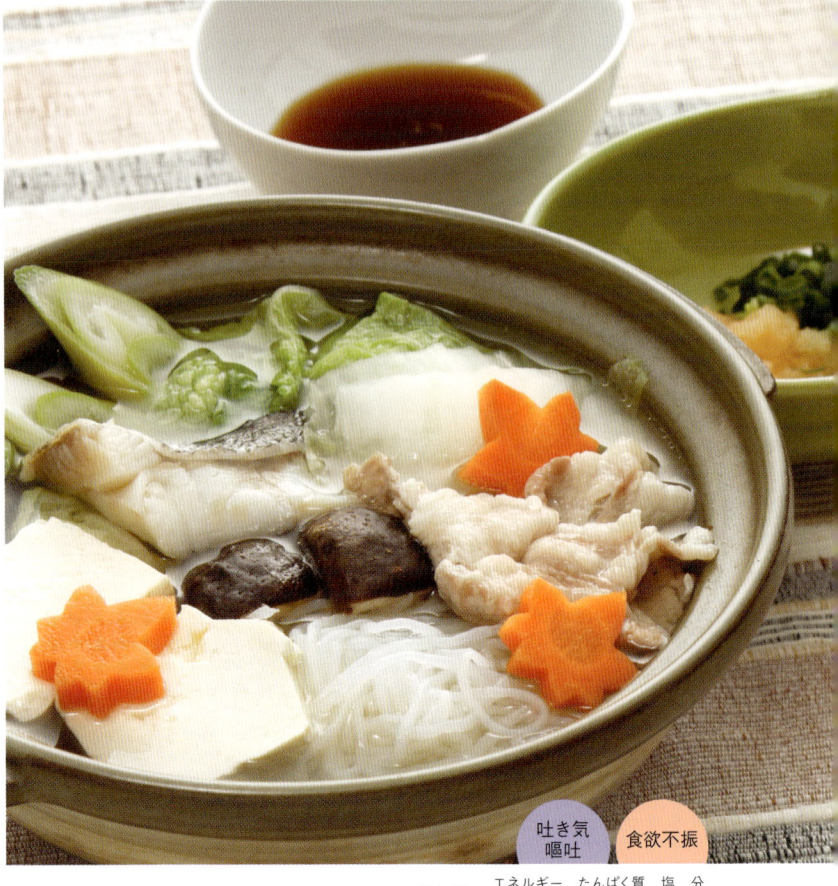

吐き気嘔吐　食欲不振

[1人分] エネルギー 184kcal　たんぱく質 14.6g　塩分 2.3g

[材料] 2人分
- 豚ロース薄切り肉 …………… 60g
- 木綿豆腐 ………………………… 1/5丁
- たら（生・切り身）……… 中1/2切れ
- しらたき …………………… 1/2パック
- 白菜 …………………………… 中3枚
- 長ねぎ ………………………… 2/3本
- 生しいたけ …………………………… 2枚
- にんじん …………………… 中1/6本
- だし ……………………………… 2カップ
- もみじおろし、万能ねぎの小口切り
　……………………………… 各適量
- ポン酢じょうゆ（市販品）…… 40mℓ
- ごまだれ（市販品）………… 40mℓ
- 塩ポン酢
　┌ だし、レモン汁 ……… 各小さじ4
　└ 塩 ………………………… 小さじ2/5

[作り方]

1 ポン酢じょうゆ、ごまだれ、塩ポン酢の、3種のたれを用意する。塩ポン酢は材料をすべて混ぜ合わせる。

2 具材はそれぞれ食べやすい大きさに切り、しらたきは下ゆでする。

3 鍋にだしとにんじんを入れて火にかける。

4 煮立ったらそのほかの具材を加えて火を通す。

5 とり鉢にとり、もみじおろし、万能ねぎの小口切りを薬味に、好みのたれをかける。

＊塩ポン酢にゆずの皮のせん切り少々を加えてもおいしい。

味覚変化

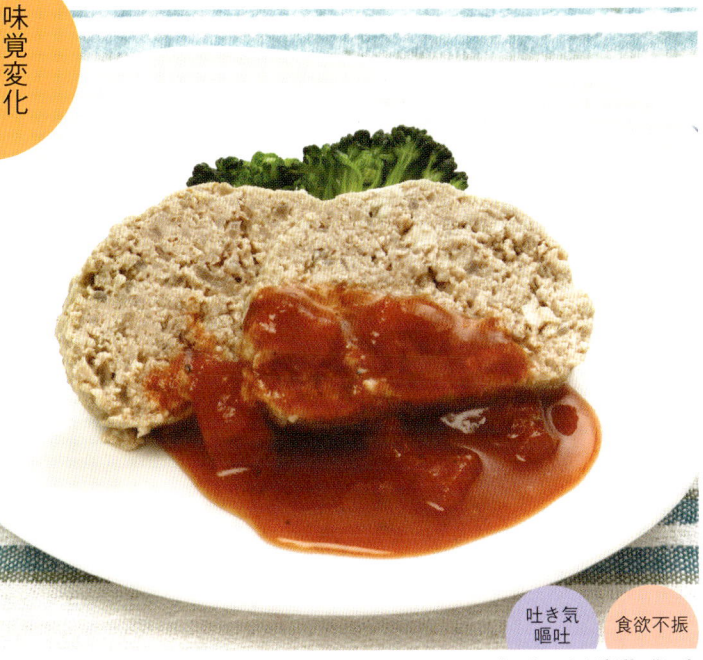

## チーズ入り豆腐ミートローフ

豆腐利用の淡白な味にチーズのコクをプラス
甘味、塩味、酸味に気を配ったソースで味わう

[材料] 2人分

木綿豆腐……1/5丁　パン粉……小さじ2
合びき肉……80g　牛乳……小さじ2
プロセスチーズ　　　溶き卵……小さじ2
　…5〜6mm厚さ1枚　こしょう……少々
玉ねぎ……中1/10個　ブロッコリー…小房4個

[作り方]

1 豆腐は水気をきっておく。チーズは角切りにし、玉ねぎはみじん切りにする。パン粉は牛乳にふやかしておく。
2 1と合びき肉、卵、こしょうを、粘りが出るまでよく混ぜ合わせる。
3 ラップを広げて2をのせ、長方形あるいは棒状に形をととのえて、両端をねじりとめる。
4 電子レンジ（500W）で3〜5分加熱する。
5 あら熱がとれたらラップをはずして適当な厚みに切り分け、器に盛って、ゆでたブロッコリーを添え、好みのソースをかける。
（写真はトマトソース）

吐き気・嘔吐　食欲不振

[1人分]（ソースなしで）　エネルギー 154kcal　たんぱく質 12.5g　塩分 0.3g

**ここがポイント！**

ミートローフをオーブン焼きすると手間と時間がかかります。電子レンジならラップに包めば型もいらず、短時間で仕上がるので調理が簡単に。

### ●トマトソース
（甘味・酸味はよい、塩味は苦手な人に）

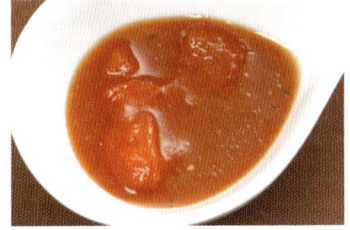

[1人分]　エネルギー 19kcal　たんぱく質 0.4g　塩分 0.6g

[材料] 2人分

トマト中1/4個　顆粒コンソメ小さじ1/4　水小さじ4　A[トマトケチャップ小さじ4　ウスターソース小さじ1/3　こしょう少々　ローリエ少々]

[作り方]

トマトは皮を湯むきし、へたと種を取り除いて、あらく刻む。鍋に水、顆粒コンソメを入れて火にかけ、Aとトマトを加え、軽くなじませる。

### ●バジルソース
（酸味はよい、甘味・塩味は苦手な人に・香りをプラス）

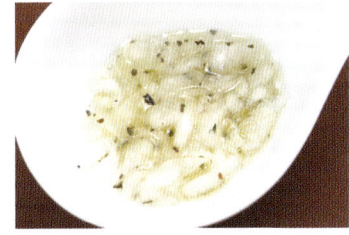

[1人分]　エネルギー 23kcal　たんぱく質 0.1g　塩分 0.2g

[材料] 2人分

玉ねぎ中1/10個　乾燥バジル少々　A[酢小さじ2　オリーブ油小さじ1　塩、こしょう各少々]

[作り方]

玉ねぎはみじん切りにして水にさらし、キッチンペーパーで水気をとる。Aと乾燥バジル、玉ねぎをよく混ぜ合わせる。

### ●ゆずみそだれ
（甘味・塩味はよい、酸味は苦手な人に・香りをプラス）

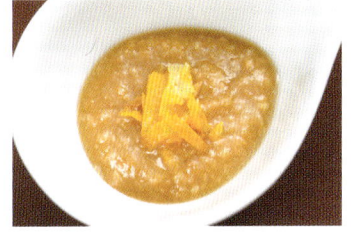

[1人分]　エネルギー 16kcal　たんぱく質 0.8g　塩分 0.8g

[材料] 2人分

みそ小さじ2　ゆずの皮（細かく刻む）少々　A[だし小さじ1　酒、みりん各小さじ1/2]

[作り方]

鍋にみそを入れて火にかけ、Aを少量ずつ加えながら、適度なとろみがつくまで練る。火を止めて、ゆずの皮を加える。

主菜

# 鶏肉のヨーグルトピカタ

ヨーグルトをまぶして肉をやわらかく食べやすく
味の特徴が異なるソースから自分の味を

[材料] 2人分

鶏もも肉(皮なし) …… 120g
プレーンヨーグルト …… 大さじ4
塩、こしょう …各少々
小麦粉 …… 小さじ4
溶き卵 …… M玉1個分
サラダ油 …小さじ1/2
バター …… 小さじ1

[作り方]

1 鶏肉は筋を取り除いて食べやすい大きさのそぎ切りにし、ヨーグルトをまんべんなくまぶし、冷蔵庫で30分以上から一晩おく。
＊皿、バットなどを使用の場合は、ラップを空気が入らないようにぴたっとかける。
＊ポリ袋に入れ、空気を抜いて口を閉じてもよい。

2 鶏肉を取り出し、流水でさっとヨーグルトを落とす。水気をふき取り、塩、こしょうを振って、表面に小麦粉をまぶす。

3 2を卵にくぐらせ、サラダ油とバターを合わせて熱したフライパンで、両面をこんがりと焼く。

4 器に盛り、好みのソースをかける。あれば、彩りに緑の野菜をつけ合わせる。
(写真は浅漬けドレッシング)

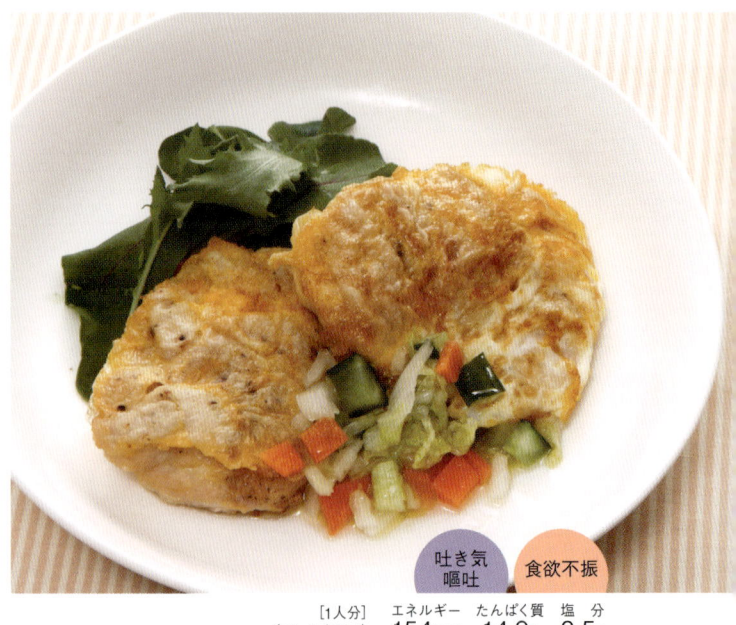

吐き気・嘔吐　食欲不振

[1人分] (ソースなしで)　エネルギー 154kcal　たんぱく質 14.9g　塩分 0.5g

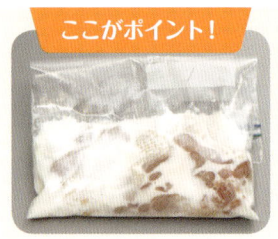

**ここがポイント！**

ヨーグルトに漬け込むと、酸の作用で肉がやわらかくなります。ポリ袋の中でよくまぶしつけ、空気を抜いて袋の口を閉じておくと、ヨーグルトが少量でもまんべんなくまわり、洗い物も減らすことができます。

## ●浅漬けドレッシング

(塩味・酸味はよい、甘味は苦手な人に)

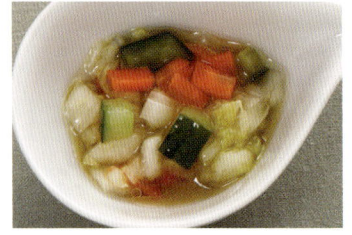

[1人分] エネルギー 12kcal　たんぱく質 0.1g　塩分 0.3g

[材料] 2人分

浅漬け(市販品・きゅうり、白菜、にんじんなど) 20g　酢小さじ2　オリーブ油小さじ1/2

[作り方]

浅漬けをみじん切りにして、酢、オリーブ油を混ぜ合わせる。

## ●アプリコットソース

(甘味・酸味はよい、塩味は苦手な人に)

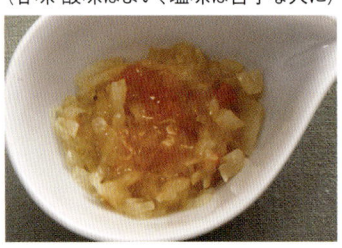

[1人分] エネルギー 19kcal　たんぱく質 0.1g　塩分 0.1g

[材料] 2人分

玉ねぎ(みじん切り)中1/10個分　顆粒コンソメ小さじ1/5　水大さじ2　白ワイン小さじ1/2　アプリコットジャム小さじ1/2　サラダ油小さじ1/2

[作り方]

小鍋にサラダ油を熱して玉ねぎを炒め、水、顆粒コンソメを加えて煮る。火が通ったら、白ワイン、アプリコットジャムを加え、味をなじませる。

## ●トマト入りオーロラソース

(酸味はよい、甘味・塩味は苦手な人に・まろやかさをプラス)

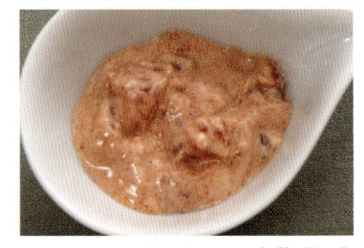

[1人分] エネルギー 21kcal　たんぱく質 0.3g　塩分 0.1g

[材料] 2人分

トマト中1/4個　トマトケチャップ小さじ1　マヨネーズ小さじ1

[作り方]

トマトは皮を湯むきし、へたと種を取って、1cm程度の角切りにし、トマトケチャップ、マヨネーズと混ぜる。

味覚変化

## もちもち水ギョウザ

甘辛味や甘酸っぱい味のたれも用意
おいしく食べられるのはどの味ですか

[材料] 2人分

| 豚ひき肉 ……… 50g | おろししょうが |
| しょうゆ、酒… 各小さじ1 | …… 小さじ1/2 |
| キャベツ ……… 2枚 | A ごま油 |
| 万能ねぎ ……… 4本 | …… 小さじ1/4 |
| A おろしにんにく | こしょう …… 少々 |
| …… 小さじ1/3 | ギョウザの皮…10枚 |

[作り方]

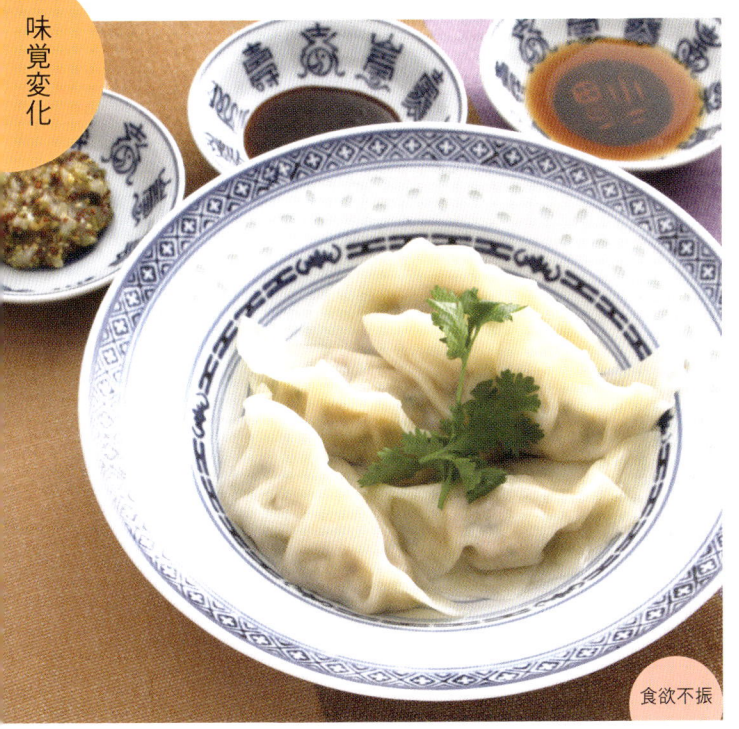

1 キャベツはみじん切りにし、塩少々（分量外）をまぶしておく。しんなりしたら、水気をしっかりしぼる。
2 万能ねぎは小口切りにする。
3 豚ひき肉、しょうゆ、酒を混ぜ合わせて粘りを出し、キャベツ、万能ねぎ、Aを加えて混ぜ合わせる。
4 ギョウザの皮で**3**のたねを包む。
5 鍋に湯を沸騰させ、ギョウザをゆでて火を通す。
6 器に盛って、あれば香菜などを飾り、3種のたれを添えて好みの味で食べる。

[1人分]（たれなしで） エネルギー 169kcal　たんぱく質 8.6g　塩分 0.5g

食欲不振

---

### ●普通のたれ
（塩味・酸味はよい、甘味は苦手な人に）

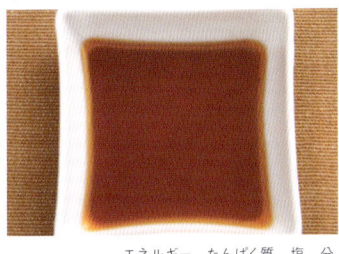

[1人分] エネルギー 5kcal　たんぱく質 0.2g　塩分 0.4g

[材料] 2人分
酢、しょうゆ各小さじ1　ラー油少々

[作り方]
材料をすべて混ぜ合わせる。

### ●ハニーマスタードだれ
（甘味・酸味はよい、塩味は苦手な人に）

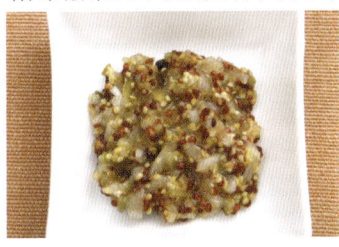

[1人分] エネルギー 51kcal　たんぱく質 0.9g　塩分 0.5g

[材料] 2人分
玉ねぎ中1/6個　ピクルス10g
A[粒マスタード大さじ1　はちみつ小さじ1/2　レモン汁小さじ1　オリーブ油小さじ1]

[作り方]
玉ねぎはみじん切りにして水にさらし、水気をきる。ピクルスはみじん切りにする。Aを混ぜ合わせ、玉ねぎ、ピクルスを加え混ぜる。

### ●中華風甘みそだれ
（甘味・塩味はよい、酸味は苦手な人に）

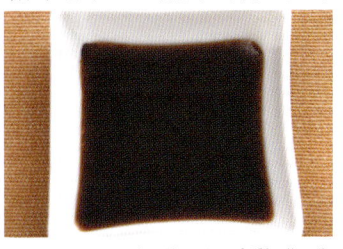

[1人分] エネルギー 42kcal　たんぱく質 0.6g　塩分 0.6g

[材料] 2人分
甜麺醤小さじ2　砂糖、酒、みりん各小さじ1　ごま油小さじ1/2　しょうゆ小さじ1/3　水小さじ1

[作り方]
鍋に材料をすべて入れ、加熱する。焦げつかないように注意しながら、照りが出るまで練り混ぜる。

主菜

## オープンオムレツ

クセがなくて食べやすい卵料理は
和洋中のソースで味つけ自由

[材料] 2人分

| | | | |
|---|---|---|---|
| 卵 | M玉2個 | ブロッコリー | 小房4個 |
| A [生クリーム | 小さじ2 | 玉ねぎ | 中1/5個 |
| バター | 小さじ1 | じゃがいも | 中1/3個 |
| 塩、こしょう | 各少々 | れんこん | 薄切り4枚 |
| ミニトマト | 4個 | にんじん | 薄切り4枚 |

[作り方]

**1** 玉ねぎはあらみじんに切る。じゃがいもは1cm角に切り、水にさらす。

**2** 1をゆでるか、または電子レンジで加熱する。

**3** 卵をボウルに割り入れ、Aを加えて泡立て器でよく混ぜ、2を加える。

**4** フライパンか鍋にクッキングシートを敷き、3を流し入れる。

**5** 弱〜中火にかけ、適宜に切ったブロッコリー、ミニトマトを散らし、ふたをして5分焼く。

**6** 火を止め、1分蒸らす。シートの角を持って取り出し、適当な大きさに切り分ける。

**7** れんこん、にんじんは電子レンジで加熱して、野菜チップスを作る。

**8** 6を器に盛って、野菜チップスを添え、好みのソースをかける。
（写真はブロッコリーのクリームソース）

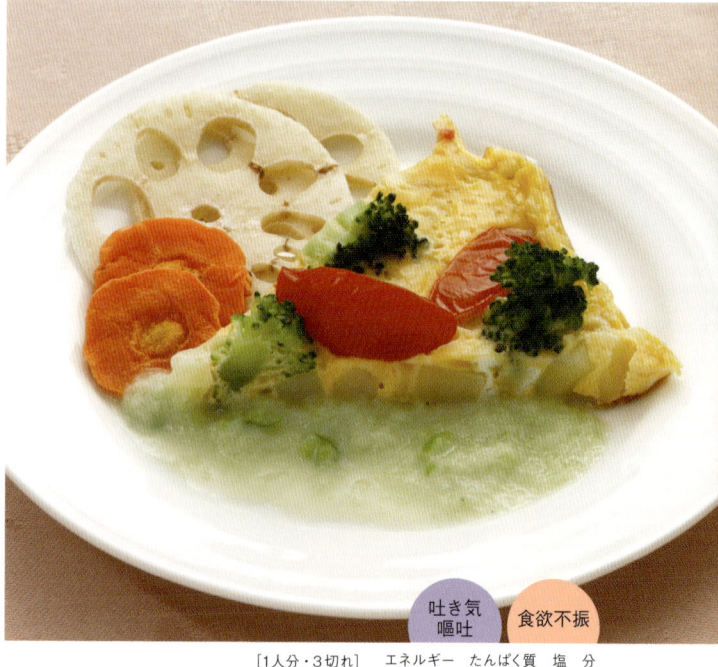

吐き気嘔吐　食欲不振

[1人分・3切れ]（ソースなしで）　エネルギー 144kcal　たんぱく質 8.0g　塩分 0.5g

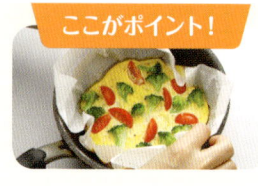

### ここがポイント！

フライパンにクッキングシートを敷いてたねを流せば、油もいらず、具だくさんでもきれいにまとまります。取り出しも簡単、フライパンも汚れません。

---

### ●ツナおろしあえソース
（塩味・酸味はよい、甘味は苦手な人に）

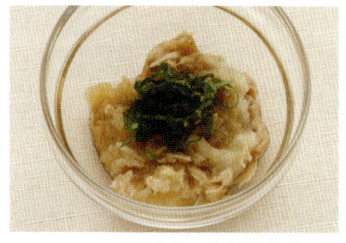

[1人分] エネルギー 35kcal　たんぱく質 2.1g　塩分 0.5g

[材料] 2人分
ツナ缶詰小1/3缶　大根2cm厚さ　青じそ1枚　ポン酢じょうゆ小さじ2

[作り方]
大根はおろして、ツナと細くせん切りにした青じそを混ぜ、ポン酢じょうゆで味つけする。

### ●ブロッコリーのクリームソース
（濃い味は苦手な人に・まろやかさをプラス）

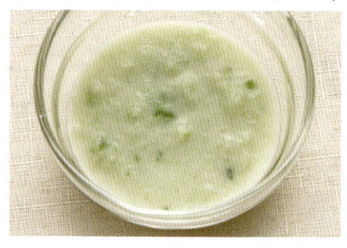

[1人分] エネルギー 23kcal　たんぱく質 0.9g　塩分 0.2g

[材料] 2人分
ブロッコリーの茎30g　A[鶏がらスープの素小さじ1/3　水大さじ1]　ホワイトソース（市販品）大さじ2

[作り方]
ブロッコリーの茎は皮をむいてすりおろす。Aを鍋に入れて火にかけ、おろした茎を加えてさっと火を通す。ホワイトソースを加えて溶かし、ほどよい濃度に煮詰める。

### ●中華風甘酢あん
（甘味・酸味はよい、塩味は苦手な人に）

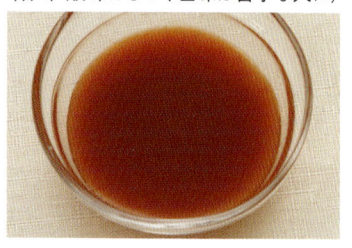

[1人分] エネルギー 29kcal　たんぱく質 0.3g　塩分 0.5g

[材料] 2人分
A[トマトケチャップ大さじ2　鶏がらスープの素小さじ1/3　水大さじ1　酢、砂糖各小さじ1]　片栗粉、水各小さじ1

[作り方]
鍋にAを混ぜ合わせて火にかけ、沸騰したら水溶きした片栗粉でとろみをつける。

Part 1 症状・体調別に選べるレシピ 166

味覚変化

## 揚げ豆腐のあんかけ

油のコクが加わってエネルギー量もアップ
スッキリ食べられる3種の味をご紹介します

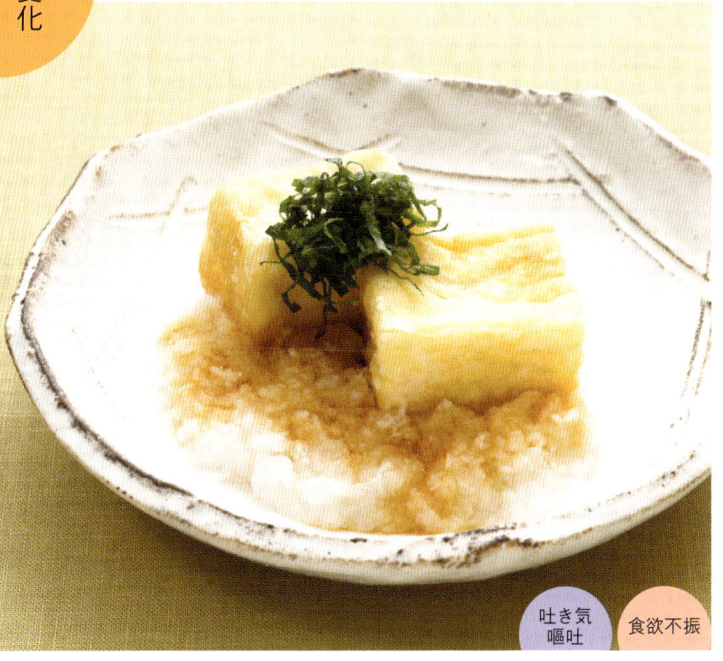

[材料] 2人分

木綿豆腐……2/3丁　揚げ油…………適量
小麦粉………小さじ4

[作り方]

1 豆腐は、食べやすい大きさに切る。
2 1をキッチンペーパーに包んで耐熱皿に置き、軽く重しをのせて、電子レンジ（500W）で約2分加熱し、水きりをする。
3 あら熱がとれたら小麦粉を薄くまぶし、中火で熱した揚げ油で、きつね色に揚げる。
4 器に盛り、好みのあんをかける。

### ●ポン酢じょうゆだれ

（塩味・酸味はよい、甘味は苦手な人に・香りをプラス）

[材料] 2人分

大根おろし2cm厚さ分　青じそのせん切り2枚分　ポン酢じょうゆ小さじ2

[作り方]

揚げ豆腐に大根おろしを添えてポン酢じょうゆをかけ、青じそをのせる。

吐き気嘔吐　食欲不振

[1人分] エネルギー 142kcal　たんぱく質 5.7g　塩分 0.5g

### ●和風あん
（甘味・塩味はよい、酸味は苦手な人に）

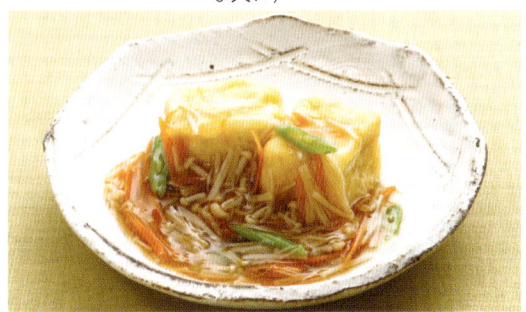

[1人分] エネルギー 155kcal　たんぱく質 6.5g　塩分 0.5g

[材料] 2人分

えのきたけ1/5パック　にんじん10g　さやいんげん2本　だし1/2カップ　砂糖、しょうゆ各小さじ1　片栗粉、水各小さじ2

[作り方]

1 えのきたけは3cm長さに切る。にんじんはせん切りにする。さやいんげんはゆでてせん切りにする。
2 鍋にだしを入れて熱し、えのきたけ、にんじんを加えて煮る。
3 火が通ったら、砂糖、しょうゆで調味する。水溶きした片栗粉を加えてとろみをつけ、いんげんを入れてひと混ぜする。

### ●甘酢あん
（甘味・酸味はよい、塩味は苦手な人に）

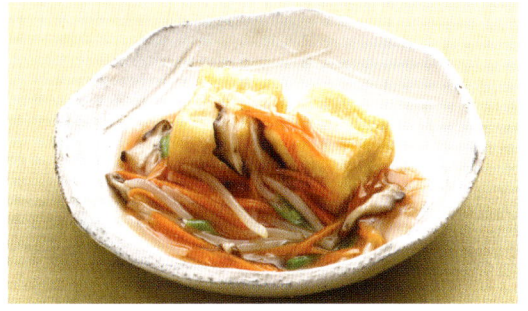

[1人分] エネルギー 160kcal　たんぱく質 6.6g　塩分 0.3g

[材料] 2人分

もやし1/10袋（20g）　にんじん10g　干ししいたけ大1枚　さやいんげん2本　鶏がらスープの素少々　水1/2カップ　A[砂糖、酢各小さじ1　しょうゆ小さじ1/3　トマトケチャップ小さじ1]　片栗粉、水各小さじ2

[作り方]

1 干ししいたけはもどし、さやいんげんはゆでて、にんじんとともにせん切りにする。
2 鶏がらスープの素と水を鍋に入れて火にかけ、もやし、にんじん、干ししいたけを加えて煮る。
3 火が通ったらAで調味する。水溶きした片栗粉を加えてとろみをつけ、いんげんを入れてひと混ぜする。

主菜

# かき揚げと野菜の天ぷら盛り合わせ
サクサク天ぷらを味覚の変化に合わせ、天つゆ、塩、変わりだれで

● **天つゆと大根おろし**
（甘味・塩味をおいしく感じる人に
・うま味をプラス）

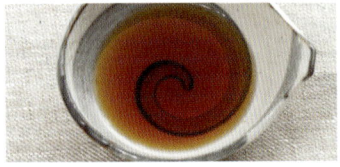

[1人分] エネルギー 15kcal　たんぱく質 0.6g　塩分 1.2g

[材料] 2人分
めんつゆ（濃縮タイプ）小さじ4　だし小さじ4　大根1cm厚さ

[作り方]
めんつゆとだしを合わせて温め、味を調整する。大根はおろして天ぷらに添える。

● **ゆかり塩**
（塩味をおいしく感じる人に・香りをプラス）

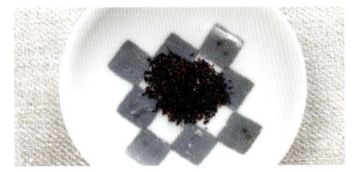

[1人分] エネルギー 1kcal　たんぱく質 0.1g　塩分 0.2g

[材料] 2人分
ゆかりふりかけ小さじ1/2

● **トマトだれ**
（甘味・酸味をおいしく感じる人に）

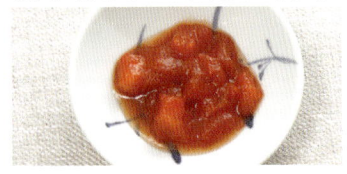

[1人分] エネルギー 8kcal　たんぱく質 0.2g　塩分 0.2g

[材料] 2人分
トマト水煮(缶詰)つぶして大さじ1強　トマトケチャップ小さじ2　レモン汁小さじ1/2

[作り方]
鍋にトマト水煮とトマトケチャップを入れ、火にかける。さっとひと煮立ちしたら火を止めて、レモン汁を加える。

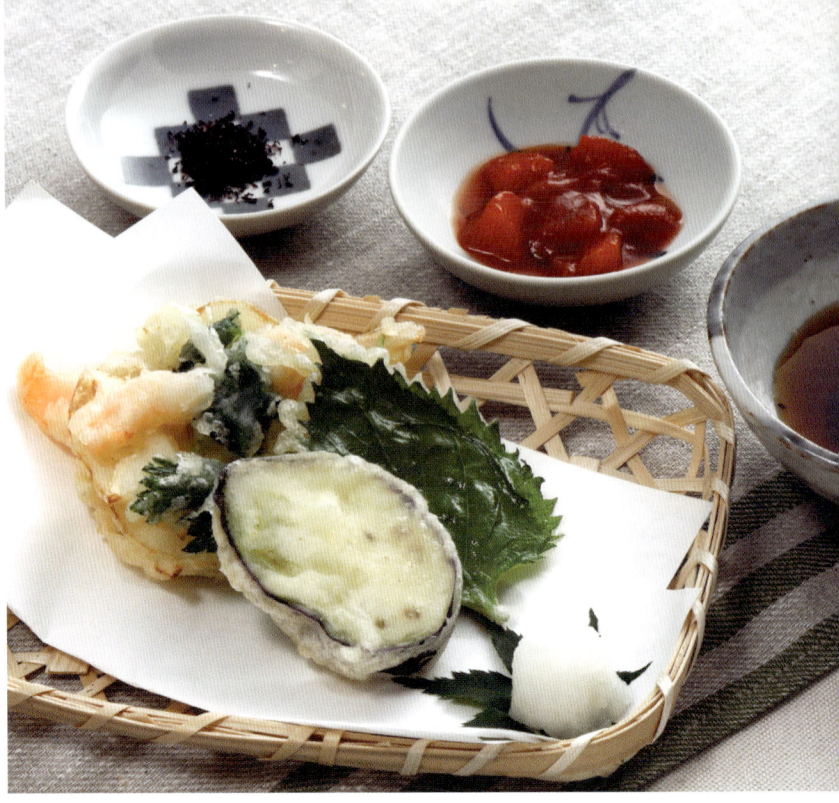

[材料] 2人分
むきえび………………………… 40g
A ┌ 酒 ……………………………… 小さじ1
　└ 塩 ……………………………… 少々
玉ねぎ …………………………… 中1/4個
三つ葉 …………………………… 2本
小麦粉（または天ぷら粉）… 小さじ2
なす ……………………………… 中1本
青じそ …………………………… 2枚
衣 ┌ 天ぷら粉 ………………… 大さじ2強
　└ 冷水 ……………………… 1/5カップ
揚げ油 …………………………… 適量

[作り方]
**1** かき揚げのたねを作る。むきえびはAを振ってしばらくおき、キッチンペーパーなどでよく水気をふき取る。玉ねぎは薄切りに、三つ葉は3cm長さに切って、水気をよくふき取る。ボウルにえび、玉ねぎ、三つ葉を入れて小麦粉をまぶし、むらなく混ぜる。

[1人分]（天ぷらのみで）エネルギー 174kcal　たんぱく質 5.6g　塩分 0.0g

**2** なすは輪切りにし、塩水（分量外）につけて変色を防ぐ。青じそはよく洗う。どちらも水気をよくふき取る。
**3** 揚げる直前に衣を作る。ボウルに冷水を入れて天ぷら粉を加え、泡立て器で粉が少し残るくらいに軽く混ぜる。スプーンですくい、ポタポタ落ちる程度の濃さにする。
**4** 揚げ油を160℃に熱し、なす、しそに、3の衣をつけて揚げる。気泡が小さくなったら取り出し、バットに上げて油をきる。
**5** 揚げ油の温度をやや上げ、1に残りの衣を混ぜる。玉じゃくしなどでたねをすくい、まとめながら油に入れて揚げる。衣の周囲が固まってきたら裏返し、気泡が小さくなり、衣がカラッとしたら、バットに上げる。
**6** 器に盛り合わせ、好みの味を添える。

Part 1 症状・体調別に選べるレシピ 166　　　副菜

味覚変化

# 手作りソーセージとスティック野菜

しそ風味の薄味ソーセージとシャキシャキ野菜
6種のソースから味の選択を

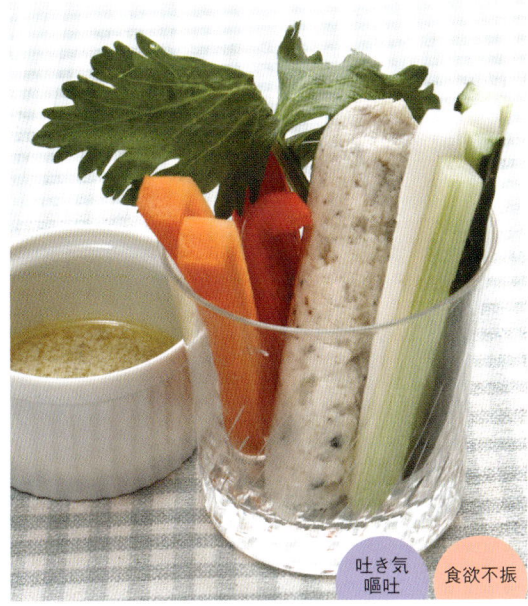

吐き気嘔吐　食欲不振

[1人分]（ソースなしで）　エネルギー 57kcal　たんぱく質 7.9g　塩分 0.4g

[材料] 2人分
しそ風味ソーセージ
- 鶏ささ身ひき肉 …… 60g
- えのきたけ … 1/10パック
- 玉ねぎのみじん切り
　　　………… 小さじ2
- 青じそ ………… 1枚
- 顆粒コンソメ … 小さじ1/3
- 湯 ………… 小さじ2
- パン粉 ………… 小さじ2
- 塩、こしょう …… 各少々
- 片栗粉 ………… 小さじ1/3

スティック野菜
- 大根、にんじん、きゅうり、セロリ、パプリカ（赤）
　…… スティック各4本

[作り方]
1 えのきたけは根元を落としてみじん切り、青じそもみじん切りにする。
2 顆粒コンソメを湯で溶かし、パン粉にかけてふやかしておく。
3 鶏ひき肉に塩を入れて混ぜ、粘りが出たら、玉ねぎ、1、2、片栗粉、こしょうを加えて、さらに混ぜる。
4 ラップを広げて3をのせ、細長い棒状に巻き、両端を輪ゴムでとめる。中央部をねじり、2連にする。
5 電子レンジ（500W）で約1分加熱する。火が通って弾力があるかを確認し、そのままあら熱をとる。
6 ラップをはずし、細めに切ったスティック野菜とともに器に盛りつけて、好みのソースを添える。

## ●バーニャカウダソース
（塩味をおいしく感じる人に・香りをプラス）

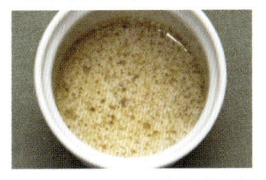

[1人分] エネルギー 40kcal　たんぱく質 0.6g　塩分 0.2g

[作り方]
1 にんにく1/2かけは皮をむいて耐熱皿に入れ、牛乳小さじ2を注ぐ。ラップをかけ、電子レンジ（500W）で20～30秒加熱する。牛乳を捨ててアンチョビ1切れを加え、フォークでつぶす。
2 ほぼつぶれたら、オリーブ油小さじ1と1/2、牛乳小さじ2、塩、こしょう各少々を入れ、ラップをかけないで、再度電子レンジで20～30秒加熱する。
＊においに過敏になっている人は控えたほうがよい。

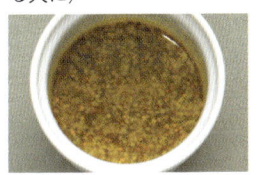

## ●ハニーマスタードソース
（甘味・酸味をおいしく感じる人に）

[1人分] エネルギー 38kcal　たんぱく質 0.2g　塩分 0.1g

[作り方]
ボウルにはちみつ、粒マスタード各小さじ1を入れ、レモン汁小さじ1/2、白ワイン小さじ1で溶きのばし、オリーブ油小さじ1を少しずつ加えて混ぜる。

## ●あんずマヨネーズソース
（甘味・酸味をおいしく感じる人に）

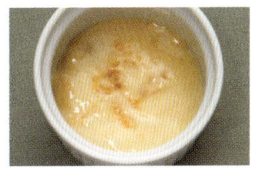

[1人分] エネルギー 45kcal　たんぱく質 0.1g　塩分 0.1g

[作り方]
アプリコットジャム、マヨネーズ各小さじ2を混ぜる。

## ●ごまマヨネーズソース
（酸味をおいしく感じる人に・うま味、まろやかさをプラス）

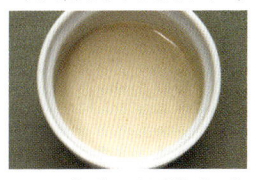

[1人分] エネルギー 46kcal　たんぱく質 1.1g　塩分 0.1g

[作り方]
練り白ごま小さじ2をだし小さじ2で溶きのばし、マヨネーズ小さじ1を混ぜる。

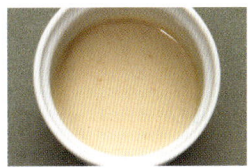

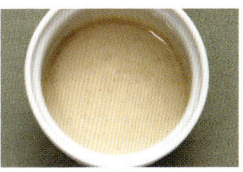

## ●ごまみそヨーグルトソース
（塩味・酸味をおいしく感じる人に・コクをプラス）

[1人分] エネルギー 27kcal　たんぱく質 1.2g　塩分 0.4g

[作り方]
みそ小さじ1にヨーグルト小さじ4、練り白ごま小さじ1を合わせ、だし小さじ1を少しずつ加えて溶きのばす。

## ●ごま砂糖ソース
（甘味をおいしく感じる人に・コクをプラス）

[1人分] エネルギー 39kcal　たんぱく質 1.0g　塩分 0.0g

[作り方]
練り白ごま小さじ2をだし小さじ2で溶きのばし、砂糖小さじ1を混ぜる。

＊ソースの分量は各2人分

71

副菜

## お好み豆腐料理

塩味をきつく感じる、甘味に敏感、酸味はだめ
そんな症状に合わせて健康食材の豆腐を調理

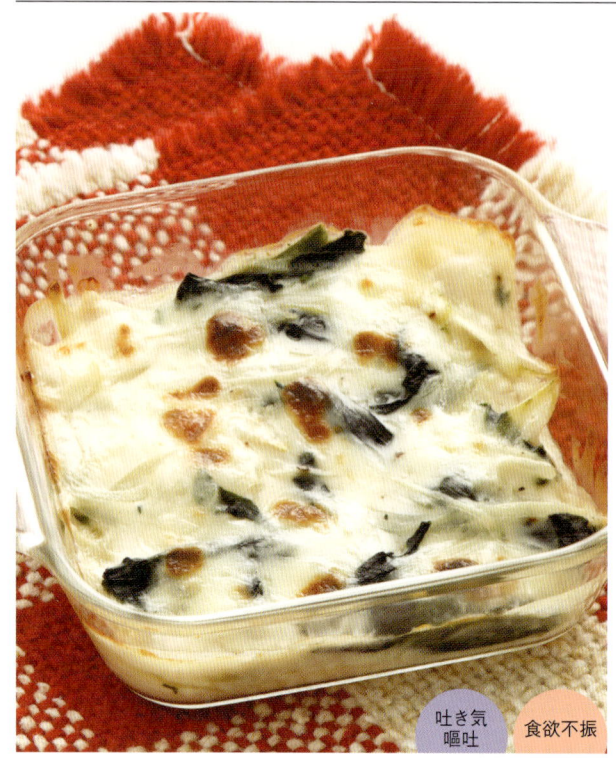

### ●豆腐グラタン
（濃い味は苦手な人に・まろやかさをプラス）

[材料] 2人分

| | |
|---|---|
| 絹ごし豆腐 ……1/3丁 | ホワイトソース（市販 |
| 鶏ささ身……中1/3本 | 品）…………大さじ2 |
| ほうれん草………2株 | 牛乳…………大さじ2 |
| 玉ねぎ……中1/5個 | 塩、こしょう…各少々 |
| バター……小さじ1/2 | 溶けるチーズ（細切り） |
| | …………小さじ2 |

[作り方]

1 豆腐は水きりをして半分に切り、さらに1cm厚さ程度に切る。ささ身は筋を除いて、一口大のそぎ切りにする。ほうれん草は3〜4cm長さに切り、玉ねぎは薄切りにする。

2 フライパンにバターを熱し、ささ身、玉ねぎ、ほうれん草を炒める。

3 2にホワイトソース、牛乳を加えて全体を混ぜ合わせ、塩、こしょうで味をととのえる。

4 耐熱皿に豆腐を並べ、3をかける。表面にチーズを散らし、オーブンまたはオーブントースターで色よく焼き上げる。

吐き気嘔吐　食欲不振

[1人分] エネルギー 95kcal　たんぱく質 6.8g　塩分 0.6g

### ●変わり冷ややっこ
（塩味・酸味はよい、甘味は苦手な人に・うま味、香りをプラス）

[材料] 2人分

| | |
|---|---|
| 絹ごし豆腐……1/2丁 | すだち（またはかぼす） |
| かにかまぼこ……2本 | ……………1個 |
| 大根……………30g | しょうゆ……小さじ2 |
| 三つ葉…………3本 | だし…………小さじ1 |
| 刻みのり………少々 | |

[作り方]

1 豆腐は4つに切る。かにかまぼこは斜めに切り、大根は3〜4cm長さの細いせん切りにする。三つ葉は大根と同じ長さに切り揃える。

2 大根と三つ葉をあえる。

3 器に豆腐、2、かにかまぼこを盛り、すだちを添えて、しょうゆとだしを混ぜ合わせてかけ、刻みのりをのせる。

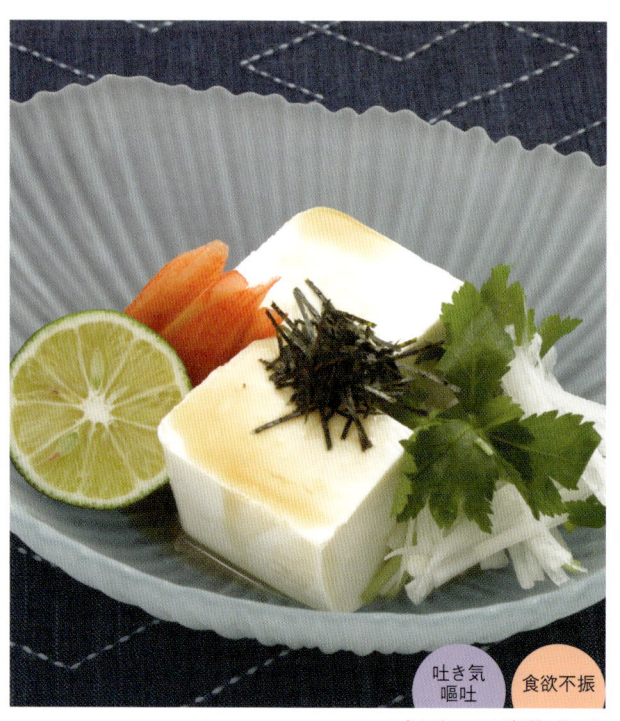

吐き気嘔吐　食欲不振

[1人分] エネルギー 59kcal　たんぱく質 5.5g　塩分 1.1g

味覚変化

## ●豆腐とヨーグルトのカプレーゼ風

(酸味はよい、甘味・塩味は苦手な人に・香り、なめらかさをプラス)

[材料] 2人分

- 絹ごし豆腐 … 1/10丁
- プレーンヨーグルト … 大さじ2
- 牛乳 … 小さじ2
- 生クリーム … 小さじ1
- レモン汁 … 小さじ1/2
- A ┌ 粉ゼラチン … 小さじ1/3
　　└ 水 … 小さじ1
- フルーツトマト … 2個
- B ┌ オリーブ油 … 小さじ2
　　├ 酢 … 小さじ2
　　└ 塩、こしょう … 各少々
- バジル … 少々

[作り方]

1 Aの水に粉ゼラチンを振り入れてふやかしておく。
2 豆腐、ヨーグルト、牛乳、生クリーム、レモン汁を混ぜ合わせる。
3 1のゼラチンを電子レンジ(500W)で10〜20秒温めて溶かし、2に混ぜ合わせる。
4 バットなどに流し入れ、表面をなめらかにならして冷蔵庫で冷やし固める。
5 固まったら適宜に切り分ける。
6 トマトはへたを取り、輪切りにする。
7 Bを混ぜ合わせてドレッシングを作る。
8 5とトマトを交互に器に盛り、ドレッシングをかけてバジルの葉を飾る。

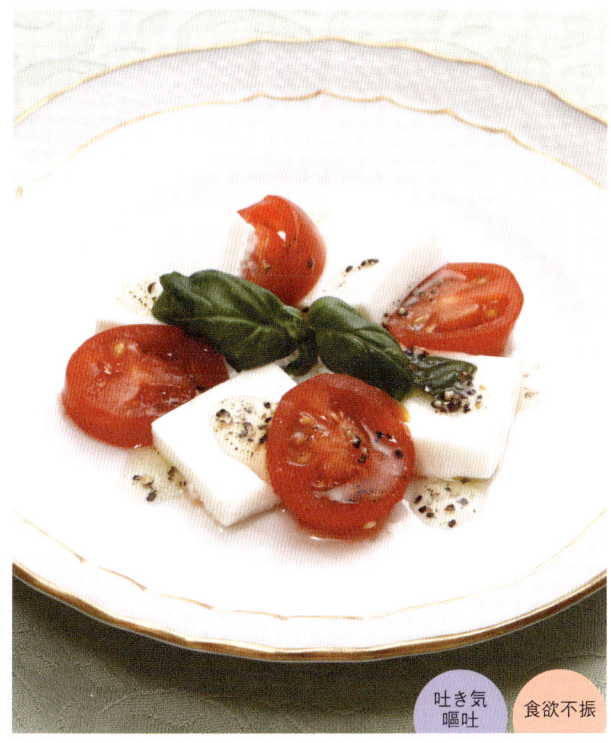

吐き気嘔吐　食欲不振

[1人分] エネルギー 79kcal　たんぱく質 2.3g　塩分 0.3g

## ほうれん草のピーナッツバターあえ

コクのあるピーナッツバターでひと味違う
砂糖で調味か、しょうゆで調味かを選びます

砂糖＋ピーナッツバター
(甘味はよい、塩味・酸味は苦手な人に)
しょうゆ＋ピーナッツバター
(塩味はよい、甘味・酸味は苦手な人に)

[材料] 2人分

- ほうれん草 … 1/2束
- にんじん … 中1/6本
- ピーナッツバター(無糖) … 小さじ1
- だし … 小さじ1
- A ┌ 砂糖 … 小さじ1
　　└ 塩 … 少々
- B └ しょうゆ … 小さじ1

[作り方]

1 ほうれん草は根元までよく洗い、塩ゆでにする(塩は分量外)。流水であら熱をとったら水気をしぼり、4〜5cm長さに切る。
2 にんじんは4〜5cmの長さの短冊切りにし、水からゆでて水気をきる。
3 ピーナッツバターとだしを混ぜ、1、2をあえる。
4 好みにより、AまたはBで調味する。
*一般的には、加糖のピーナッツバターにしょうゆを加えてもおいしい。

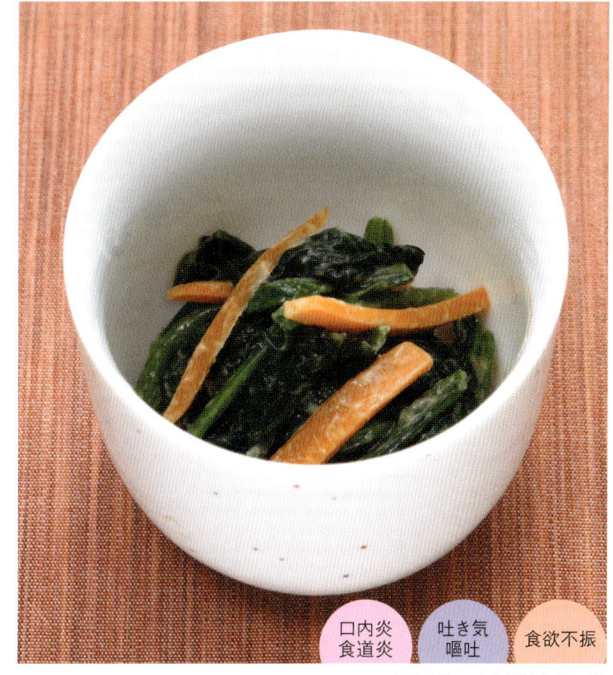

口内炎食道炎　吐き気嘔吐　食欲不振

砂糖味[1人分] エネルギー 36kcal　たんぱく質 1.8g　塩分 0.2g
しょうゆ味[1人分] 32kcal　2.0g　0.5g

副菜

# 寒天寄せ2種

つるりと口当たりよく食べやすい寒天料理
塩味が得意な方、甘味が得意な方が選べるように

## ●煮豆の寒天寄せ

（甘味はよい、塩味・酸味は苦手な人に）

[材料] 2人分

| | |
|---|---|
| うぐいす豆（煮豆） | 40g |
| 粉寒天 | 小さじ1/3 |
| 水 | 3/4カップ |
| 砂糖 | 小さじ2 |
| 塩 | 少々 |

[作り方]

1 鍋に水を入れ、寒天を振り入れて火にかける。おだやかな沸騰を保ったまま、煮溶かす。
2 うぐいす豆、砂糖、塩を加えて、水でぬらした型に流し、あら熱がとれたら冷蔵庫で冷やし固める。
3 型から取り出して4切れに切り分ける。

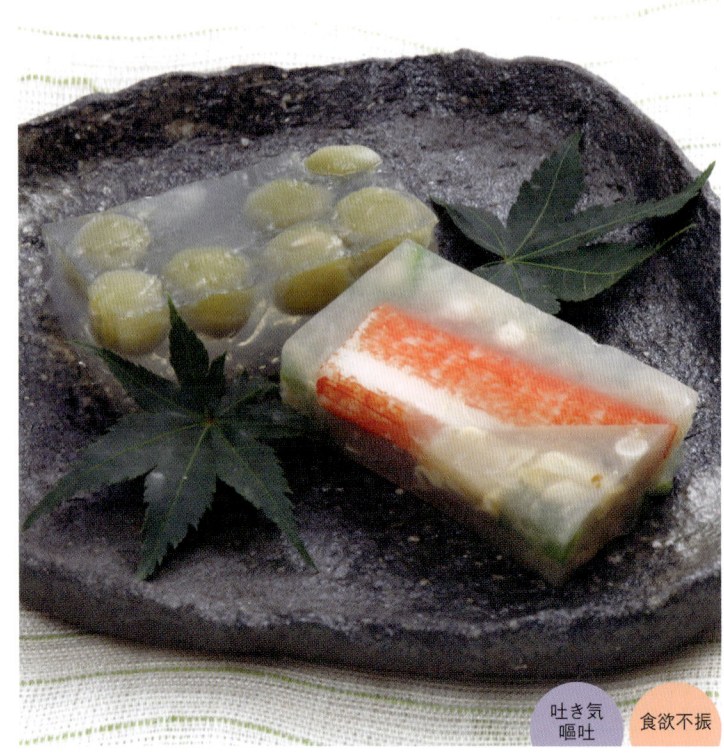

吐き気嘔吐　食欲不振

煮豆の寒天寄せ[1人分・2切れ]　エネルギー 60kcal　たんぱく質 1.1g　塩分 0.3g
かにかまとオクラの寒天寄せ[1人分・2切れ]　42kcal　4.4g　0.8g

## ●かにかまとオクラの寒天寄せ

（塩味はよい、甘味・酸味は苦手な人に・うま味をプラス）

[材料] 2人分

| | |
|---|---|
| かにかまぼこ | 4本 |
| オクラ | 中2本 |
| しょうがのせん切り | 小さじ1/2 |
| 溶き卵 | M玉1/2個分 |
| だし | 1/2カップ |
| 粉寒天 | 小さじ2/3 |
| A しょうゆ | 小さじ1/3 |
| 　塩 | 少々 |

[作り方]

1 かにかまぼこは斜め半分に切り、水でぬらした型に並べる（抜き型、バット、湯呑みなどでもよい）。
2 オクラは塩（分量外）でこすってうぶ毛を洗い流し、適宜に切る。
3 鍋にだし、粉寒天を入れて火にかける。煮立ったらおだやかに沸騰させながら2分煮溶かし、Aで調味して、オクラ、しょうがを加える。卵を穴じゃくしなどを通して細く流し入れ、卵が固まったら火を止める。
4 鍋底を冷水に当て、混ぜながらあら熱をとる。かにかまの位置を固定するために、1の型に少量を静かに注ぎ入れ、冷蔵庫や氷水で冷やす。
5 4が固まったら、残りの寒天液を流し入れ、冷蔵庫で冷やし固める。
6 型から取り出して4切れに切り分ける。

Part 1 症状・体調別に選べるレシピ166

味覚変化

## 生春巻き

野菜のシャキシャキ感と皮の食感がさわやか
青じその香りとごま風味のソースから口に合う味を

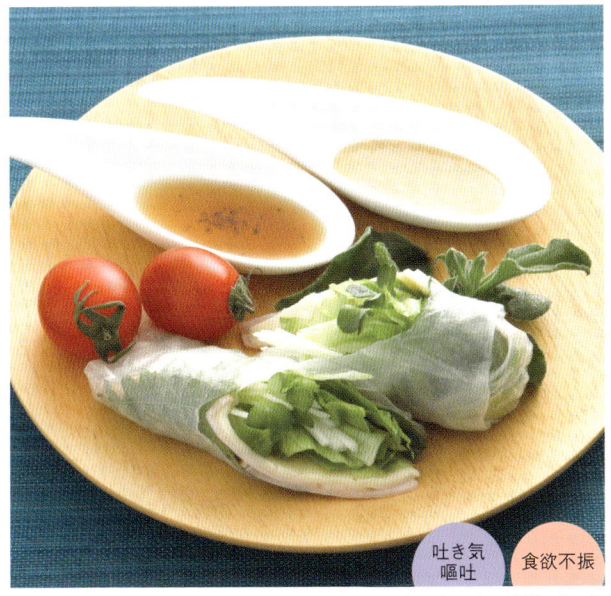

青じそドレッシング（塩味・酸味はよい、甘味は苦手な人に・香りをプラス）
ごまみそだれ（甘味・塩味はよい、酸味は苦手な人に・風味、まろやかさをプラス）

[材料] 2人分

| | |
|---|---|
| ライスペーパー……2枚 | ごまみそだれ(すべて混ぜ合わせる) |
| レタス………中1枚 | 練り白ごま…小さじ1/2 |
| 貝割れ菜………20本 | すり白ごま…小さじ2/3 |
| 大根………60g | みそ………小さじ1 |
| 青じそ………4枚 | マヨネーズ…小さじ1/4 |
| ハム………2枚 | だし………小さじ1 |
| スライスチーズ…1枚 | しょうゆ…小さじ1/6 |
| ノンオイル青じそドレッシング(市販品)…小さじ2 | 砂糖……小さじ2/3 |

[作り方]

**1** 大根はせん切り、レタスは巻きやすい大きさに切る。貝割れ菜は根を落とす。スライスチーズは半分に切る。
**2** ボウルにぬるま湯を用意し、ライスペーパーを1枚ずつ1分ほどつけて、もどす。
**3** 2を皿に広げ、青じそ、ハム、1を手前に置き、しっかり具材を押さえて、しわをのばしながら、破れないように巻く。
**4** 食べやすい大きさに切って器に盛り、2種のたれを添える。あれば彩りに野菜を飾る。

吐き気嘔吐　食欲不振

| | エネルギー | たんぱく質 | 塩分 |
|---|---|---|---|
| 春巻き[1本分] | 68kcal | 4.8g | 0.7g |
| 青じそドレッシング[1人分] | 5kcal | 0.1g | 0.4g |
| ごまみそだれ[1人分] | 28kcal | 0.9g | 0.5g |

## じゃがいもの三色だんご

もっちり食感で食べやすいだんごを
甘い、甘辛、しょっぱいの3種の味で

みたらし（甘味・塩味をおいしく感じる人に）
きな粉（甘味をおいしく感じる人に）
青のりしょうゆ（塩味をおいしく感じる人に・風味をプラス）

[材料] 2人分・6個

| | |
|---|---|
| じゃがいも…中1/2個 | 片栗粉……小さじ1/3 |
| 片栗粉………小さじ2 | ＋水小さじ1/2 |
| 白玉粉…大さじ1 1/2 | B［きな粉…小さじ1 |
| 水………大さじ1 | 　砂糖…小さじ1/3 |
| A［しょうゆ…小さじ2/3 | 　塩………少々］ |
| 　砂糖……小さじ1 | C［青のり………少々 |
| 　水………小さじ4］ | 　しょうゆ…小さじ1/3］ |

[作り方]

**1** じゃがいもは皮をむいて乱切りにし、やわらかくゆでて、熱いうちにつぶす。
**2** 白玉粉に水を加えて混ぜ、1のじゃがいもと片栗粉を合わせてよく混ぜる。
**3** あら熱がとれたら、手に片栗粉（分量外）をまぶし、一口大のだんごに丸める。
**4** 沸騰した湯にだんごを入れてゆで、浮き上がったら、取り出す。
**5** 好みの味で食べる。
みたらし：Aを混ぜ合わせ、鍋に入れて火にかけやや煮詰めたら、水溶きした片栗粉でとろみをつけてからめる。
きな粉：Bを混ぜ合わせて、まぶす。
青のりしょうゆ：Cのしょうゆをからめ、青のりをまぶす。

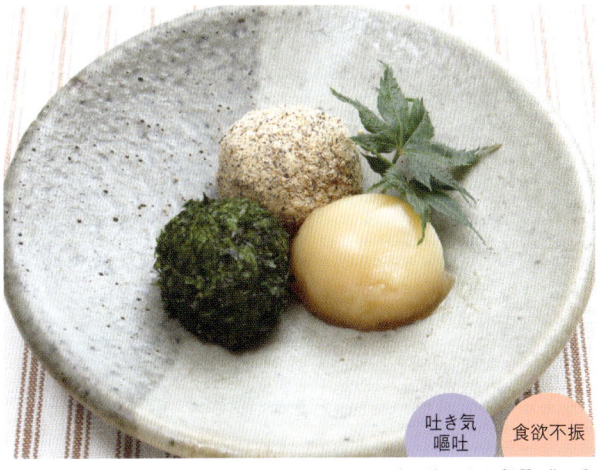

吐き気嘔吐　食欲不振

| | エネルギー | たんぱく質 | 塩分 |
|---|---|---|---|
| みたらしだんご[1個分] | 31kcal | 0.5g | 0.3g |
| きな粉だんご[1個分] | 28kcal | 0.7g | 0.1g |
| 青のりしょうゆだんご[1個分] | 23kcal | 0.4g | 0.1g |

副菜

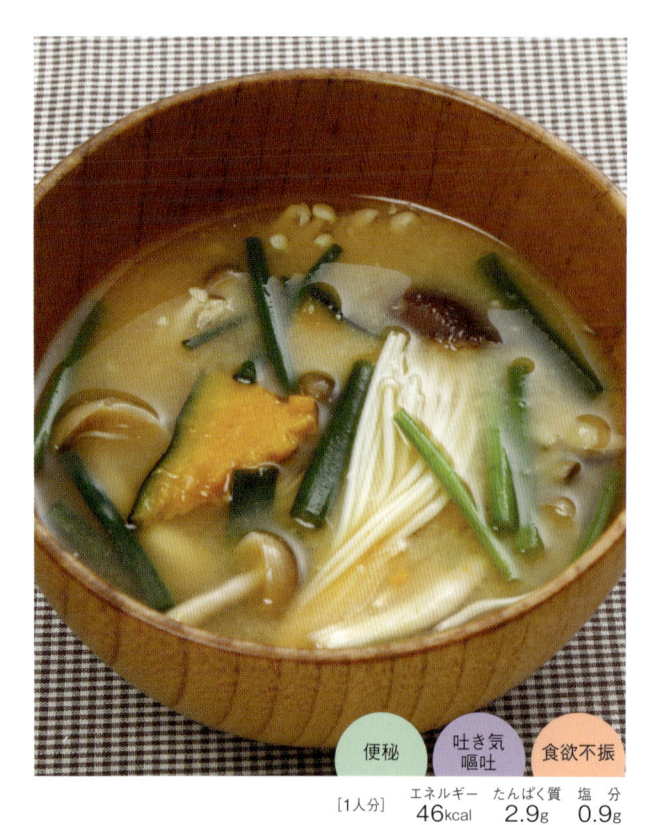

## かぼちゃきのこ汁

だしときのこで、うま味と風味がたっぷり
塩分が苦手でもおいしく食べられる減塩汁です

[材料] 2人分

| | |
|---|---|
| かぼちゃ……中1/16個 | えのきたけ…1/5パック |
| （正味100g） | 万能ねぎ………4本 |
| 干ししいたけ | だし（濃厚な煮干しだ |
| ………大1/2枚 | し）………1カップ強 |
| しめじ……1/5パック | みそ………小さじ2 |

[作り方]

1 かぼちゃは食べやすい大きさの薄切りにする。干ししいたけはぬるま湯でもどし、石づきを取って薄切りにする。しめじ、えのきたけは石づきを取り、食べやすい長さに切り、ほぐす。万能ねぎは4cm長さに切る。

2 鍋にだし、かぼちゃ、干ししいたけともどし汁を入れて火にかける。かぼちゃがやわらかくなってきたら、しめじ、えのきたけを加え、アクを取りながら煮る。

3 火が通ったらみそを溶き入れ、万能ねぎを加えて、沸騰直前に火を止める。

便秘　吐き気嘔吐　食欲不振

[1人分] エネルギー 46kcal　たんぱく質 2.9g　塩分 0.9g

## 簡単オニオングラタンスープ

炒め玉ねぎと圧力鍋で手軽に本格味が完成
食事に水分を補い、ほかの料理も食べやすく

[材料] 2人分

| | |
|---|---|
| 玉ねぎ………中1個 | A 水…1 1/2カップ |
| A 炒め玉ねぎペースト（市販品）…小さじ2 | こしょう……少々 |
| おろしにんにく……1/2かけ分 | フランスパン（細いもの）………薄切り4枚 |
| 顆粒コンソメ………小さじ2 | チーズ（細切り）…小さじ2 |
| | パセリ…………少々 |

[作り方]

1 玉ねぎは薄切りにする。

2 圧力鍋に玉ねぎ、Aを入れ、ふたをしめて強火にかける。沸騰したら中〜弱火にし、5分ほど煮る。

3 火からおろし、圧力が下がるまで放置する。

4 オーブンを220℃に予熱しておく。

5 圧力鍋のふたをあけて器に盛り分け、フランスパンをのせてチーズを振る。

6 オーブンで焦げ色がつくまで焼き、ちぎったパセリを散らす。

＊オーブントースターで焼いてもよい。

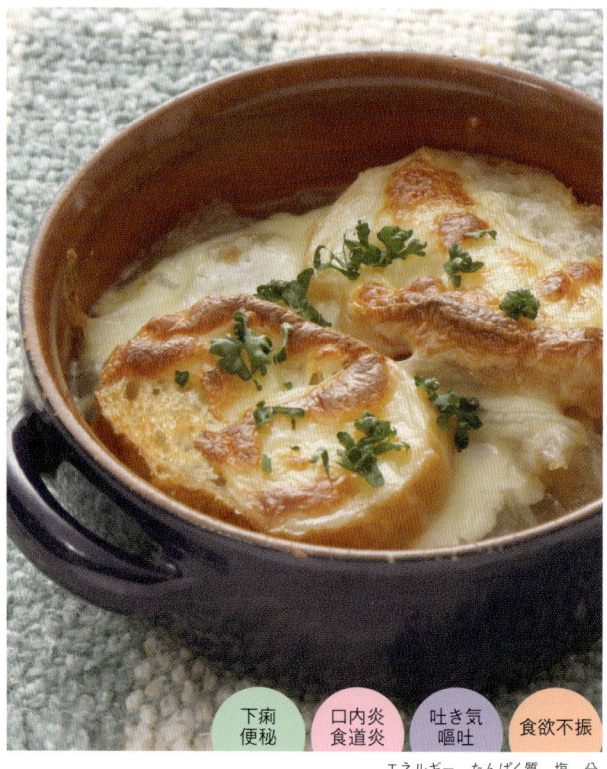

下痢便秘　口内炎食道炎　吐き気嘔吐　食欲不振

[1人分] エネルギー 84kcal　たんぱく質 2.9g　塩分 1.6g

Part1 症状・体調別に選べるレシピ166

味覚変化

# デザート

## パンナコッタ2種
甘酸っぱいいちごと甘味を抑えたほろ苦いコーヒー
風味の異なる冷たいデザート

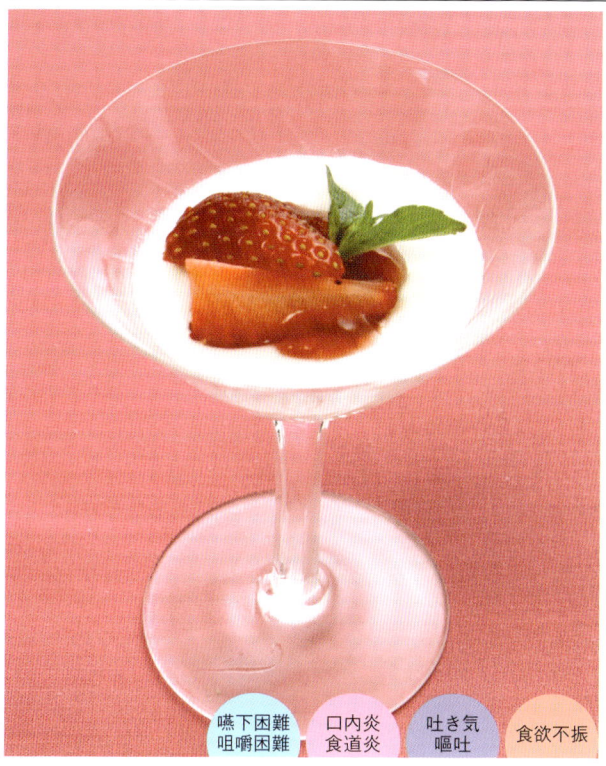

### ●いちごのパンナコッタ

[材料]2人分

牛乳 ………… 120㎖
生クリーム … 小さじ1
いちごジャム
　………… 小さじ2
粉ゼラチン
　……… 小さじ2/3
水 ………… 大さじ2
砂糖 ………… 小さじ2
いちごジャム(飾り用)
　………… 小さじ1
いちご(飾り用)… 適量

[作り方]

1 ゼラチンを水に振り入れ、ふやかしておく。
2 牛乳を温め、沸騰直前に火を止める。1のゼラチンを加えて溶かし、砂糖、生クリームを加えて混ぜる。
3 いちごジャムを加えて、均一に混ぜる。
4 グラスや型に流し入れ、冷蔵庫で冷やし固める。
5 固まったら、上にいちごジャム、いちご、あればミントなどを飾る。

嚥下困難
咀嚼困難 / 口内炎
食道炎 / 吐き気
嘔吐 / 食欲不振

[1人分] エネルギー 93kcal　たんぱく質 3.1g　塩分 0.1g

### ●コーヒーのパンナコッタ

[材料]2人分

牛乳 ………… 120㎖
生クリーム … 小さじ1
インスタントコーヒー
　………… 小さじ1/2
粉ゼラチン
　……… 小さじ2/3
水 ………… 大さじ2
砂糖 ………… 大さじ2

A ┌ インスタントコー
　│ ヒー … 小さじ1/4
　│ 湯 ……… 小さじ4
　└ 砂糖 …… 小さじ1
オレンジ、グレープフルーツ(飾り用)… 各適量

[作り方]

1 いちごのパンナコッタの1、2と同様にする。
2 1にインスタントコーヒーを加えて溶かし、均一に混ぜる。
3 グラスや型に流し入れ、冷蔵庫で冷やし固める。
4 固まったらAを混ぜ合わせて上にかけ、オレンジ、グレープフルーツを飾る。

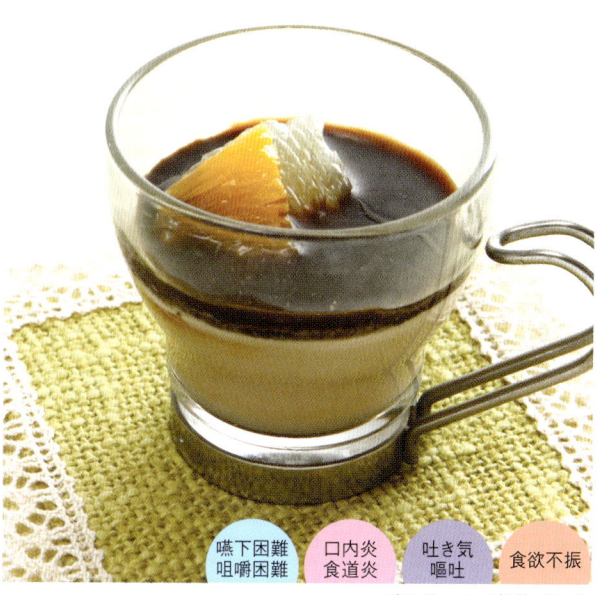

嚥下困難
咀嚼困難 / 口内炎
食道炎 / 吐き気
嘔吐 / 食欲不振

[1人分] エネルギー 100kcal　たんぱく質 3.2g　塩分 0.1g

# デザート

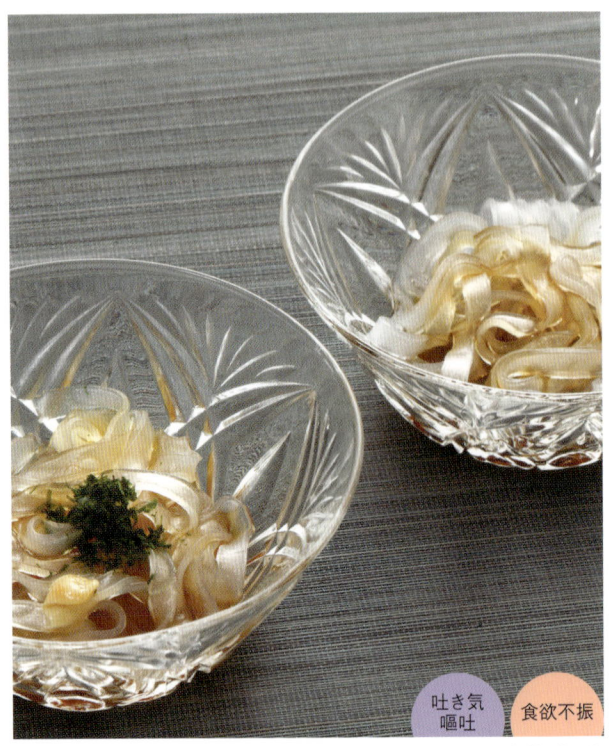

## くずきり

つるりとなめらかでいつでものどを通りやすい
黒みつ、ポン酢、どちらも昔ながらの味わいです

黒みつ（甘味はよい、塩味・酸味は苦手な人に）
ポン酢じょうゆ（塩味・酸味はよい、甘味は苦手な人に）

[材料] 2人分

くずきり(乾燥)…40g
A 黒みつ…小さじ4

B ┌ポン酢じょうゆ
　　………小さじ4
　　青のり………少々
　　練りがらし(好みで)…………少々

[作り方]

1 くずきりは熱湯に入れ、約10分ゆでて火を止め、ふたをして10分蒸らす。
2 ざるに上げて流水で熱をとり、水気をきる。
3 器に盛り、好みにより、AまたはBをかける。

|  | エネルギー | たんぱく質 | 塩分 |
|---|---|---|---|
| 黒みつ味[1人分] | 107kcal | 0.1g | 0.0g |
| ポン酢じょうゆ味[1人分] | 82kcal | 0.6g | 1.0g |

## お好みおはぎ

甘党のためのあんの味、甘さを控えたきな粉味
ちょっとおなかがすいたときの間食にもおすすめです

[材料] 作りやすい分量・10個分

もち米……2/3カップ（120㎖）
米………1/3カップ（60㎖）
あんこ…………150g
きな粉、砂糖…各小さじ5
塩………………少々

[作り方]

1 もち米、米を合わせてとぎ、分量の水に30分ほどひたしてから、炊飯する。
2 炊き上がったらボウルに取り出し、すりこぎなどで半つぶしにする。
3 10等分し、俵形に丸める。
4 5個はあんこで包む。きな粉に砂糖、塩を混ぜて、残りの5個にまぶす。

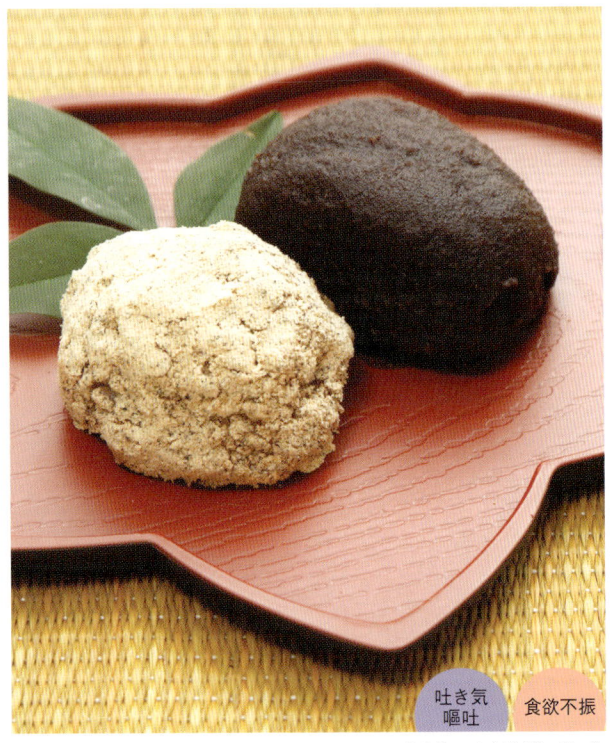

|  | エネルギー | たんぱく質 | 塩分 |
|---|---|---|---|
| あんこのおはぎ[1個分] | 119kcal | 2.2g | 0.1g |
| きな粉のおはぎ[1個分] | 74kcal | 1.6g | 0.1g |

味覚変化

## 果物ゼリーのヨーグルトドリンク

甘いゼリーに甘さ控えめの飲み物を注ぎ
ゼリーをくずして好みの甘さに

[材料] 2人分

グレープジュース ………2/3カップ
水 …………小さじ4
粉寒天………小さじ1
A┌砂糖……小さじ2
プレーンヨーグルト ………大さじ4
B┌砂糖……小さじ2
牛乳………1/2カップ

[作り方]

1 グレープジュースは常温にもどしておく。
2 鍋に水と粉寒天を入れて沸騰させ、2～3分煮溶かす。
3 火を止めてAの砂糖を加えて溶かし、1を加え混ぜる。グラスに注ぎ、冷蔵庫で冷やし固める。
4 プレーンヨーグルト、Bの砂糖を合わせて牛乳を注ぎ、溶きのばす。
5 3に4を注ぎ、ゼリーをくずしながら飲む。
＊飲むヨーグルトの酸味が苦手な場合は、ヨーグルト＋牛乳で手作りすると、まろやかな味になる。

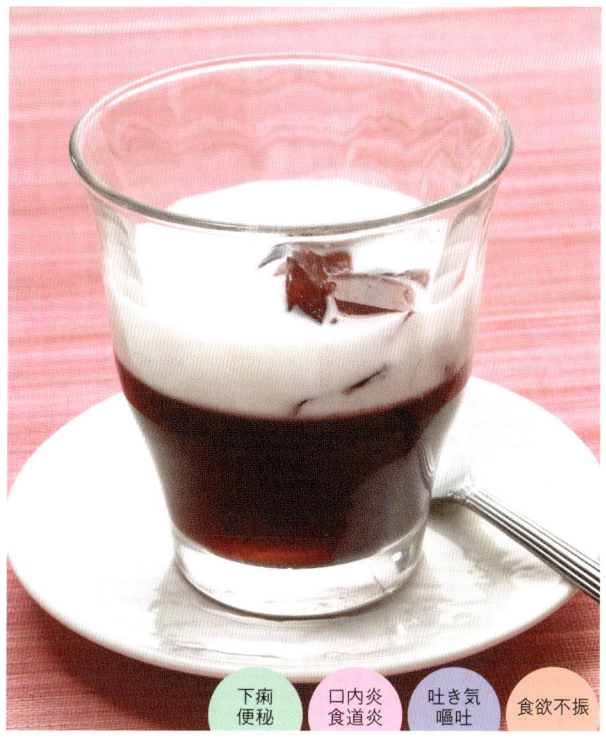

下痢便秘 / 口内炎食道炎 / 吐き気嘔吐 / 食欲不振

[1人分] エネルギー 103kcal　たんぱく質 2.9g　塩分 0.1g

## ほうじ茶ゼリー

お茶風味のゼリーはおとなの味わい
口に優しいおだやかな甘さです

[材料] 2人分

ほうじ茶… 3/4カップ
粉ゼラチン …… 小さじ1 2/3
砂糖………小さじ4
黒豆(煮豆)…… 30g
A┌砂糖……小さじ4
　└水………小さじ4
ポーションミルク …………2個

[作り方]

1 鍋にほうじ茶を入れて温める。湯気が立ってきたら火を止め、ゼラチンを入れて溶かし、砂糖を加える。
2 水にぬらした型に黒豆を入れて1を流し、あら熱をとってから、冷蔵庫で冷やし固める。
3 シロップ用のAを合わせて加熱し、とろりとなるまで煮詰める。
4 2に3のシロップをかけ、ミルクを添える。

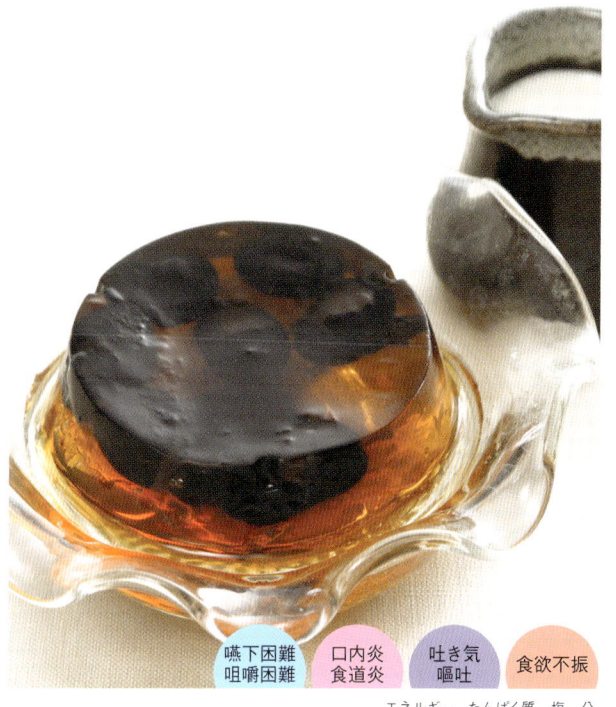

嚥下困難咀嚼困難 / 口内炎食道炎 / 吐き気嘔吐 / 食欲不振

[1人分] エネルギー 99kcal　たんぱく質 3.1g　塩分 0.0g

# 苦手な味は避け、食べやすい味を風味やうま味、香りをきかせて

## 一様でない味覚変化 時期によっても変わる

抗がん薬や放射線治療の影響で、味を受け取る味蕾（みらい）細胞の生成が低下したり、唾液の量が減って乾燥しやすくなったり、粘膜が荒れて炎症をおこしたりすることがあります。また、味覚を脳に伝える神経が損傷を受けることもあります。その結果、味の感じ方にいろいろな変化が現れます。

何を食べてもまったく味がしない、本来とは違う味がする、ある種の味だけ強く感じる、砂や紙を食べているように食感が変わるなど、変化は人によって違います。また、時期によっても変わってきます。

苦手な味、違和感のある味は食べようとしても食は進みません。それらはできるだけ避けて、その時々の症状に合った、食べやすい味を見つけるようにしましょう。

## 口に合う味を選び、うま味や風味、食感を上手に利用

どの味かを強く感じるときには、ほかの味つけにする、味を感じにくければ、香辛料や香味野菜を使う、酸味をきかせるなどして味をはっきりさせます。だしや香りでうま味や風味を加えるのもよいでしょう。

砂や紙のようなザラザラした食感が気になるときには、お水やお茶を一口含む、あんかけ料理や汁物を用意し一緒にとるなど、水分を補う食べ方を工夫します。

金属製のスプーンが苦味を強く感じさせることもあるので、プラスチック製、木製、陶器などを使うようにします。

### 食事のポイント

◎味の基本は、塩味、甘味、酸味、苦味、うま味の5つ。強く感じる味やおいしくないと感じる味は避け、口に合う味を

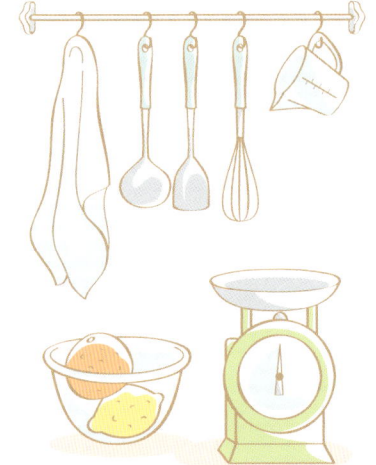

◎香りや風味、温度、食感などの要素も加えて、味にバラエティーを

◎肉や魚のくさみが気になるときには塩、酒、しょうがなどでくさみを除く

◎調味料は数種類用意しておき、食べるときに好みの味を選択できるようにする

◎汁物はうま味の出るだしで。ごぼうやきのこ類などうま味の出る具材を利用。みょうが、三つ葉、ねぎなどの香りを添える

◎味を感じにくいときには、ごはんに梅干し、ふりかけ、佃煮などを

◎カレー粉などの香辛料や、マヨネーズ、ごま、みそなどのコクを生かす

◎あんかけにして水分を含ませ、味をからませると、食感がなめらかに

味覚変化

## 味覚変化があるときの献立例

人により、また時期によっても味の感じ方が違ってくるのが味覚変化の難しいところです。数種類のたれを用意したり、口当たりのよい一品を加えたり、さまざまな状態への対応を工夫しました。

**3種のたれの寄せ鍋と
じゃがいもだんごの献立**

**果物ゼリーの
ヨーグルトドリンク**
甘さが調節できるのどごしのよいデザート
79ページ

**じゃがいもの
三色だんご**
みたらし、きな粉、青のりしょうゆから口に合う味を選んで　75ページ

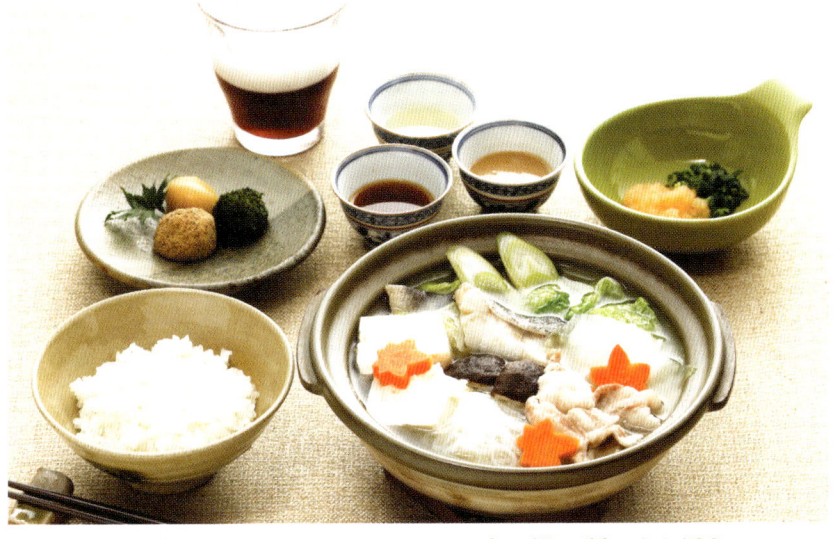

ごはん

**寄せ鍋　3種のたれ添え**
ポン酢じょうゆ、ごまだれ、塩ポン酢と薬味を用意　64ページ

**天ぷらと
減塩汁物の献立**

**かぼちゃきのこ汁**
塩分を抑え、だしときのこのうま味を生かして　76ページ

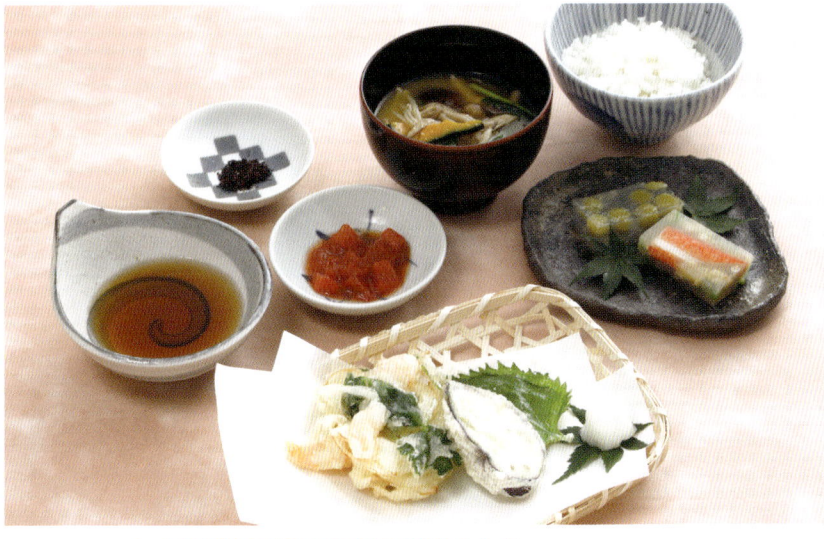

ごはん

**寒天寄せ2種**
塩味ベースのかにかまとオクラ入り、甘味をつけた煮豆入り　74ページ

**かき揚げと野菜の天ぷら盛り合わせ**
天つゆ、ゆかり塩、トマトだれからおいしく感じる味を選んで　70ページ

## 主食

### かにのあんかけごはん

とろとろのあんをごはんにからめ、なめらかな食感
患部を刺激しないように、具材は細かく、やわらかく

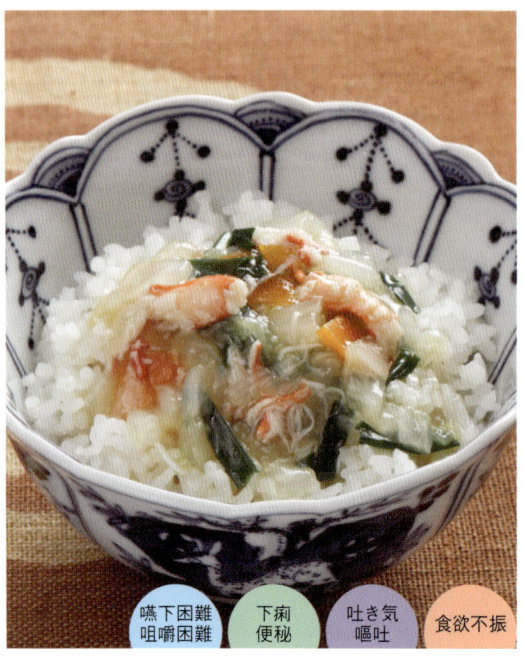

| 嚥下困難 咀嚼困難 | 下痢 便秘 | 吐き気 嘔吐 | 食欲不振 |

[1人分] エネルギー 239kcal　たんぱく質 6.8g　塩分 1.0g

[材料] 2人分

- ごはん ……… 茶碗に軽く2杯分（220g）
- かに缶詰 ……… 小1/2缶
- 玉ねぎ ………… 中1/3個
- 白菜 …………… 中1枚
- にんじん ……… 中1/6本
- 万能ねぎ ……… 2本
- 鶏がらスープの素 ……… 小さじ2/3
- 水 …………… 3/4カップ
- A ┌ 酒 ………… 小さじ1
　　│ しょうゆ … 小さじ1/3
　　└ オイスターソース ……… 小さじ1
- ごま油 ……… 小さじ1/2
- 片栗粉、水 ……… 各小さじ2 1/2

[作り方]

1. 玉ねぎは薄切り、白菜は繊維を断つようにせん切り、にんじんは薄いいちょう切り、万能ねぎは2〜3cm長さに切る。
2. 鍋ににんじん、玉ねぎ、白菜、水、鶏がらスープの素を入れて火にかける。
3. 煮立ってきたらかに身を缶汁ごと入れ、Aで調味し、水溶きした片栗粉を加えてとろみをつける。
4. 万能ねぎ、ごま油を加え、火を止める。
5. 器にごはんを盛り、4のあんをかける。

## 口内炎・食道炎があるときに

食べ物を口に入れたとき、飲み込むときに痛みがあると、食が進みません。患部を刺激しないために、かたい物はやわらかく、パサパサした物はなめらかに、薄味にととのえるといったさまざまな調理法を用いながら、味よい料理に仕上げました。

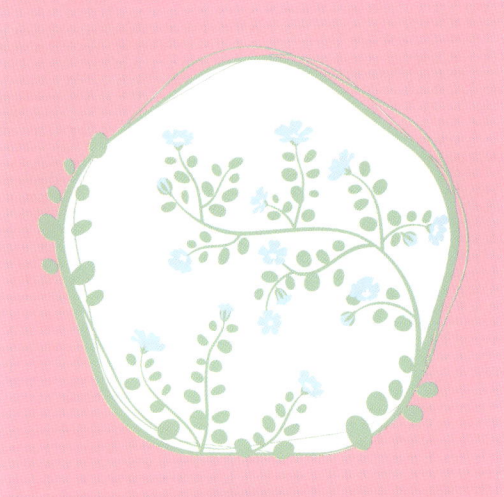

＊料理写真内の 嚥下困難 咀嚼困難 などは「口内炎・食道炎」以外に適する症状を示しています。

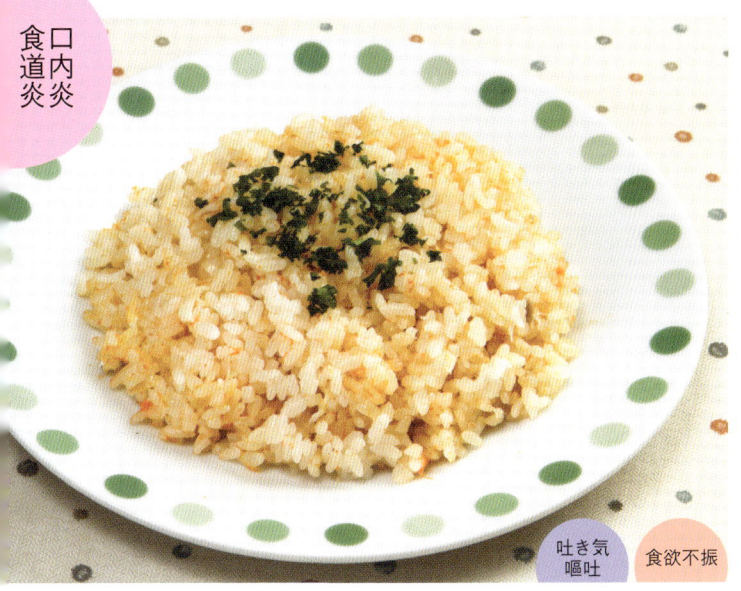

口内炎
食道炎

## たいとにんじんの炊き込みピラフ

調味料と野菜の水分でしっとり炊き上がる
手間のかからない彩りごはん

[材料]作りやすい分量・3人分

米 …… 1カップ（180mℓ）
たい（切り身）…… 小1切れ
白ワイン …… 小さじ1
にんじん …… 中1/2本
玉ねぎ …… 中1/2個

A ┬ バター …… 小さじ1
　├ 白ワイン …… 小さじ1
　└ 鶏がらスープの素
　　　　…… 小さじ1 1/2

刻みパセリ …… 少々

吐き気嘔吐　食欲不振

[1人分] エネルギー 253kcal　たんぱく質 8.2g　塩分 0.7g

### [作り方]

1 米はといで炊飯器に入れ、目盛りまで水を加えて30分ほどつけておく。
2 たいは白ワインを振りかけておく。
3 にんじんはすりおろす。玉ねぎはみじん切りにする。
4 1にAを入れて軽く混ぜ、にんじん、玉ねぎを加え、たいを並べ、炊飯する。
5 炊き上がったら、たいをほぐしながら全体をむらなく混ぜ合わせる。器に盛って、刻みパセリを散らす。

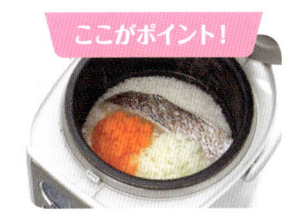

**ここがポイント！**
炊飯器の内釜で米を分量の水につけておき、調味料と具の材料を加えてそのまま炊飯。下ごしらえの手間は材料を切るだけ。食材の水分も加わってしっとりと炊き上がります。

## 淡雪豆腐のにゅうめん

ふわふわと口にやさしい淡雪豆腐入り
軽く煮たそうめんもやわらかく食べやすくなります

[材料] 2人分

そうめん（乾）…… 75g
淡雪豆腐
┬ 絹ごし豆腐 …… 1/3丁
├ 大和いも …… 40g
└ 片栗粉 …… 小さじ1

ほうれん草 …… 2株
花麩 …… 4個
だし …… 2カップ

A ┬ しょうゆ …… 小さじ2
　├ みりん …… 小さじ1
　└ 塩 …… 少々

### [作り方]

1 豆腐はキッチンペーパーに包み、軽く重しをして水きりをする。大和いもはすりおろす。
2 大和いもに豆腐をくずし入れ、片栗粉を加えてよく混ぜる。
3 ほうれん草は塩ゆでにして（塩は分量外）、3～4cm長さに切る。花麩は水につけてもどす。
4 湯を沸かし、そうめんをややかためにゆでる。冷水にとってもみ洗いし、ぬめりがとれたらざるに上げて水気をきる。
5 だしを温め、Aで調味する。
6 5を煮立て、2をスプーンで落とす。ゆでそうめん、3を入れて、1～2分煮る。

嚥下困難　吐き気　食欲不振
咀嚼困難　嘔吐

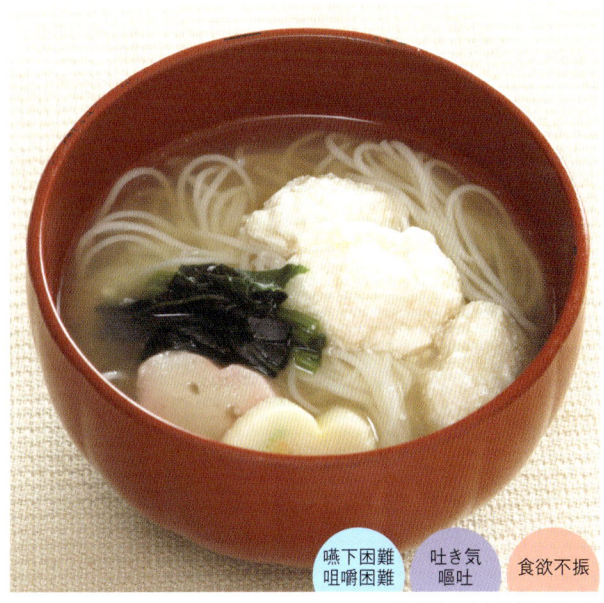

[1人分] エネルギー 223kcal　たんぱく質 9.1g　塩分 1.6g

主食

## 里いもごはんの卵太巻き

口内にはりつきやすいのりは薄焼き卵に
患部にしみやすい酢めしのかわりに里いもごはん

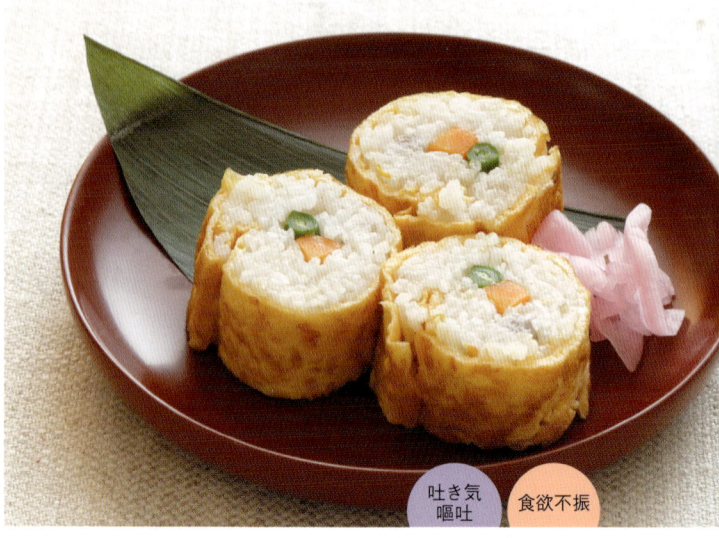

[材料]作りやすい分量・3人分

| | |
|---|---|
| 米 …………1カップ | ゆずの皮 ………少々 |
| （180mℓ） | 卵 …………M玉2個 |
| 冷凍里いも………6個 | サラダ油 ……小さじ1 |
| A [ だしの素…小さじ1/2 | さやいんげん……3本 |
| 酒 …………小さじ2 | にんじん……中1/4本 |
| しょうゆ…小さじ1/2 | |
| 塩 …………少々 | |
| みりん……小さじ1 | |

[作り方]

1 米はといで30分ほど水につけておく。ざるに上げて水気をきり、炊飯器の内釜に移す。
2 Aを入れて、目盛りまで水を注ぐ。
3 冷凍里いもは解凍後、1cm角程度に切り、2に加えて炊飯する。
4 炊き上がったらせん切りのゆずの皮を加え、底から返すように大きく全体を混ぜる。
5 卵は割りほぐし、卵焼き器やフライパンにサラダ油を熱して、薄焼き卵を2枚焼く。
6 さやいんげんは塩ゆでにする（塩は分量外）。にんじんは細い棒状に切り、ゆでる。
7 ラップを広げて薄焼き卵を敷き、4のごはんをのせて均一に広げる。さやいんげん、にんじんを手前に並べ、芯にしてきっちりと巻く。
8 ラップに包んだままおき、食べる直前に食べやすい大きさに切る。

吐き気嘔吐　食欲不振

[1人分] エネルギー 280kcal　たんぱく質 8.0g　塩分 0.7g

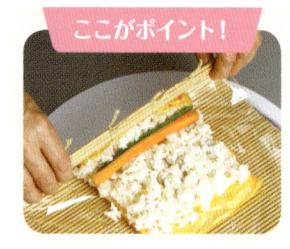

**ここがポイント！**

巻きすがあれば、巻きすにラップを広げると巻きやすい。ラップのみの場合は、ラップを端から持ち上げて、ゆるまないように注意しながらきっちりと巻いていきます。

## ポタージュ・フレンチトースト

パサついて食べにくいパンをしっとりやわらかく
スープの素で手軽に作れる甘くない高栄養トースト

[材料] 2人分

| | |
|---|---|
| 食パン…6枚切り2枚 | 湯 ………3/4カップ |
| ポタージュスープの素 | バター………小さじ2 |
| ………1袋（1食分） | |

[作り方]

1 ポタージュスープの素を湯に溶かし、食パンをひたす。
2 フライパンにバターを熱し、1の両面を焼いて、ほどよい焼き色をつける。
3 食べやすい大きさに切って器に盛り、あれば彩りにパセリなどを添える。

嚥下困難 咀嚼困難　吐き気嘔吐　食欲不振

[1人分] エネルギー 231kcal　たんぱく質 6.4g　塩分 1.5g

**こんな味でも**　市販のポタージュスープの素にはいろいろな種類があります。普通のポタージュを用いましたが、ポテト、コーン、ほうれん草、かぼちゃなど、好みの味を用意して。

Part1 症状・体調別に選べるレシピ 166

主菜

口内炎 / 食道炎

# ミルフィーユカツ煮&ゆでせんキャベツ

薄切り肉を層にしたやわらかカツ
かたい衣をしっとり煮て、つけ合わせはゆで野菜に

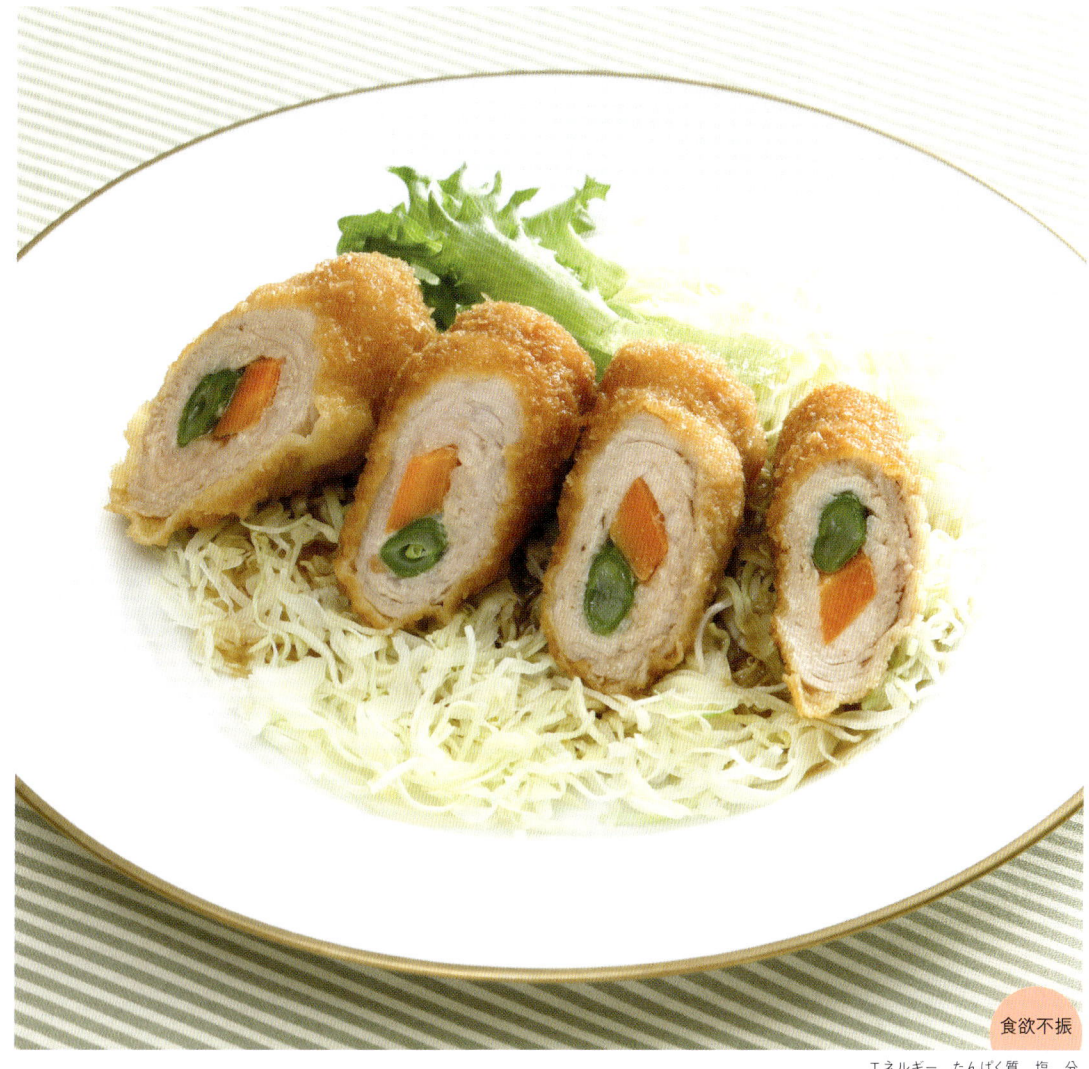

食欲不振

[1人分] エネルギー 200kcal　たんぱく質 11.6g　塩分 1.0g

## [材料] 2人分

- 豚もも薄切り肉 ……………… 4枚
- にんじん ……………… 中1/6本
- さやいんげん ……………… 2本
- 小麦粉 ……………… 小さじ2
- 溶き卵 ……………… M玉1/4個分
- パン粉 ……………… 大さじ3
- 揚げ油 ……………… 適量
- A
  - だし ……………… 1/2カップ
  - 酒 ……………… 小さじ2
  - 砂糖、みりん ……………… 各小さじ1
  - しょうゆ ……………… 小さじ2
- キャベツ ……………… 中1枚

## [作り方]

1 にんじんは豚肉の幅に合わせた長さの棒状に切ってゆでる。さやいんげんはゆでて、両端を落とし、半分に切る。キャベツはせん切りにする。

2 豚薄切り肉を1枚ずつ広げ、にんじん、さやいんげんの1/4量ずつを巻く。

3 小麦粉、溶き卵、パン粉の順に衣をつけ、揚げ油で揚げる。

4 鍋にAを合わせて火にかけ、煮立ったら3のカツを入れ、さっと煮る。

5 カツを取り出して斜め半分に切り、器に盛る。

6 せん切りキャベツはゆでるか、電子レンジにかけてやわらかくし、カツに添える。

主菜

# とろとろ親子煮

鶏肉は片栗粉をまぶしてやわらかく
卵でとろりととじて口当たりよく仕上げます

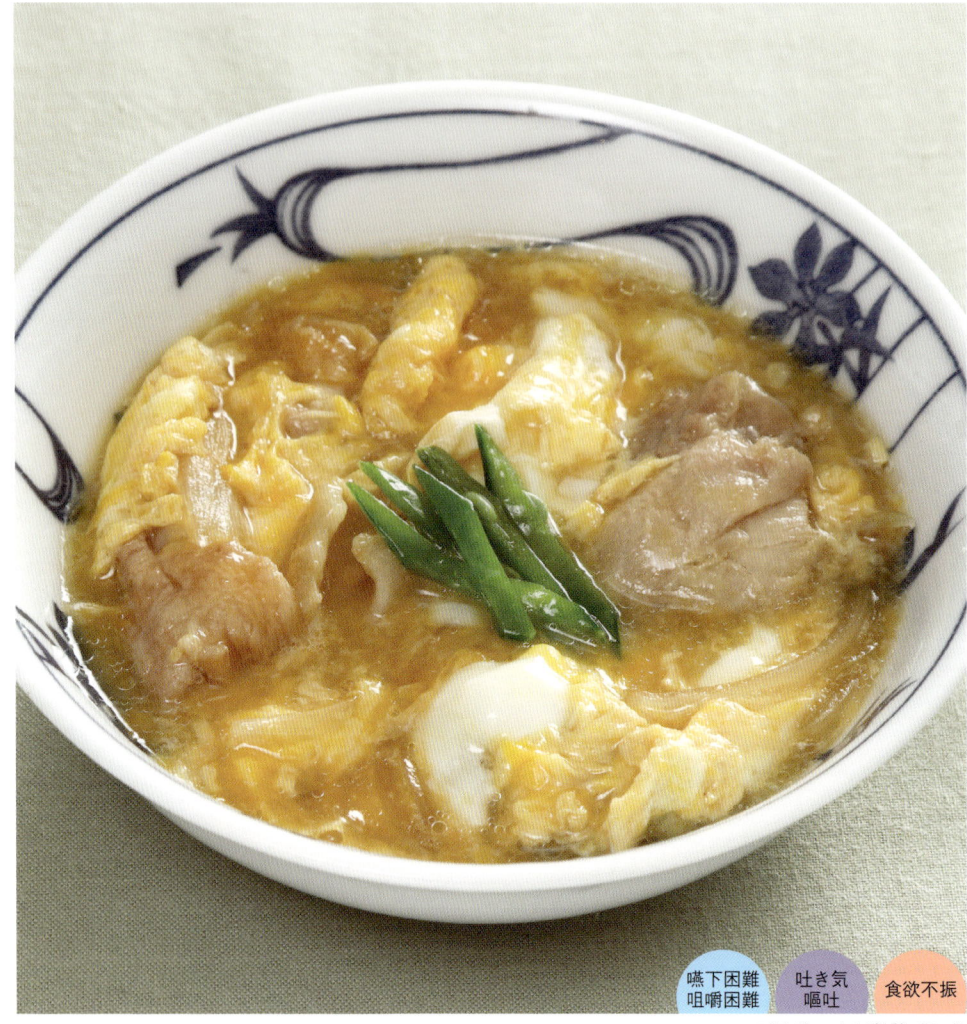

嚥下困難
咀嚼困難　吐き気嘔吐　食欲不振

[1人分] エネルギー 176kcal　たんぱく質 12.3g　塩分 1.3g

[材料] 2人分

鶏もも肉 ………………… 60g
A ┌ 酒 …………………… 小さじ1
　 └ しょうゆ …………… 小さじ1/3
片栗粉 …………………… 小さじ2
玉ねぎ …………………… 中1/4個
卵 ………………………… M玉2個
絹さや …………………… 4枚
だし ……………………… 1/2カップ
B ┌ 砂糖 ………………… 小さじ2/3
　│ みりん ……………… 小さじ1
　└ しょうゆ …………… 小さじ2

[作り方]

1 鶏もも肉は厚い部分を包丁で開いて厚さを均一にし、食べやすい大きさに切る。Aをからめて10分ほどおく。

2 玉ねぎは薄切りにし、耐熱皿に入れてラップをかけ、電子レンジ（500W）で約1分20秒加熱する。卵はよく溶きほぐす。絹さやは下ゆでしてせん切りにする。

3 鶏肉に片栗粉をまぶし、余分な粉をはたいて落とす。鍋にだしを煮立て、鶏肉を入れて煮る。

4 3に玉ねぎを均一に散らして入れ、Bで調味し、弱火にして3～4分煮る（汁が多い場合は、水溶き片栗粉でとろみをつけてもよい）。

5 卵をまわし入れ、絹さやを入れる。

6 卵が半熟になったら火を止め、ふたをして1分ほど蒸らす。

＊鶏肉にまぶした片栗粉が煮汁に溶け出し、とろとろの食感に。
＊このままごはんにのせれば、主食と主菜を兼ねた親子どんぶりに。

口内炎 / 食道炎

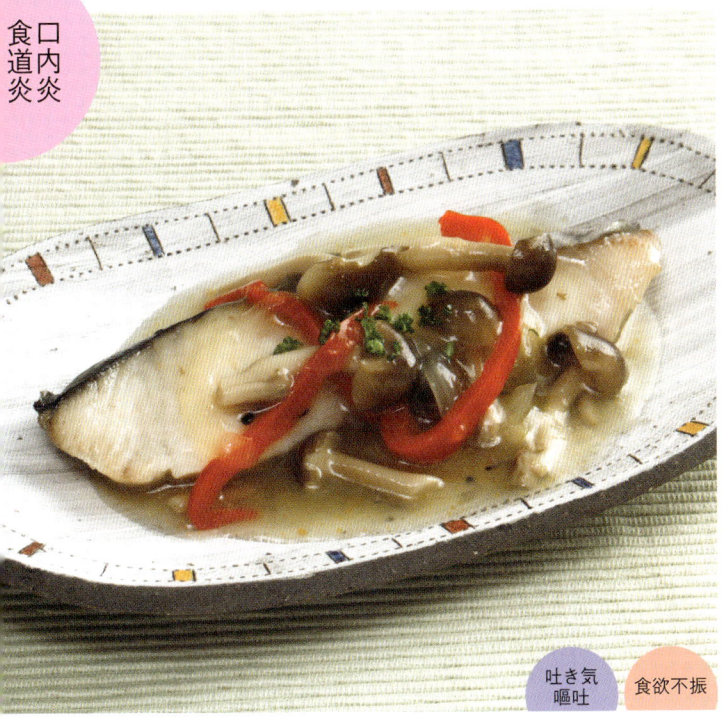

## 蒸しさわらの洋風あんかけ

蒸し魚はやわらかく口に優しい食感です
あんかけにすれば野菜も抵抗なく食べられます

[材料] 2人分

さわら(切り身) …… 小2切れ
A[ 塩 …… 小さじ1/6
   酒 …… 小さじ2 ]
玉ねぎ …… 中1/10個
赤パプリカ …… 1/8個
しめじ …… 1/10パック
サラダ油 …… 小さじ1

B[ 酒 …… 小さじ2
   鶏がらスープの素 …… 小さじ2/3
   水 …… 1/2カップ
   しょうゆ …… 小さじ1/3 ]
片栗粉、水 …… 各小さじ1
刻みパセリ …… 少々

[作り方]

1 さわらはAを振りかけ、冷蔵庫に15分ほどおいてくさみをとる。
2 玉ねぎ、パプリカはせん切りにする。しめじは石づきを落とし、1本ずつにほぐす。
3 さわらの水気を軽くとり、クッキングシートに包んで電子レンジ(500W)で1分30秒〜2分加熱する。
4 フライパンにサラダ油を熱して2を炒め、火が通ったら酒で風味をつけ、Bを加えて1〜2分煮る。
5 水溶きした片栗粉で4にとろみをつける。
6 さわらを器に盛り、5をかけてパセリを振る。

吐き気嘔吐 / 食欲不振

[1人分] エネルギー 151kcal　たんぱく質 12.7g　塩分 1.1g

## さんまの揚げ煮

青魚のクセが抑えられ、香ばしさも増す揚げ物
カリッとかたい表面をやわらかく煮て

[材料] 2人分

さんま …… 1尾
A[ しょうゆ、酒 …… 各小さじ1
   しょうが汁 …… 小さじ1/5 ]
片栗粉 …… 適量
揚げ油 …… 適量

B[ だし …… 1/2カップ
   しょうゆ …… 小さじ2/3
   みりん …… 小さじ1/2
   酒 …… 小さじ1 ]

[作り方]

1 さんまは三枚におろして、2〜3等分に切り、Aにつける。
2 1の水気をふきとる。片栗粉を表面にまんべんなくまぶして余分な粉を落とし、揚げ油を熱して3〜4分揚げる。
3 鍋にBを煮立て、2をさっと煮る。あればやわらかくゆでたさやいんげん、ほぐしたしめじなども煮て、つけ合わせる。

こんな材料でも　魚はたらやたいなどの白身魚、さば、かつおなどでも。

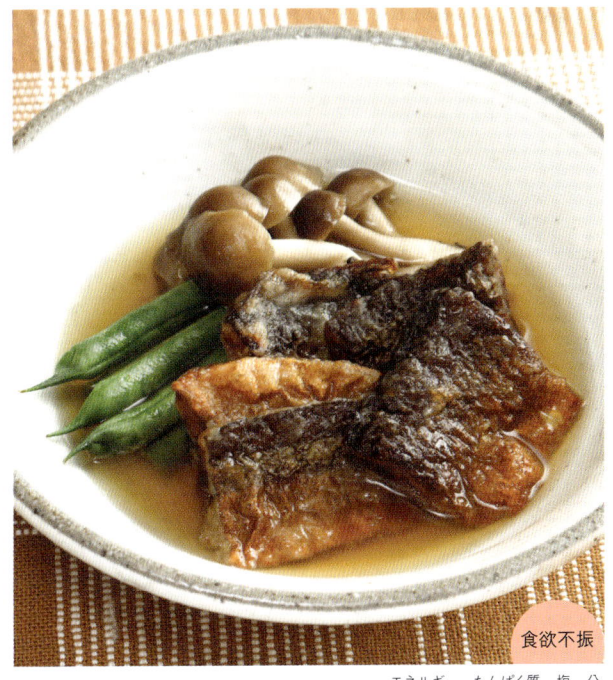

食欲不振

[1人分] エネルギー 160kcal　たんぱく質 7.0g　塩分 0.9g

主菜

## かぶのやわらか肉詰め

やわらかい素材の鶏ひき肉とかぶを
圧力鍋利用でよりやわらかく、時間も短縮

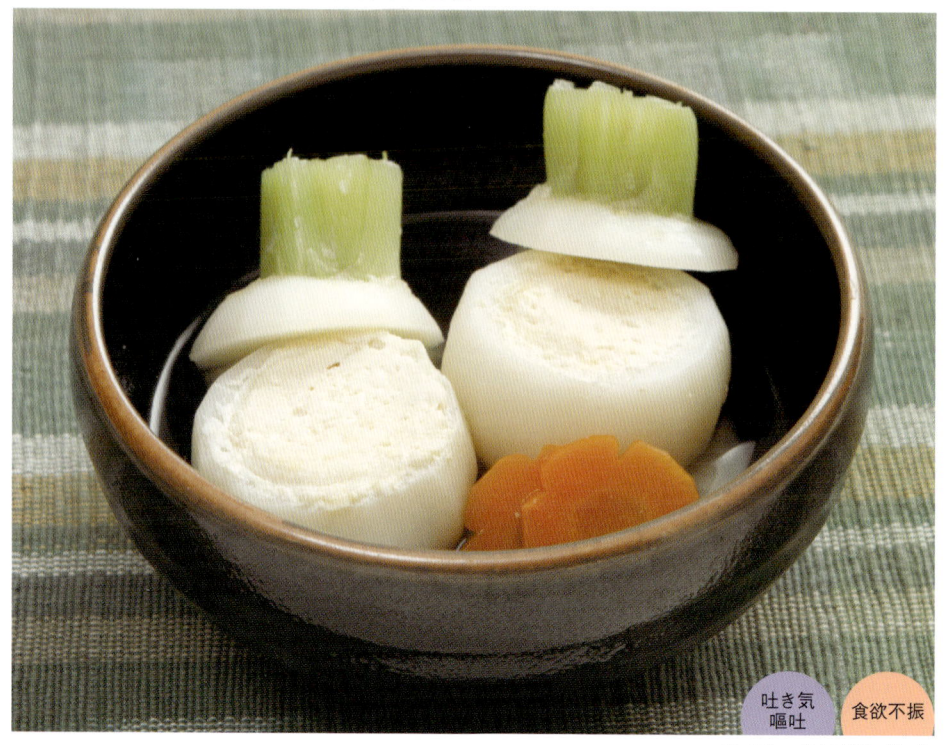

吐き気嘔吐　食欲不振

[1人分] エネルギー 161kcal　たんぱく質 13.1g　塩分 1.2g

### [材料] 2人分

- かぶ……………………… 中4個
- にんじん………………… 中1/4本
- 肉だね
  - 鶏ひき肉………………… 100g
  - 玉ねぎ…………………… 中1/10個
  - 溶き卵…………………… M玉1/4個分
  - パン粉…………………… 小さじ2
  - だし……………………… 小さじ2
  - 長いも(すりおろしたもの)… 小さじ4
  - 塩………………………… 少々
  - しょうゆ………………… 小さじ1/3
  - 酒………………………… 小さじ1/2
- だし……………………… 1カップ
- A
  - 塩………………………… 小さじ1/6
  - しょうゆ………………… 小さじ1/3
  - 酒、みりん……………… 各小さじ1
  - 砂糖……………………… 小さじ2/3

### [作り方]

1 にんじんは好みで花形に抜き、下ゆでしておく。

2 かぶは葉を2cm残して切り落とし、竹串などでよく茎の間を洗う。底を少し切り落として平らにし、皮をむく。上部を茎つきのまま切り取り、ペティナイフやスプーンなどでかぶの中身をくりぬく。

3 肉だねを作る。パン粉はだしでふやかしておく。材料をすべてよく混ぜ合わせる。

4 くりぬいたかぶに3を詰め、表面をならす。

5 圧力鍋に4と茎つきのかぶ、だしを入れる。Aを加えて、落としぶたをし、鍋ぶたをしめる。

6 中〜強火で加熱し、圧力がかかったら弱〜中火に落とし、約5分加熱する。火を止め、圧力が下がるのを待つ。

7 ふたをあけ、にんじんを入れて味をなじませる。

8 器にかぶを盛り、にんじんを飾る。
＊加熱時間は使用する圧力鍋に合わせる。
＊普通の鍋の場合は、煮立ってから弱〜中火で約20分煮る。

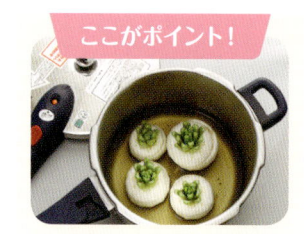

### ここがポイント！

圧力鍋にかぶを並べ入れ、だしと調味料を加えます。落としぶたはクッキングシートなどを利用した紙ぶたが簡易。あとはふたをして煮れば、短時間でやわらかに。においが立ちにくいのも利点です。

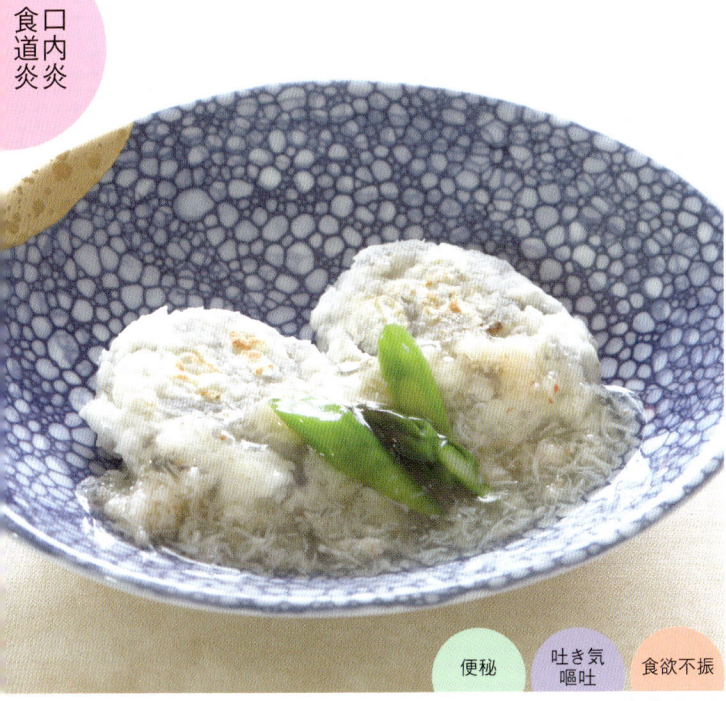

## れんこんとはんぺんのふわふわバーグ

おろしれんこん＋はんぺんのソフトなたねに
野菜あんをかけて口当たりなめらか

[材料] 2人分

れんこん ……… 大1節　　だし ……… 3/4カップ
はんぺん ……… 中2枚　　A ┌ 塩 ……… 小さじ1/6
かに缶 ………… 小1缶　　　 │ しょうゆ … 小さじ1/3
グリーンアスパラガス… 2本　└ 酒 ………… 小さじ1
　　　　　　　　　　　　片栗粉、水… 各小さじ2

[作り方]

1 れんこんは皮をむいてすりおろし、耐熱容器に入れる。ふんわりとラップをかけ、電子レンジ（500W）で約1分加熱する。

2 1にはんぺんをつぶしながら加えて均一に混ぜ、小判形に形をととのえる。

3 フライパンにクッキングシートを敷いて2を並べ、ふたをして火にかける。途中で少量の水を加え、蒸し焼きにする。

4 グリーンアスパラガスはかたい下部を切り落とし、すその皮をむいて、斜めに切る。

5 鍋にアスパラガス、かに身と缶汁、だしを入れて火にかける。火が通ったら、Aで調味し、水溶きした片栗粉でとろみをつける。

6 3を器に盛り、5のあんをかける。

＊れんこんのすりおろしはフードプロセッサーを利用すると簡単。

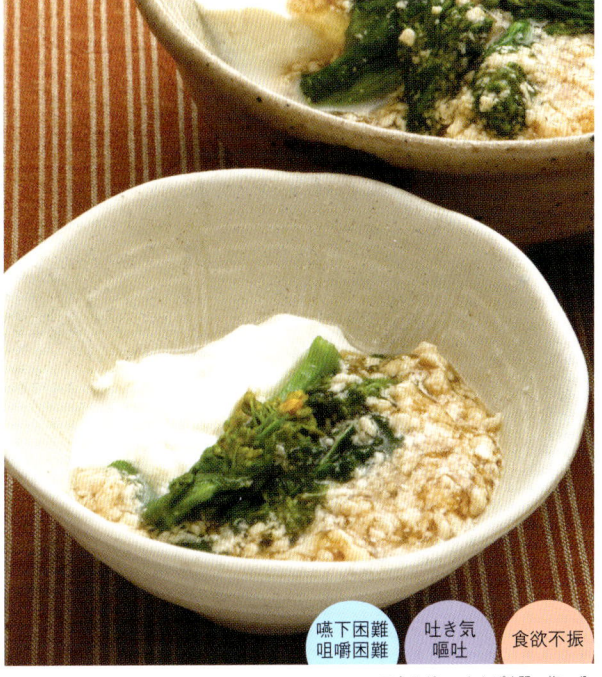

便秘　吐き気嘔吐　食欲不振

[1人分] エネルギー 144kcal　たんぱく質 13.0g　塩分 1.8g

## 手作りおぼろ豆腐 菜の花あんかけ

豆乳から手作りする豆腐はやわらかな食感
薄味あんが大豆のうま味を引き立てます

[材料] 2人分

豆乳（無調整）　　　　　　┌ だし ……… 1/2カップ
　……… 1 1/2カップ　　　│ みりん …… 小さじ1
にがり ……… 小さじ1強　A │ 酒、しょうゆ
菜の花 ……… 1/3束　　　 │ 　……… 各小さじ1/2
鶏ひき肉 …… 60g　　　　 └ 塩 ……… 小さじ1/6
　　　　　　　　　　　　片栗粉、水… 各小さじ1

[作り方]

1 菜の花は塩ゆでにし（塩は分量外）、食べやすい長さに切る。

2 鍋にA、鶏ひき肉を入れて火にかけ、煮立ったら菜の花を加え、水溶きした片栗粉でとろみをつける。

3 土鍋などに豆乳を入れて火にかけ、75℃前後になったら火を止める。にがりを加えて静かに全体をかき混ぜ、ふたをして固まるまで10〜15分、そのままおいておく。

4 3を穴じゃくしなどで適度に汁気をきって器に盛り、2のあんをかける。

＊手作り豆腐は豆乳を耐熱容器に入れてにがりをよく混ぜ、ラップをふわりとかけて、電子レンジで3〜4分加熱してもよい。

嚥下困難咀嚼困難　吐き気嘔吐　食欲不振

[1人分] エネルギー 144kcal　たんぱく質 13.3g　塩分 0.8g

主菜

# 自家製ひりゅうず かき玉あんかけ

ひりゅうずはがんもどきの別名。はんぺんを加えて作るふわふわの食感
揚げた表面をあんでなめらかに

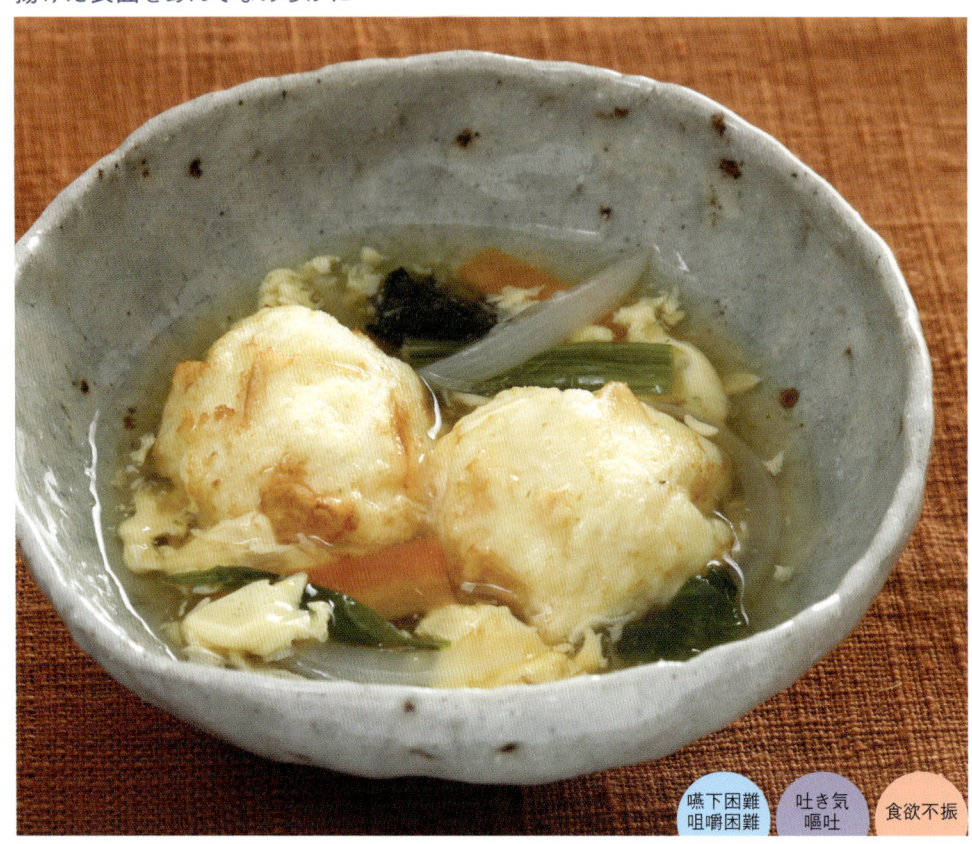

嚥下困難・咀嚼困難 / 吐き気・嘔吐 / 食欲不振

[1人分] エネルギー 174kcal　たんぱく質 8.4g　塩分 1.4g

## [材料] 2人分

| | |
|---|---|
| 木綿豆腐 | 1/3丁 |
| はんぺん | 中1/2枚 |
| プロセスチーズ | 3mm程度厚さ1枚 |
| A ┌ 溶き卵 | 小さじ2 |
| 　├ 片栗粉 | 小さじ2 |
| 　├ 塩 | 少々 |
| 　├ みりん | 小さじ2/3 |
| 　└ 酒 | 小さじ1 |
| 揚げ油 | 適量 |
| ほうれん草 | 1株 |
| 玉ねぎ | 中1/6個 |
| にんじん | 中1/6本 |
| だし | 3/4カップ |
| B ┌ みりん | 小さじ1 |
| 　├ 酒 | 小さじ1 |
| 　├ しょうゆ | 小さじ2/3 |
| 　└ 塩 | 少々 |
| 片栗粉、水 | 各小さじ2 |
| 溶き卵 | M玉1/2個分 |

## [作り方]

**1** 豆腐は水きりしておく。はんぺん、チーズはあらく角切りにしておく。

**2** ほうれん草は塩ゆでにし（塩は分量外）、食べやすい長さに切る。玉ねぎは薄切り、にんじんは短冊切りにする。

**3** 1の豆腐をくずしながら、はんぺん、チーズ、Aを加え、ボール状に丸めて、熱した揚げ油で揚げる。

**4** だしに玉ねぎ、にんじんを入れ、火にかけてやわらかく煮る。Bで調味し、水溶きした片栗粉でとろみをつける。ほうれん草を加え、溶き卵を細く流し入れ、ふわりと固まったら火を止める。

**5** 器に3を盛り、4のあんをかける。

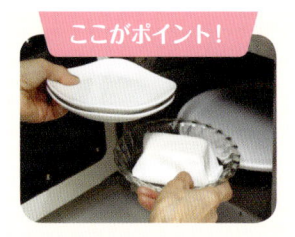

### ここがポイント！

豆腐の水きりを電子レンジでする場合は、耐熱皿にキッチンペーパーにはさんだ豆腐を置き、平らな皿を2～3枚のせて、500Wで1～2分加熱します。調理時間の短縮に活用を。

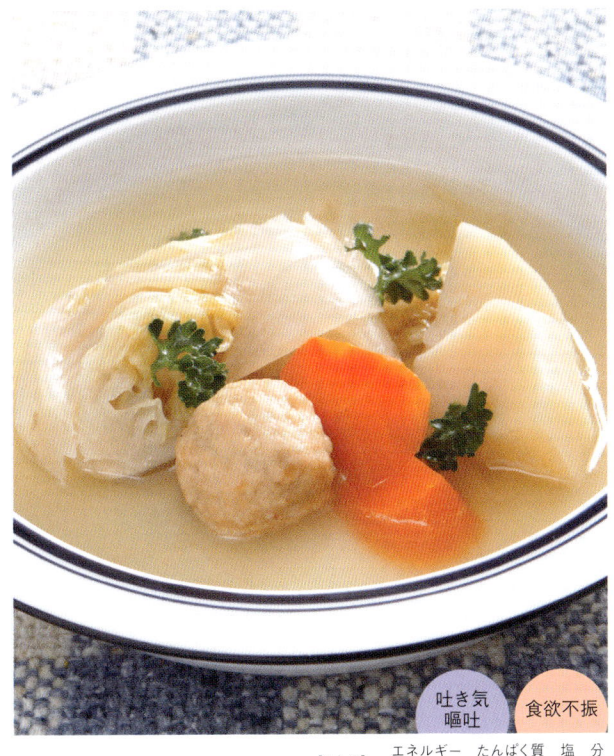

## ポトフ

野菜がたっぷりとれる薄味煮込みを圧力鍋で
味だしは市販のチキンボールで手をかけずに

[材料] 2人分

| | |
|---|---|
| 冷凍チキンボール …………… 2個 | にんじん…… 中1/3本 |
| キャベツ …… 中2枚 | 水 ……… 3/4カップ |
| じゃがいも… 中1/2個 | 顆粒コンソメ ………… 小さじ1 |
| 玉ねぎ …… 中1/5個 | 塩 ………… 少々 |

[作り方]

1 キャベツはざく切り、じゃがいも、にんじんは乱切り、玉ねぎはくし形切りにする。
2 圧力鍋にチキンボールと**1**を入れて水を注ぎ、顆粒コンソメを加える。
3 ふたをしめて火にかけ、沸騰したら火からおろし、放置して冷ます。
4 ふたをあけ、塩で味をととのえて、器に盛る。あれば彩りにちぎったパセリなどを散らしてもよい。

＊加熱時間は使用する圧力鍋に合わせる。
＊普通の鍋を使用する場合は、弱火でことことと野菜がやわらかくなるまで煮込む。

[1人分] エネルギー 107kcal　たんぱく質 3.7g　塩分 0.8g

吐き気嘔吐　食欲不振

---

## 皮むき野菜のマカロニサラダ

野菜の皮をむいて口内への刺激をやわらげ
酸味を抑えた、コクうまドレッシングで

[材料] 2人分

| | |
|---|---|
| マカロニ ……… 15g | 練り白ごま …… 小さじ1/2 |
| 赤パプリカ …… 1/4個 | A |
| きゅうり ……… 1/2本 | みそ … 小さじ1/3 |
| A マヨネーズ…小さじ4 | 塩 ……………… 少々 |

[作り方]

1 鍋に湯を沸かして赤パプリカを入れ、表面が湯につかるようにしながら2分間ゆでる。皮をむき、へたと種を取り除いて、小さめのひし形に切る。
2 きゅうりはピーラーで皮をむき、薄く輪切りにする。
3 マカロニは塩（分量外）を入れた湯で、表示時間を参考に好みのかたさにゆでる。
4 Aを合わせ、マカロニ、赤パプリカ、きゅうりをあえる。味が足りない場合は、塩を加える。

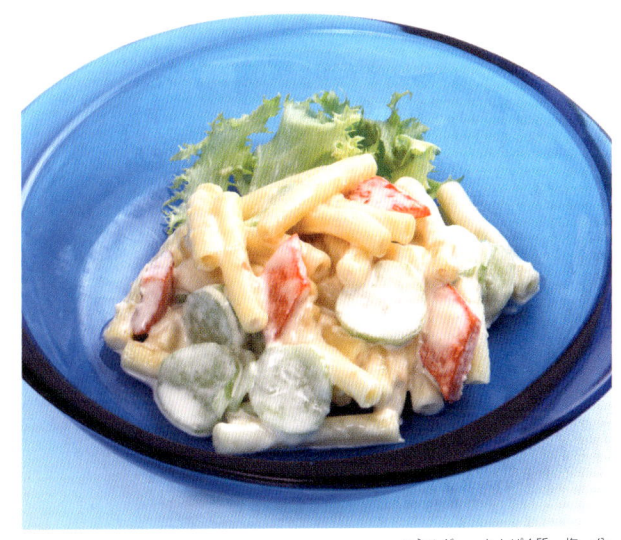

[1人分] エネルギー 102kcal　たんぱく質 1.8g　塩分 0.4g

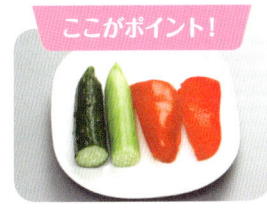

**ここがポイント！**

口内に痛みがあるときは、野菜の皮のかたさも気になります。皮をむくことで、野菜を食べやすくするひと工夫。写真はそれぞれ、左が皮つき、右が皮をむいたものです。

# 副菜

## ズッキーニチャンプルー

ゴーヤの代わりに食べやすいズッキーニを使用
衣をつけて豚肉をやわらかく口当たりよく

[材料] 2人分

| | |
|---|---|
| 木綿豆腐……1/10丁 | A ┌ 中華スープの素 |
| 鍋物用はるさめ…6g | │　……小さじ1/3 |
| ズッキーニ…1/5本(正味30g) | │ オイスターソース |
| にんじん…中1/12本(正味10g) | │　………小さじ1 |
| 玉ねぎ…中1/10個(正味20g) | │ 酒………小さじ1 |
| 溶き卵……M玉1/2個分 | └ しょうゆ…小さじ1/3 |
| 豚薄切り肉…1枚(20g) | 水………1/3カップ |
| 片栗粉……小さじ1/2 | サラダ油…小さじ3/4 |
| | ごま油……小さじ1/4 |

[作り方]

**1** 豆腐は水きりをし、一口大に切る。はるさめは下ゆでして水気をきる。

**2** ズッキーニはへたを落として縦半分に切り、種をスプーンでとって薄切りにする。にんじんは短冊に切り、玉ねぎは薄切りにする。

**3** フライパンにサラダ油小さじ1/4を熱して溶き卵を流し入れ、いり卵を作る。

**4** 豚薄切り肉は一口大に切り、表面に片栗粉をまぶす。

**5** フライパンにサラダ油小さじ1/4を熱し、豚肉の両面を焼く。にんじん、玉ねぎ、ズッキーニを順に加えて炒め合わせ、しんなりしてきたらフライパンの片方に寄せ、あいたところに残りのサラダ油を流して、豆腐の両面を焼きつける。

**6** Aで調味して水を注ぎ、はるさめを加えて煮含める。

**7** 煮汁が少なくなってきたら、**3**のいり卵を加えてさっと混ぜ、ごま油をまわしかける。

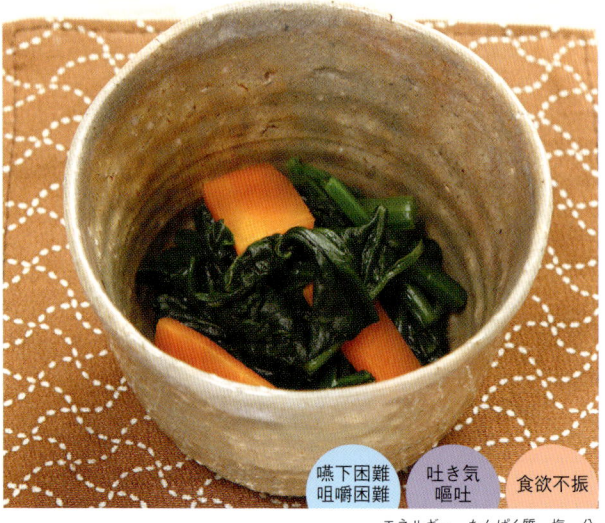

[1人分] エネルギー 95kcal　たんぱく質 5.3g　塩分 0.8g

---

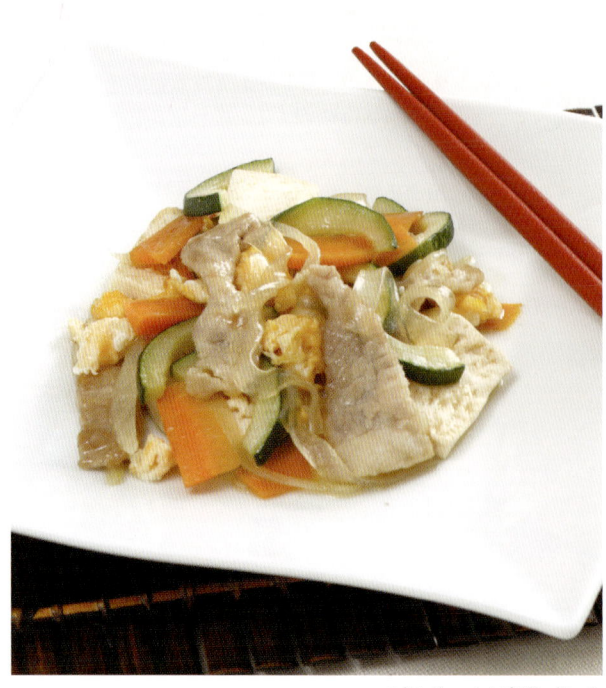

## ほうれん草のやわらかおひたし

ゆで湯に入れて重曹の性質を利用
口に残る青菜のかたい繊維をやわらかくします

[材料] 2人分

| | |
|---|---|
| ほうれん草………1束 | 重曹(水1ℓに対して |
| にんじん……中1/4本 | 　小さじ1～2) |
| だし、しょうゆ…各小さじ2 | |

[作り方]

**1** にんじんは短冊切りにして、やわらかくゆでる。

**2** 鍋に湯を沸かし、沸騰したら重曹、塩(分量外)を加え、ほうれん草をゆでる。流水で手早く冷まし、水気をよくしぼって、3～4cm長さに切る。

**3** だし、しょうゆを合わせ、ほうれん草、にんじんをあえる。

**ここがポイント！**
沸騰した湯に重曹を入れると、さっと泡立って溶けます。重曹入りの湯で青菜をゆでると、繊維がやわらかくなり、抵抗なく食べられるように。

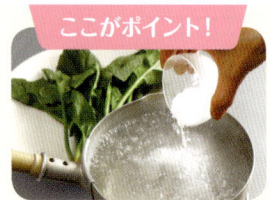

嚥下困難 咀嚼困難　吐き気 嘔吐　食欲不振

[1人分] エネルギー 28kcal　たんぱく質 2.5g　塩分 0.9g

口内炎 / 食道炎

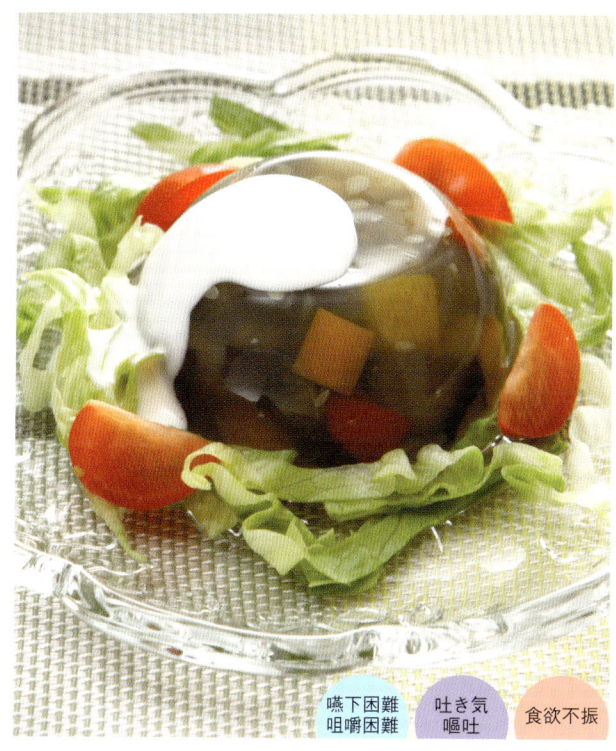

## 夏野菜のゼリー寄せ

野菜も一緒につるりとのどごしよく
口内への温冷刺激を抑え、常温でも美味に

[材料]2人分

| | |
|---|---|
| なす……中1/2本 | 水………1/2カップ |
| ズッキーニ……1/3本 | 粉寒天……小さじ2 |
| 赤、黄パプリカ………各1/6個 | A ┌ マヨネーズ…小さじ2<br>├ プレーンヨーグルト………小さじ2<br>└ 砂糖…小さじ2/3 |
| 顆粒コンソメ………小さじ2/3 | |

[作り方]

1 Aをよく混ぜ合わせ、ソースを作る。
2 なす、ズッキーニ、パプリカはへたと種を除き、1cm角程度の角切りにする。なすは水にさらしてアクを抜く。
3 鍋に顆粒コンソメ、水、**2**の野菜を入れて、火にかける。
4 やわらかく煮えたら粉寒天を振り入れる。2〜3分おだやかに沸騰させて、よく煮溶かす。
5 水にぬらした型に**4**を流し込み、冷やし固める（好みで常温でも冷蔵庫でも）。固まったら型から抜いて器に盛り、**1**のソースをかける。

**ここがポイント！**

野菜が煮えた鍋に粉寒天を振り入れたら、軽く沸騰を続ける火加減にして混ぜながら、よく煮溶かす。粉寒天は下処理をせずにそのまま使えるので便利。

[1人分] エネルギー 53kcal　たんぱく質 1.9g　塩分 0.5g

嚥下困難 咀嚼困難／吐き気 嘔吐／食欲不振

---

## 小松菜の白あえ

下ゆでしてから煮た小松菜を
豆腐と練りごまのあえ衣でなめらかに

[材料]2人分

| | |
|---|---|
| 小松菜…………2株 | 木綿豆腐………1/3丁 |
| こんにゃく…1/10枚 | 練り白ごま…小さじ1 |
| にんじん……中1/6本 | B ┌ 砂糖……小さじ2<br>└ 塩…………少々 |
| A ┌ だし…1/2カップ<br>└ 砂糖、しょうゆ……各小さじ1 | |

[作り方]

1 小松菜は塩ゆでにして（塩は分量外）流水で手早く冷やし、水気をよくしぼって、3cm長さに切る。こんにゃくは3cm長さの細切りにして、下ゆでする。にんじんは3cm長さの細いせん切りにする。
2 小松菜、こんにゃく、にんじんを鍋に入れ、Aを加えて煮る。
3 豆腐は水きりをする。
4 ボウルに豆腐、練りごま、Bを混ぜ、軽く煮汁をきった**2**をあえる。
＊豆腐の簡単な水きり法は90ページ参照。

[1人分] エネルギー 74kcal　たんぱく質 4.1g　塩分 0.8g

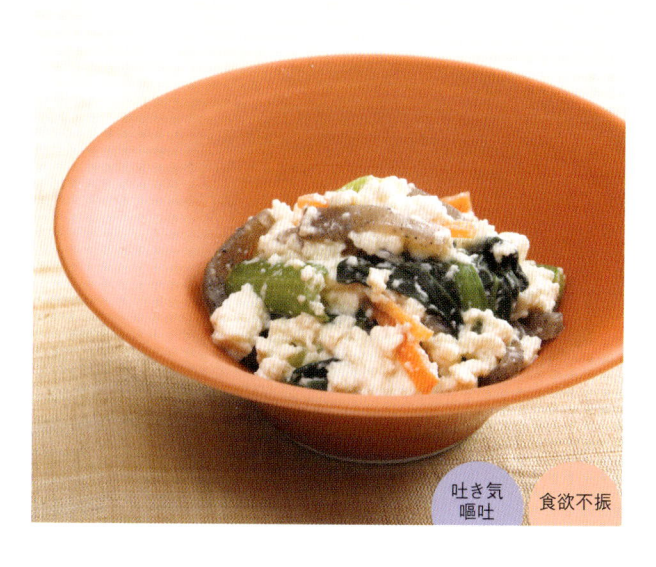

吐き気 嘔吐／食欲不振

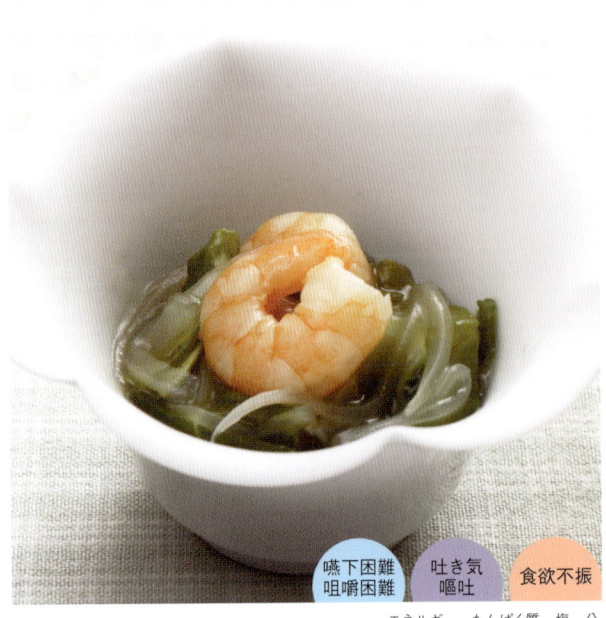

# 副菜

## キャベツとえびの煮物

ふたをして口に合うかたさまで蒸し煮にします
バター風味と白ワインの香りづけで味よく

[材料] 2人分

| | |
|---|---|
| むきえび……… 40g | A ┌ 鶏がらスープの素<br>　　…… 小さじ2/3<br>　　水 ……… 大さじ4<br>　　白ワイン… 小さじ1<br>　└ こしょう …… 少々 |
| キャベツ …… 中2枚 | |
| 玉ねぎ …… 中1/6個 | |
| バター……… 小さじ1 | |
| 片栗粉、水… 各小さじ1 | |

[作り方]

1 キャベツはざく切り、玉ねぎは薄切りにする。
2 鍋にバターを溶かし、えび、キャベツ、玉ねぎを炒める。しんなりしてきたらAを加え、ふたをしてやわらかくなるまで煮る。
3 水溶きした片栗粉を2に加え、とろみをつける。

嚥下困難 咀嚼困難　吐き気 嘔吐　食欲不振

[1人分] エネルギー 60kcal　たんぱく質 4.9g　塩分 0.5g

---

## ワンタンスープ

ワンタンの皮はつるっとなめらかな口当たり
野菜は細切りにして口内への刺激を軽く

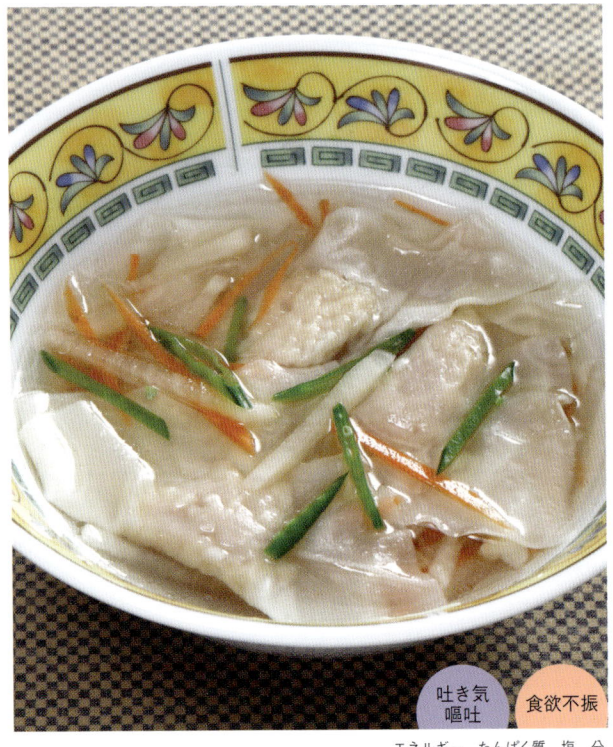

[材料] 2人分

| | |
|---|---|
| 鶏ひき肉……… 30g | 絹さや………… 4枚 |
| 玉ねぎのみじん切り<br>　　……… 小さじ2 | 鶏がらスープの素<br>　　…… 小さじ1 1/3 |
| A ┌ 酒、しょうゆ<br>　└ …各小さじ1/3 | 水 ……… 1 3/4カップ |
| ワンタンの皮…… 6枚 | B ┌ 酒 ……… 小さじ1<br>　└ しょうゆ<br>　　…… 小さじ1/3 |
| 大根………… 30g | |
| にんじん…… 中1/6本 | ごま油 …… 小さじ1/4 |

[作り方]

1 鶏ひき肉に、玉ねぎ、Aをよく混ぜ合わせる。
2 大根、にんじんは細いせん切りにする。絹さやは塩ゆでにして(塩は分量外)、せん切りにする。
3 ワンタンの皮の中央に1の肉だねをのせて包む。
4 鍋に水、鶏がらスープの素、大根、にんじんを入れて火にかけ、やわらかくなるまで煮て、Bで調味する。
5 たっぷりの湯を沸かし、3のワンタンを入れてゆでる。浮き上がってきたらすくい、4のスープに入れる。
6 ひと煮立ちさせ、ごま油をまわし入れる。器に盛り、絹さやを散らす。

吐き気 嘔吐　食欲不振

[1人分] エネルギー 96kcal　たんぱく質 7.0g　塩分 1.3g

口内炎・食道炎

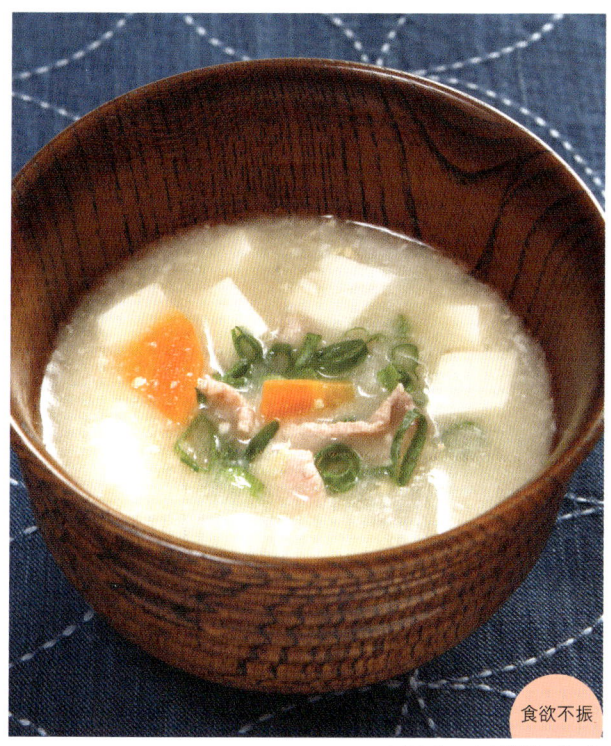

## 粕汁

薄味を風味豊かな酒粕でカバー
よく煮て舌でつぶせるかたさに仕上げます

[材料] 2人分

| | |
|---|---|
| 木綿豆腐……1/6丁 | にんじん……中1/6本 |
| 豚薄切り肉 | 万能ねぎ………4本 |
| ………1枚(30g) | 酒粕……………20g |
| 片栗粉……小さじ2/3 | だし……1 1/2カップ |
| 大根…………1cm厚さ | みそ………大さじ1 |

[作り方]

**1** 酒粕はひたる程度のだしにつけておく。やわらかくなったら泡立て器などを用いてすりつぶす。

**2** 豆腐は1cm程度の角切りにし、豚肉は細切りにして表面に片栗粉をまぶす。大根、にんじんはいちょう切り、万能ねぎは小口切りにする。

**3** 鍋に残りのだし、大根、にんじんを入れて火にかけ、沸騰したら豚肉を入れて、材料がやわらかくなるまで煮る。

**4** 豆腐を入れ、酒粕、みそを溶き入れて、ひと煮立ちさせる。万能ねぎを加えて火を止める。

食欲不振

[1人分] エネルギー 110kcal　たんぱく質 7.4g　塩分 1.3g

## 長いものサクサク漬物

サックリ噛めて、粘りで飲み込みやすい
長いもを薄味に仕上げ、食感を楽しみます

[材料] 2人分

長いも……直径6cm×
長さ5cm(正味100g)

A ┃ だし……小さじ1
　 ┃ みりん、しょうゆ
　 ┃ …各小さじ2/3
　 ┃ 酒……小さじ1/2

[作り方]

**1** 長いもは皮をむき、縦半分に切る。

**2** ポリ袋などに長いも、Aを入れ、全体を軽くもみ、混ぜる。空気を抜いて、長いも全体に調味液がまわる状態で密封する。

**3** 冷蔵庫で半日〜一晩漬け込み、食べやすい厚さに切る。

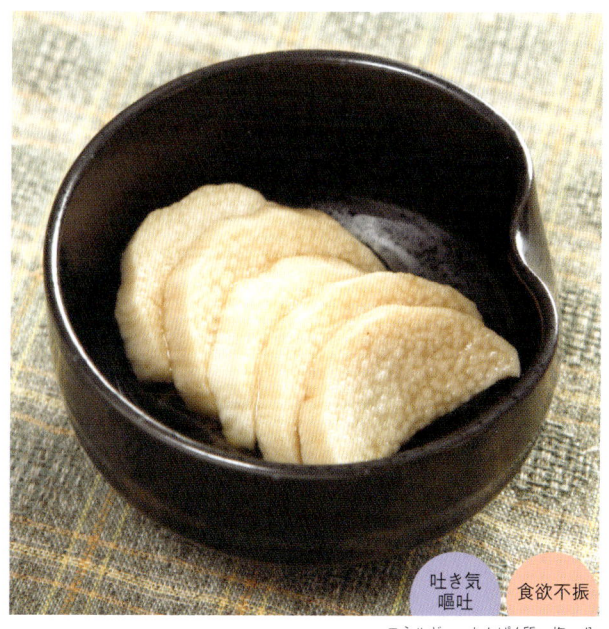

吐き気嘔吐　食欲不振

[1人分] エネルギー 40kcal　たんぱく質 1.3g　塩分 0.3g

# デザート

## バナナのムース風ケーキ

牛乳と混ぜるだけで固まる市販デザートベース利用
ふるふるとなめらか食感の優しい味わい

[材料] 2人分

| | |
|---|---|
| デザートベース（バナナ）……… 1/4袋 | 粉ゼラチン……… 小さじ1/2 |
| 牛乳……… 1/4カップ | 水……… 小さじ2 |
| 生クリーム…小さじ2 | カステラ……1/2切れ |
| 砂糖……… 小さじ1 | バナナ……… 5cm |

[作り方]

1 ゼラチンは水に振り入れて、ふやかしておく。カステラは薄く切る。生クリームは泡立てる（市販のホイップクリームでも可）。
2 デザートベースに牛乳、砂糖、生クリームを混ぜ合わせる。
3 **1**のゼラチンを湯せん、または電子レンジで加熱して溶かし、**2**に加えて均一に混ぜ合わせる。
4 型にラップを敷き、カステラを並べる。**3**を流し入れ、冷蔵庫で冷やし固める。
5 ラップごと型から取り出して切り分け、器に盛って、薄い輪切りのバナナをのせ、あればミントを飾る。

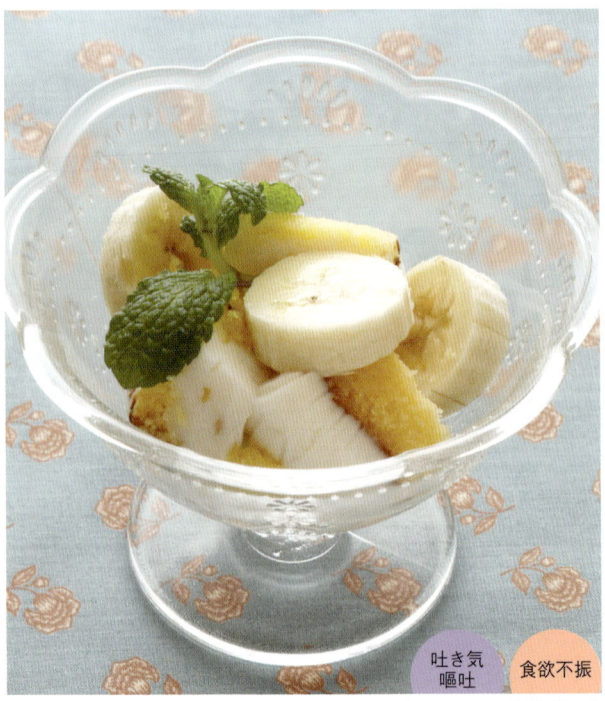

[1人分] エネルギー 114kcal　たんぱく質 2.6g　塩分 0.2g

**こんな味でも** 市販のデザートベースはフルーチェ、ぷるるんデザート、ムースベースなどいろいろ。バナナのほか、いちご、ピーチ、オレンジなどから好みの味を選びましょう。

## 黒ごまプリン

なめらかで口内にくっつかず溶けていくゼラチン
ごまペーストの濃厚なコクと風味で満足の味に

[材料] 2人分

| | |
|---|---|
| 練り黒ごま…小さじ2 | 粉ゼラチン…小さじ1 |
| 牛乳、豆乳…各80mℓ | 水……… 小さじ4 |
| 生クリーム…小さじ2 | 黄桃（缶詰） |
| 砂糖……… 小さじ4 | ……薄切り4切れ |

[作り方]

1 ゼラチンは水に振り入れて、ふやかしておく。
2 鍋に練りごまを入れ、牛乳を少量ずつ加えて、なめらかにのばす。豆乳、生クリーム、砂糖を入れて混ぜ合せる。
3 **2**を火にかけ、沸騰直前まで温める。火を止め、ふやかしたゼラチンを加えて溶かす。
4 鍋底を氷水に当てながら、とろみがつくまで温度を下げる。
5 水にぬらした器に**4**を流し入れ、冷蔵庫で冷やし固める。固まったら黄桃を飾る。
＊ごまは沈殿しやすいため、型に流すときはひと混ぜする。

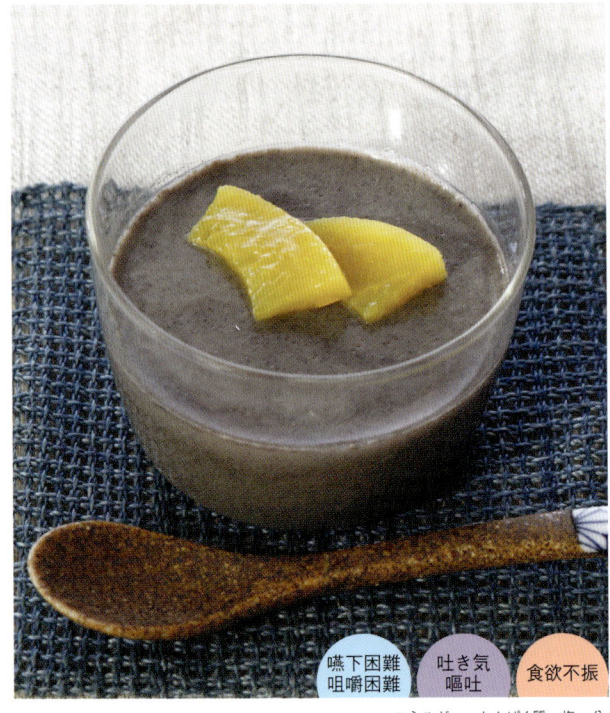

[1人分] エネルギー 133kcal　たんぱく質 5.3g　塩分 0.1g

口内炎 / 食道炎

## 梨のコンポートと紅茶ゼリー

甘いコンポートと甘さ控えめ紅茶の香りゼリー
ゼリーで甘味を調節して好みの味に

[材料] 2人分

| 梨 | 中1/2個 | レモン汁 | 小さじ1/2 |
| A | 砂糖 大さじ2 / 水 1/2カップ / 白ワイン 小さじ1 | B | 紅茶 1カップ / 砂糖 大さじ2 / 粉寒天 小さじ2/3 |

[作り方]

1 梨は皮をむき、芯を取り除いて、6等分に切る。
2 圧力鍋に梨、Aを入れ、10分加圧して火を止め、そのまま放置する。圧力が下がったらふたをはずし、レモン汁を加える。容器に移して、冷蔵庫で冷やす。
3 別鍋にBを入れて加熱し、2～3分煮溶かす。型に流して、あら熱がとれたら冷蔵庫で冷やし固める。
4 紅茶ゼリーをくずして器に敷き、梨のコンポートを盛って、あればセルフィーユなどを飾る。

嚥下困難 咀嚼困難 / 吐き気 嘔吐 / 食欲不振

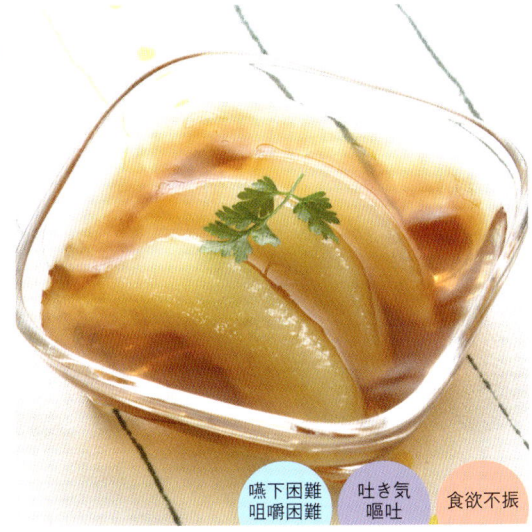

[1人分] エネルギー 99kcal たんぱく質 0.2g 塩分 0.0g

## マシュマロのムース

マシュマロを使えばめんどうな泡立て不要で
ふんわりムースが簡単に完成

[材料] 2人分

マシュマロ …… 3g×10個　ホワイトチョコレート
牛乳 ………… 大さじ4　　………………… 3かけ

[作り方]

1 鍋にマシュマロ、牛乳を入れて、中～弱火にかける。焦げつかないようかき混ぜながら、マシュマロを溶かす。
2 マシュマロが溶けたら火を止め、チョコレートを割り入れて溶かす。
3 器に流し入れ、冷蔵庫で冷やし固める。好みで、いちごやミントを添えてもよい。

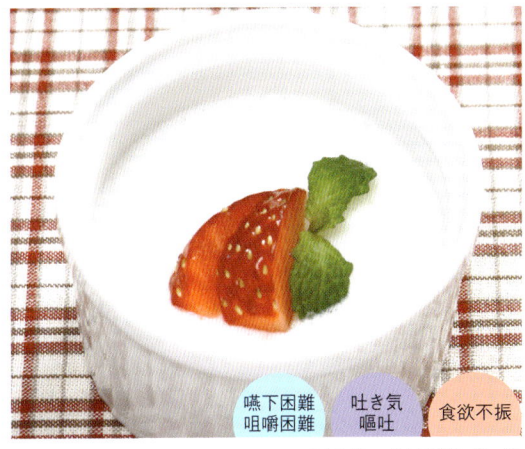

嚥下困難 咀嚼困難 / 吐き気 嘔吐 / 食欲不振

[1人分] エネルギー 98kcal たんぱく質 1.7g 塩分 0.0g

## カステラプリン

プリンに入れたカステラはパサつかずしっとり
卵と牛乳のデザートは栄養も豊かです

[材料] 2人分

カステラ ……… 1/2切れ　A　牛乳 …… 1/2カップ
卵 …………… M玉1個　　　 砂糖 …… 小さじ2
黒みつ ………… 小さじ1

[作り方]

1 カステラは一口大に切る。
2 ボウルに卵を溶きほぐし、Aを加えて混ぜる。
3 耐熱の器にカステラと2を入れてラップをふわりとかけ、電子レンジ（500W）で1個ずつ4～5分加熱する。
4 黒みつをかけて食べる。

嚥下困難 咀嚼困難 / 吐き気 嘔吐 / 食欲不振

[1人分] エネルギー 124kcal たんぱく質 5.4g 塩分 0.2g

# 薄味、人肌、やわらかくなめらか 刺激を抑えて食べやすく

## 刺激の強い食品は避け 食事の温度や食感にも注意

口の中や食道の粘膜が炎症をおこし、荒れたり腫れたりしていると、食べ物や調味料などが少し触れただけでも痛みや出血がおこってしまうことがあります。このような場合には、できるだけ刺激の少ない食品を選ぶようにします。

香辛料や味の濃さだけでなく、温度にも配慮し、熱すぎる、冷たすぎるものは避けます。そのほか、せんべいやフランスパンなどかたいもの、いか、たこ、貝やこんにゃくなど弾力があるもの、のりやおもちなど口内にはりつきやすいもの、おからや焼きいもなどぱさぱさ、ポロポロしたものなども、意外に刺激を与えてしまうので注意しましょう。

こまめに水分を補給して口の中の乾燥を防ぐこと、歯磨きやうがいによって口の中を清潔に保つことも重要です。

## 調理法、食材の切り方などで やわらかさ、なめらかさを

食材・食品を選ぶだけでなく、調理法の工夫によっても、刺激を抑えることができます。薄く切る、細かく切る、隠し包丁を入れる、肉はしょうがが汁やヨーグルトなどに漬け込む、また、圧力鍋を使うなどして煮込むことで野菜や肉はやわらかく仕上がります。

さらに、あんかけにしてとろみをつけたり、ソースをかけたりすると、口当たりがなめらかになり、食べやすくなります。

食べるときには、一度に口に入れる量は控えめにして、よく噛んで食べるようにすれば、傷んだ粘膜へのあたりもやわらぎます。

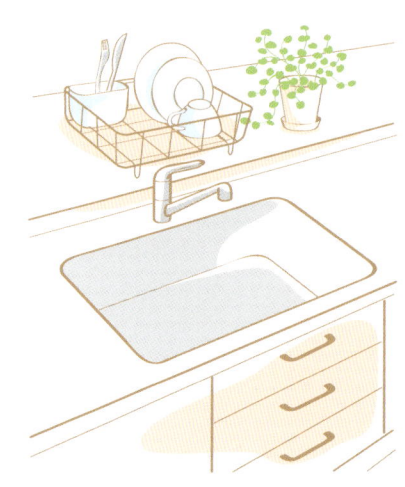

---

● 食事のポイント ●

◎ とうがらしやわさび、こしょうなど、刺激の強い香辛料は控える

◎ 酸味、塩味、甘味、いずれも薄味に

◎ 料理の温度は人肌

◎ かたいもの、弾力があり噛みにくいもの、口内にはりつきやすいもの、ぱさぱさしてのどごしの悪いものは避ける

◎ 煮込み料理、ゼリー寄せ、あんかけ料理、マヨネーズあえ、白あえなどのあえ物といった、なめらかでしっとり仕上がる調理法を

◎ 細かく切る、薄く切る、皮をむくなどの下ごしらえの工夫でやわらかく

◎ 少量ずつよく噛んで食べる

口内炎・食道炎

# 口内炎・食道炎があるときの献立例

炎症を刺激しない薄味、やわらか、なめらか、それでいて変化のある料理の組み合わせになっています。
食材の切り方や煮込み具合、とろみの加減や料理の温度などは、状態に合わせて調節してください。

## かぶの肉詰めと野菜の ゼリー寄せの献立

**黒ごまプリン**
口溶けのよさ、黒ごまの
コクで少量でも満足
96ページ

**ほうれん草の
やわらかおひたし**
葉物をやわらかくゆでる
のに重曹を利用
92ページ

**かぶのやわらか
肉詰め**
圧力鍋でふわりとやわら
かく煮上げて
88ページ

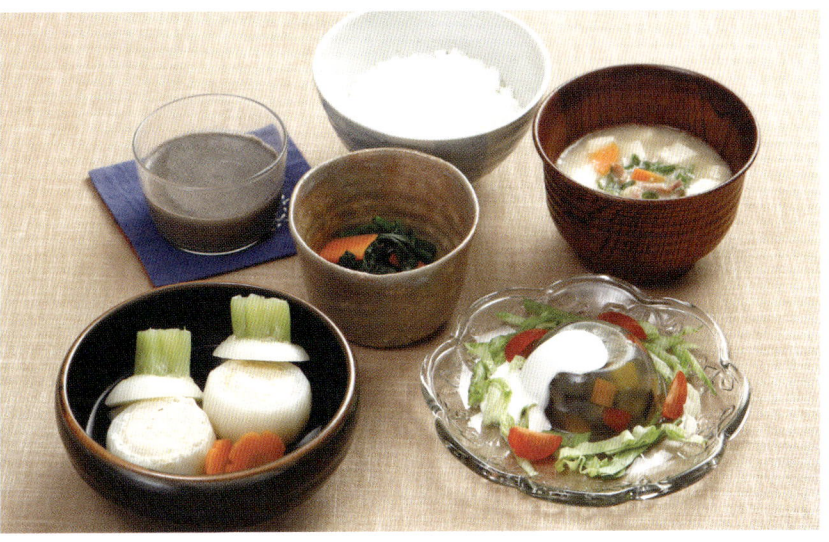

**やわらかいごはん**
119ページ

**粕汁**
献立に汁物を加えて口内を
うるおす　95ページ

**夏野菜のゼリー寄せ**
食べにくい野菜を寒天で寄せて
つるり　93ページ

## 炊き込みピラフと チャンプルーの献立

**ワンタンスープ**
ワンタンのつるつる感とやわら
かな細切り野菜で　94ページ

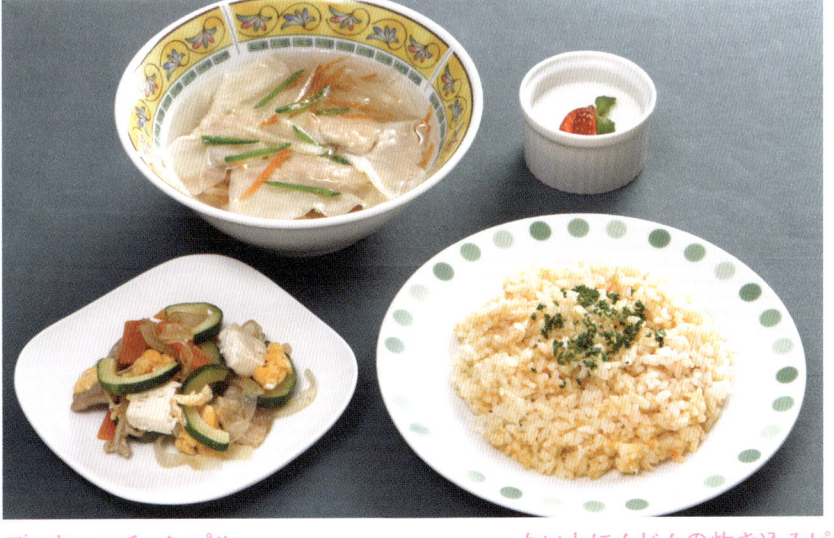

**マシュマロのムース**
ふんわり甘く口に優しい
97ページ

**ズッキーニチャンプルー**
食材の選び方、下ごしらえにひと工夫
92ページ

**たいとにんじんの炊き込みピラフ**
野菜の水分でしっとり、ポロポロしない
食感に　83ページ

主食

## 新鮮野菜のあんかけごはん

たっぷり野菜でおなかの調子をととのえます
あんかけで食べやすく、水分補給にも有効

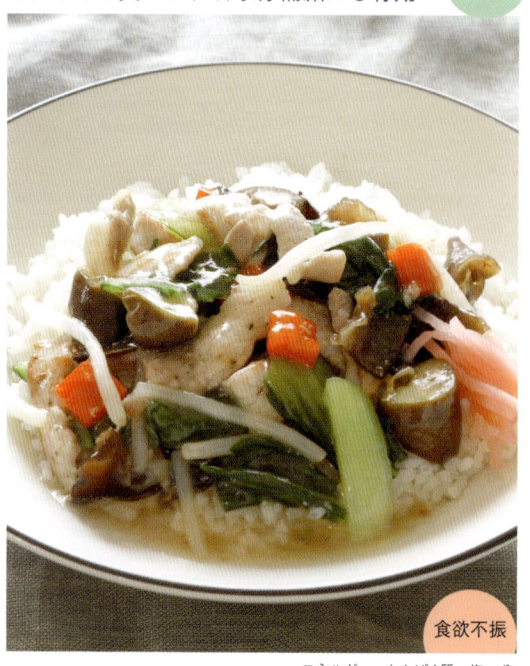

便秘

[1人分] エネルギー 259kcal　たんぱく質 8.8g　塩分 1.1g

食欲不振

[材料] 2人分

| | |
|---|---|
| ごはん ……… 茶碗に軽く2杯分(220g) | チンゲン菜………… 1/2株 |
| 豚ロース薄切り肉… 2枚(40g) | きくらげ(乾燥)………2g |
| 塩、こしょう……… 各少々 | サラダ油……… 小さじ1/2 |
| A[ 酒………… 小さじ1/2 | 鶏がらスープの素… 小さじ2/3 |
| 　 しょうが汁… 小さじ1/2 | 水………… 1/2カップ |
| 片栗粉………… 小さじ1 | B[ 酒………… 小さじ1 |
| なす………… 中1/2本 | 　 しょうゆ… 小さじ2/3 |
| もやし……… 1/4パック | 片栗粉、水… 各小さじ2 |
| 赤パプリカ………… 1/6個 | ごま油……… 小さじ1/4 |
| | 紅しょうが………… 少々 |

[作り方]

1　豚肉は食べやすい大きさに切り、塩、こしょうを振ってAをからめ、片栗粉をまぶす。
2　なすは乱切りにし、水にさらす。赤パプリカは1cm角に切り、チンゲン菜はざく切りにする。きくらげは水でもどして、食べやすい大きさに切る。
3　鍋にサラダ油を熱し、豚肉を炒める。なす、もやし、チンゲン菜、赤パプリカ、きくらげを加え、水、鶏がらスープの素を入れる。
4　火が通ったらBを加え、水溶きした片栗粉でとろみをつけて、ごま油をまわしかける。
5　器にごはんを盛って4をかけ、紅しょうがを添える。

# 下痢・便秘
## があるときに

便秘対策に、食物繊維の豊富な食材を食べやすく調理しています。下痢には刺激の少ない、消化のよい料理を紹介しました。おなかの調子をととのえる乳酸菌入りの食品を使った料理は、どちらの症状にもおすすめです。

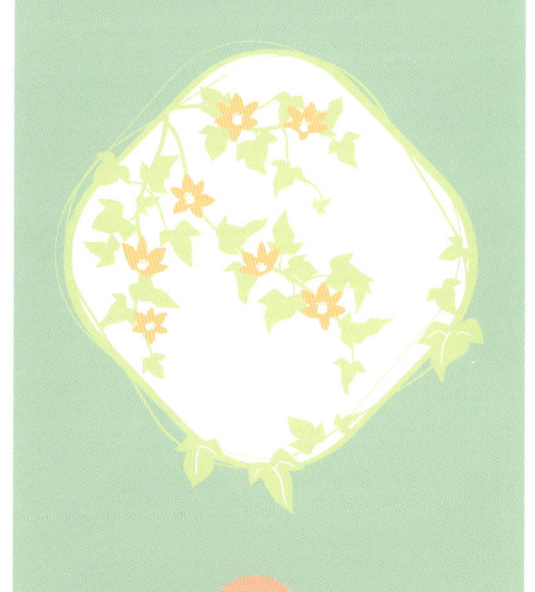

＊料理写真内の 食欲不振 などは「下痢・便秘」以外に適する症状を示しています。

便秘
下痢

## かに玉あんかけひじきごはん

食物繊維の多いひじきやきのこ、たけのこが
ごはんと一緒に無理なく摂取できます

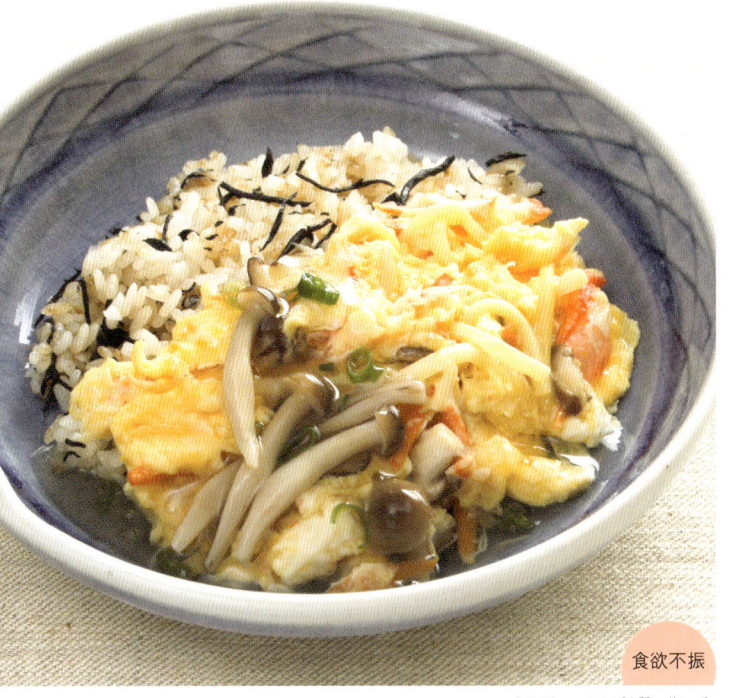

便秘

[材料] 作りやすい分量・3人分

| 米 … 1カップ(180㎖) | にんじん …… 中1/8本 |
| ひじき(乾燥)… 小さじ3 | 生しいたけ …… 1枚 |
| A { だしの素 … 小さじ1/3 / 塩 …… 少々 / しょうゆ … 小さじ1/3 / 酒 …… 小さじ2 / みりん … 小さじ1/2 } | サラダ油 … 小さじ1 / しめじ … 1/3パック / だし … 1/2カップ |
| 卵 …… M玉2個 | B { しょうゆ … 小さじ1/3 / 塩 …… 少々 / 酒 …… 小さじ1 } |
| かに缶詰 … 小1/2缶 | 片栗粉、水 … 各小さじ1 1/2 |
| たけのこ水煮 … 1/4パック(30g) | 万能ねぎの小口切り … 適量 |

[作り方]

1 [ひじきごはんを炊く] ひじきは水にひたしてもどす。米をとぎ、炊飯器に入れて、ひじき、Aを加え、目盛りまで水を入れて炊飯する。炊き上がったら底からすくって切るように混ぜる。

2 [かに玉を作る] たけのこ、にんじんはせん切りにして、下ゆでする。しいたけは石づきを取り、あらみじんに切る。

3 卵を割りほぐして、かにと2を混ぜ、サラダ油を熱したフライパンに流して中火で焼く。周囲が固まってきたら大きく混ぜ、ふわりと火を通す。

4 [あんを作る] しめじは石づきをとってほぐす。鍋にしめじとだしを入れて火にかけ、Bで調味して、水溶きした片栗粉でとろみをつける。

5 器にひじきごはんを盛り、かに玉をのせて、あんをかけ、万能ねぎを散らす。

食欲不振

[1人分] エネルギー 275kcal　たんぱく質 10.3g　塩分 1.0g

## とうもろこしごはん

食物繊維豊富な炊き込みごはん
季節の生とうもろこしで風味よく

便秘

[材料] 作りやすい分量・3人分

| 米 … 1カップ(180㎖) | 酒 …… 小さじ1 |
| とうもろこし … 中1/3本(正味60g) | 塩 …… 小さじ1/3 / だし昆布 …… 小1枚 |

[作り方]

1 とうもろこしは、包丁で実をそぎとる。
2 米をといで炊飯器に入れ、分量の目盛りまで水を加える。
3 2に、切り込みを入れただし昆布、酒、塩、1を加え、30分ほどつけおいてから炊飯する。
4 炊き上がったら、しゃもじでむらなく混ぜる。

こんな材料でも　生とうもろこしが手に入らない季節は、冷凍や缶詰を利用。

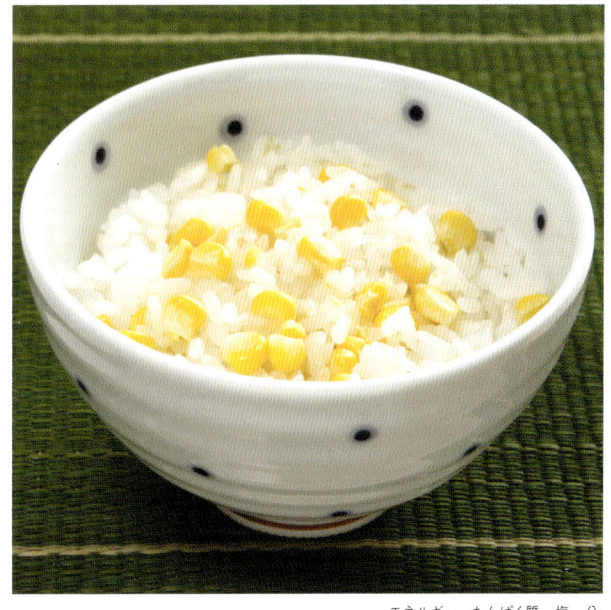

[1人分] エネルギー 198kcal　たんぱく質 3.8g　塩分 0.5g

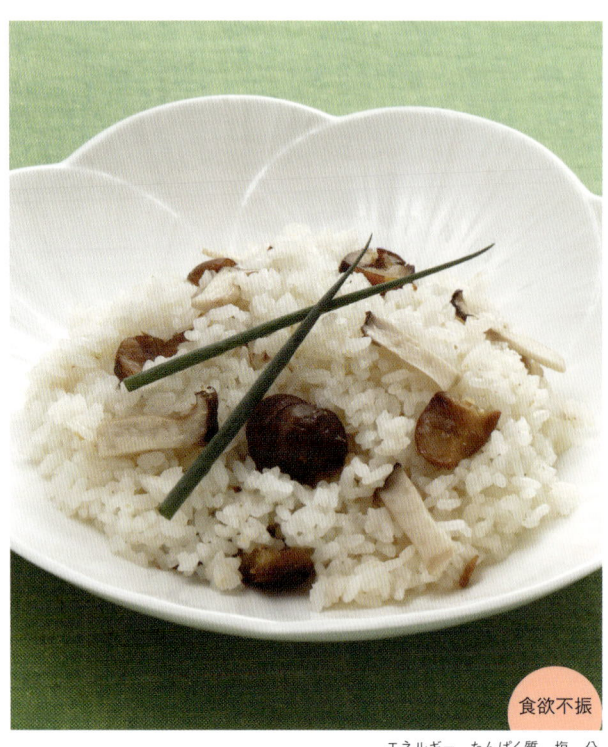

## 主食

### 甘栗とエリンギの洋風炊き込みごはん

甘さがうれしい甘栗で繊維を補給
むき栗で簡単に作れる栗ごはんです

便秘

[材料] 作りやすい分量・3人分

米 … 1カップ（180㎖）
むき甘栗 ……… 12個
エリンギ ……… 小1本
A ┌ 顆粒コンソメ ……… 小さじ1
  └ 白ワイン … 小さじ2
万能ねぎ ……… 適量

[作り方]

**1** 甘栗は半分に切る。エリンギは石づきを切り落とし、4㎝長さの短冊切りにする。

**2** 米はといで30分ほど水につける。Aを入れ、水を目盛まで注ぎ、甘栗、エリンギを加えて炊飯する。

**3** 炊き上がったら、底からすくって切るように混ぜる。器に盛り、万能ねぎを飾る。

食欲不振

[1人分] エネルギー 230kcal　たんぱく質 4.6g　塩分 0.7g

### ごま豆乳そうめん

消化がよく、栄養価の高い取り合わせ
まろやかでうま味があり、食も進みます

下痢

[材料] 2人分

そうめん（乾）…… 75g
卵 …………… M玉1個
ほうれん草 ……… 2株
にんじん ………… 15g
A ┌ 練り白ごま ……… 小さじ2

A ┌ みりん …… 小さじ1
  │ しょうゆ …… 小さじ2/3
  └ 塩 …… 小さじ1/6
だし ……… 1/2カップ
豆乳 ……… 1/2カップ

[作り方]

**1** 卵は半熟にゆで、半分に切る。ほうれん草は塩ゆでにして（塩は分量外）、流水で冷まし、水気をしぼって3～4㎝長さに切る。にんじんは3～4㎝長さのせん切りにしてゆでる。

**2** Aを混ぜ合わせ、だしを少しずつ加えて溶きのばす。豆乳を加え、常温におくか、冷蔵庫で冷やす。

**3** そうめんを熱湯でやわらかめにゆで、流水でぬめりをとる。

**4** そうめんの水気をきって器に盛り、**2**をまわしかけて、**1**をのせる。

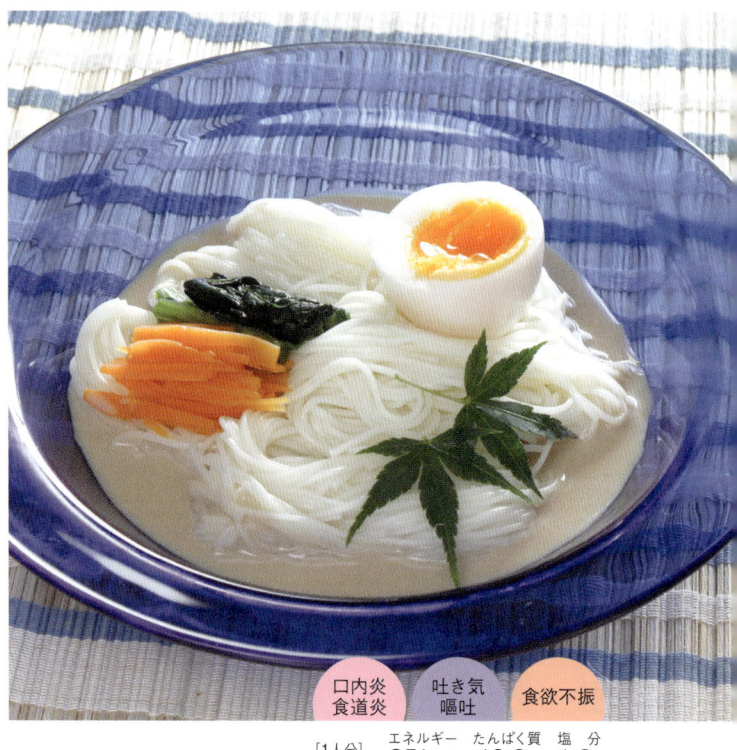

口内炎 食道炎　吐き気 嘔吐　食欲不振

[1人分] エネルギー 251kcal　たんぱく質 10.6g　塩分 1.2g

Part 1 症状・体調別に選べるレシピ 166　主菜

## しいたけとなすの肉詰め 野菜あんかけ

電子レンジ使用で手軽に作るひき肉料理
たっぷり野菜は食べやすいあんかけにして

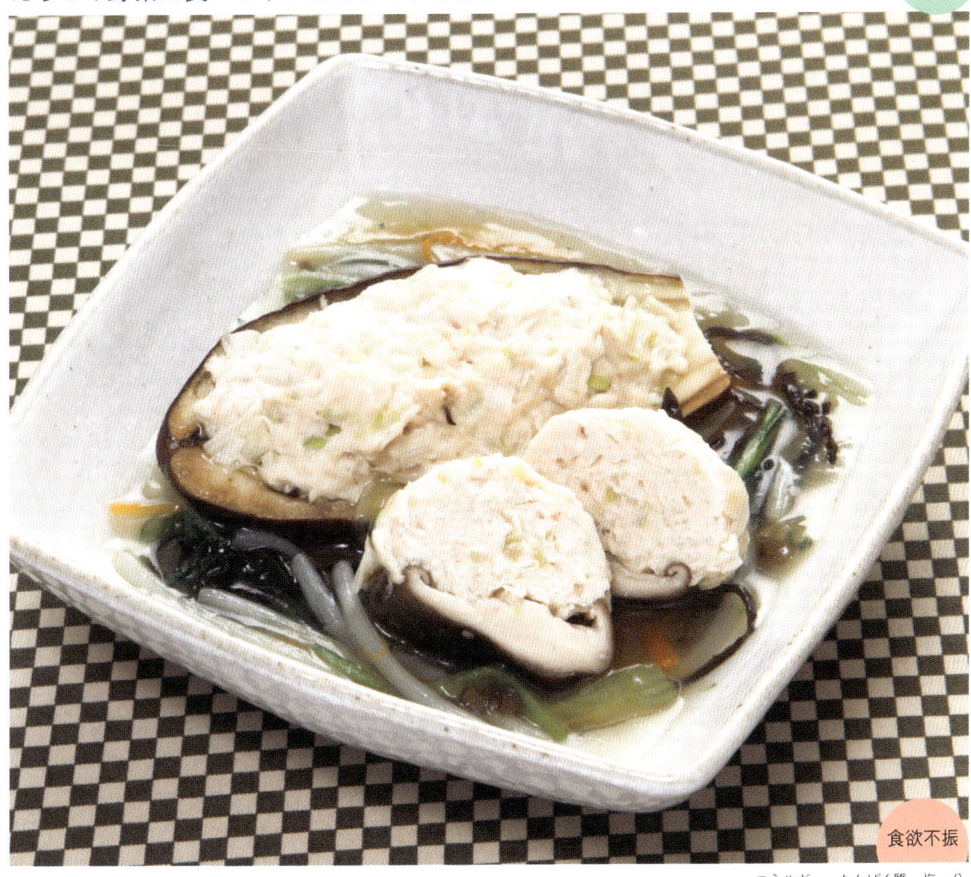

便秘
食欲不振

[1人分] エネルギー 141kcal　たんぱく質 12.1g　塩分 1.0g

[材料] 2人分

| | |
|---|---|
| 生しいたけ | 2枚 |
| なす | 中1本 |
| 鶏ひき肉 | 100g |
| 長ねぎ | 1/3本 |
| A しょうゆ | 小さじ2/3 |
| 　しょうが汁 | 小さじ1/2 |
| 　酒 | 小さじ1 |
| 　こしょう | 少々 |
| 　片栗粉 | 小さじ2 |
| もやし | 1/8パック |
| チンゲン菜 | 1/3株 |
| にんじん | 中1/6本 |
| きくらげ（乾燥） | 2g |
| 鶏がらスープの素 | 小さじ1/3 |
| 水 | 1/2カップ |
| B 酒 | 小さじ1 |
| 　しょうゆ | 小さじ1/3 |
| 　塩、こしょう | 各少々 |
| ごま油 | 小さじ1/2 |
| 片栗粉、水 | 各小さじ1 1/2 |

[作り方]

**1** しいたけは石づきを取る。なすはへたを落として縦半分に切り、ボート状に果肉をくりぬく。

**2** 長ねぎはみじん切りにする。鶏ひき肉に長ねぎとAを加えて混ぜ合わせ、しいたけのかさの裏と、なすに詰める。

**3** 耐熱皿に**2**を並べてふわりとラップをかけ、電子レンジ（500W）で5分加熱する。

**4** チンゲン菜、にんじんはせん切りにする。きくらげはもどしてせん切りにする。

**5** 鍋に水と鶏がらスープの素、にんじんを入れて火にかける。煮立ったら、もやし、チンゲン菜、きくらげを加える。

**6** 火が通ったら、Bで味をととのえ、水溶きした片栗粉でとろみをつけ、ごま油を落とす。

**7** **3**を器に盛り、**6**のあんをかける。

主菜

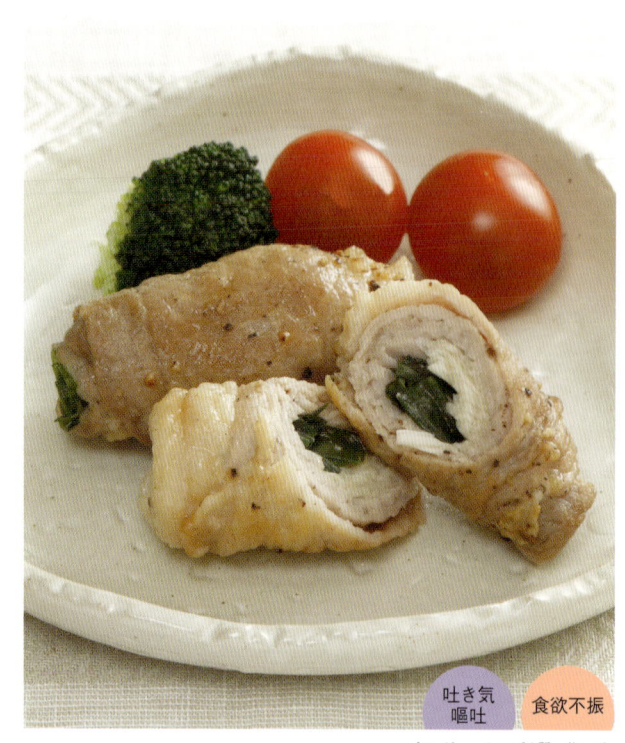

## 豚肉の二色巻き

薄切りなら肉も食べやすい
えのきと万能ねぎで食感もプラス

便秘

[材料] 2人分

| | |
|---|---|
| 豚もも薄切り肉 …… 4枚(100g) | バター …… 小さじ1/2 |
| 塩、こしょう … 各少々 | サラダ油 … 小さじ1/2 |
| えのきたけ …… 1/3パック | だし …… 大さじ4 |
| 万能ねぎ …… 8本 | A[ 酒 …… 小さじ1<br>しょうゆ … 小さじ1 |
| 小麦粉 …… 適量 | ポン酢じょうゆ … 小さじ1 |

[作り方]

1 豚肉に塩、こしょうで下味をつける。
2 えのきたけは根元を落として、万能ねぎとともに4～5cm長さに切る。
3 豚肉を広げてえのきたけ、万能ねぎをのせて巻き、巻き終わりを押さえて表面に小麦粉をまぶす。
4 フライパンにバター、サラダ油を合わせて熱し、3を巻き終わりを下にして入れる。中火～強火で転がしながら焼き、全体に焼き色がついたらだしを加えてふたをし、蒸し焼きにする。
5 汁が少なくなってきたら、Aを加え、水気がなくなるまでいりつける。
6 半分に切って器に盛り、好みでポン酢じょうゆをかける。あればミニトマトやゆでたブロッコリーを添えてもよい。

吐き気嘔吐　食欲不振

[1人分] エネルギー 159kcal　たんぱく質 11.4g　塩分 1.0g

## えびだんごと麩の卵とじ

やわらかい食材で作るふんわりだんご
卵でなめらか食感にまとめて

下痢

[材料] 2人分

| | |
|---|---|
| むきえび …… 40g | だし …… 1カップ |
| はんぺん …… 中1枚 | B[ 酒、しょうゆ、みりん …… 各小さじ1 |
| A[ 溶き卵 … 小さじ2<br>酒 … 小さじ1/2<br>片栗粉 … 小さじ2 | 溶き卵 … M玉2個分弱（えびだんごのつなぎと合わせて2個） |
| 小町麩 …… 6個 | |
| 長ねぎ …… 1/5本 | 三つ葉 …… 適量 |

[作り方]

1 えびは、塩、片栗粉(ともに分量外)を振ってもみ、流水で洗い流して、包丁で細かくたたく。はんぺんはみじん切りにする。
2 1にAを混ぜ合わせ、だんご状に丸める。
3 小町麩を水につけてもどし、水気をしぼる。
4 長ねぎは薄い斜め切りに、三つ葉は2cm長さに切る。
5 鍋にだし、長ねぎを入れて、火にかける。煮立ったら、2のだんご、Bを加え、だんごに火が通り、長ねぎがやわらかくなるまで煮る。
6 小町麩を加え、溶いた卵をまわしかける。三つ葉を散らしてふたをし、火を止めて蒸らす。

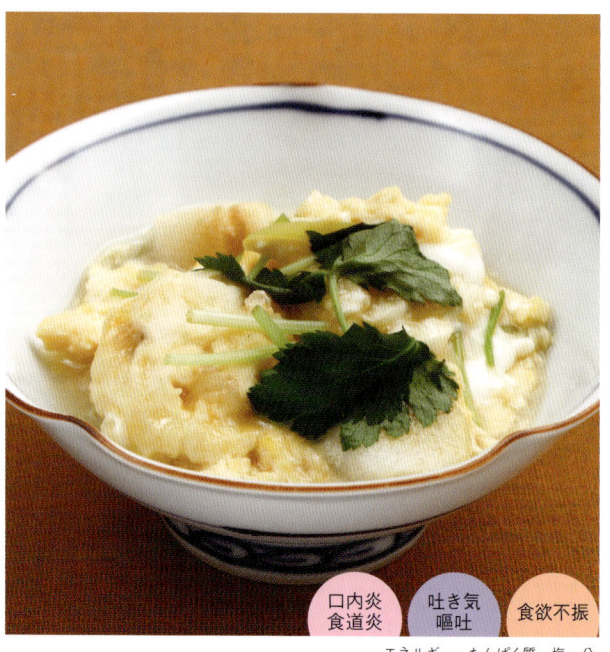

口内炎食道炎　吐き気嘔吐　食欲不振

[1人分] エネルギー 154kcal　たんぱく質 13.9g　塩分 1.2g

104

Part1 症状・体調別に選べるレシピ 166

# ほたてとほうれん草のグラタン

市販のホワイトソースを利用して手間を省略
おなかの調子に不安があるときにおすすめの一品

下痢
便秘

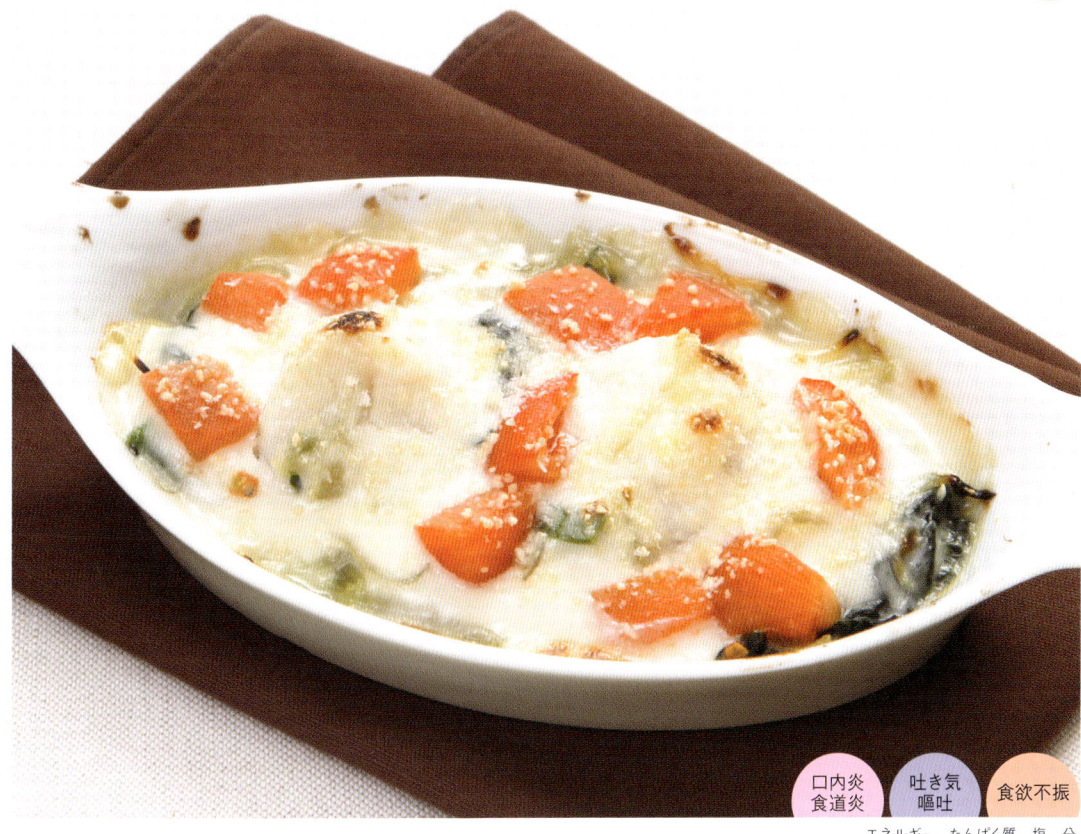

口内炎・食道炎 / 吐き気・嘔吐 / 食欲不振

[1人分] 155kcal　たんぱく質 12.6g　塩分 1.3g

## [材料] 2人分

- ほたて貝柱 …………………… 2個
- A ┌ 酒 …………………… 小さじ1
　　└ 塩、こしょう …………… 各少々
- ほうれん草 …………………… 3株
- 玉ねぎ ……………………… 中1/4個
- バター ……………………… 小さじ1/2
- B ┌ 顆粒コンソメ ………… 小さじ2/3
　　└ 水 ……………………… 大さじ4
- ホワイトソース(市販品) … 大さじ4
- サラダ油 …………………… 小さじ1/4
- トマト ……………………… 中1/4個
- C ┌ バター ………………… 小さじ1
　　├ 粉チーズ ……………… 小さじ2
　　└ パン粉 ………………… 小さじ2

## [作り方]

1 オーブンを180℃に予熱しておく。

2 ほたて貝柱は食べやすい大きさに切り、Aを振りかける。

3 玉ねぎは薄切りに、ほうれん草は3～4cm長さに切る。トマトは皮をむいて種を除き、小さい角切りにする。

4 鍋にバターを熱して玉ねぎを炒め、しんなりしたらほうれん草を加えて炒め合わせる。Bを加えて、野菜がやわらかくなるまで煮る。

5 耐熱皿にサラダ油を塗る。ほたて貝柱を入れて4とホワイトソースをかけ、上にトマトとCを散らす。

6 オーブンに入れ、約15分焼く。

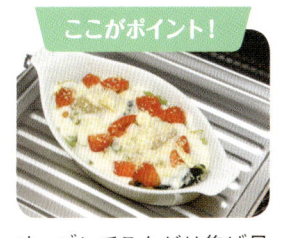

### ここがポイント！

オーブンでこんがり焦げ目をつけると、香ばしく食べられます。手軽にオーブントースター利用でもOK。ソースがグツグツとなって、表面に焼き色がつくまで、ようすを見ながら焼きましょう。

# 主菜

## 金目だいのムニエル 野菜ソース

野菜のソースはレモンとオリーブの香り
ドレッシング仕立のすっきり味で

便秘

[材料] 2人分
- 金目だい……小2切れ
- 塩、こしょう…各少々
- 白ワイン……小さじ1
- 小麦粉………小さじ2
- サラダ油…小さじ1/2
- バター………小さじ1
- 玉ねぎ……中1/4個
- きゅうり………1/2本
- ブラックオリーブ(塩漬け)……………4粒
- A
  - オリーブ油…小さじ1
  - 酢………小さじ2
  - レモン汁…小さじ1
  - 鶏がらスープの素…小さじ1/3
  - 塩、こしょう…各少々

[作り方]
1 金目だいは半分に切り、塩、こしょう、白ワインを振りかける。
2 軽く水気をふき取り、ポリ袋に入れる。小麦粉を加え、口を閉じて振り、小麦粉をまぶす。
3 フライパンにバター、サラダ油を熱して金目だいを入れ、最初に強火で両面を焼き、焼き色をつける。弱火に落とし、じっくり火を通す。
4 玉ねぎ、きゅうり、オリーブの半量は、あらみじんに切る。
5 ボウルにAを合わせ、4を入れてあえる。しばらくおき、味をなじませる。
6 残りのオリーブは、輪切りにする。器に5を丸く広げ、ムニエルをのせて、オリーブを飾る。あれば彩りにイタリアンパセリなどを添える。

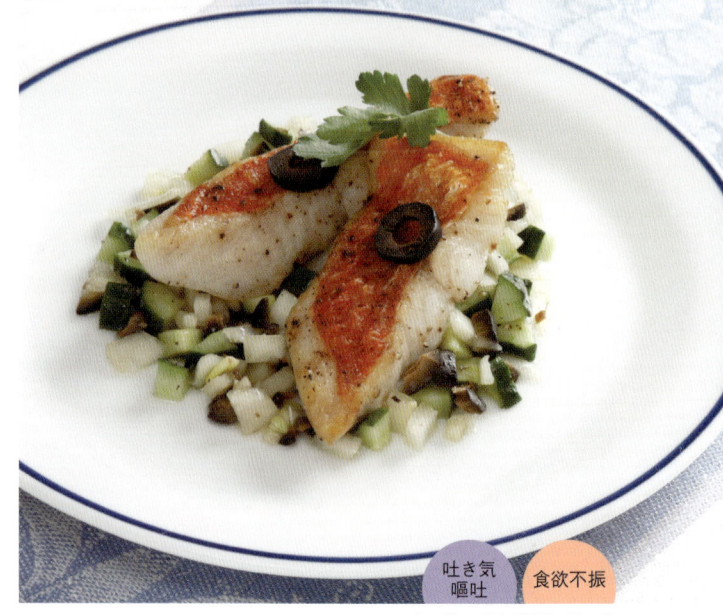

吐き気嘔吐 食欲不振

[1人分] エネルギー 172kcal たんぱく質 11.6g 塩分 1.0g

## おから巾着

たっぷりのおからとしいたけで便秘対策
卵を加えてしっとり感をプラス

便秘

[材料] 2人分
- 油揚げ……………2枚
- おから……………40g
- 干ししいたけ……1枚
- にんじん…中1/12本（正味10g）
- 三つ葉…………6本
- 卵…………M玉1個
- A
  - めんつゆ…大さじ1
  - 片栗粉…小さじ3
- 花麩……………4個
- 絹さや……………4枚
- B
  - だし………1カップ
  - めんつゆ…大さじ2

[作り方]
1 干ししいたけは水でもどし、あらみじんに切る。にんじんはあらみじんに、三つ葉は1cm長さに切る。
2 油揚げを半分に切って袋状にし、熱湯でゆでて油抜きをする。
3 絹さやは、塩ゆでにして(塩は分量外)、斜めに切る。
4 ボウルに卵を溶き、A、おから、1を混ぜる。
5 油揚げに4を詰め、楊枝で袋の口を閉じる。巾着に穴を数カ所あける。
6 鍋にBを合わせ、巾着を入れて強火にかけ、煮立ったら弱火で20分煮る。仕上がりに花麩を入れる。
7 器に盛り、花麩、絹さやを添える。

[1人分] エネルギー 155kcal たんぱく質 9.9g 塩分 0.9g

106

Part1 症状・体調別に選べるレシピ166

便秘 下痢

# 豆腐とひき肉の重ね蒸し 桜あんかけ

蒸し器がなくてもフライパンで作れる簡単蒸し物
桜の花の塩漬けがほんのり香る優しい味です

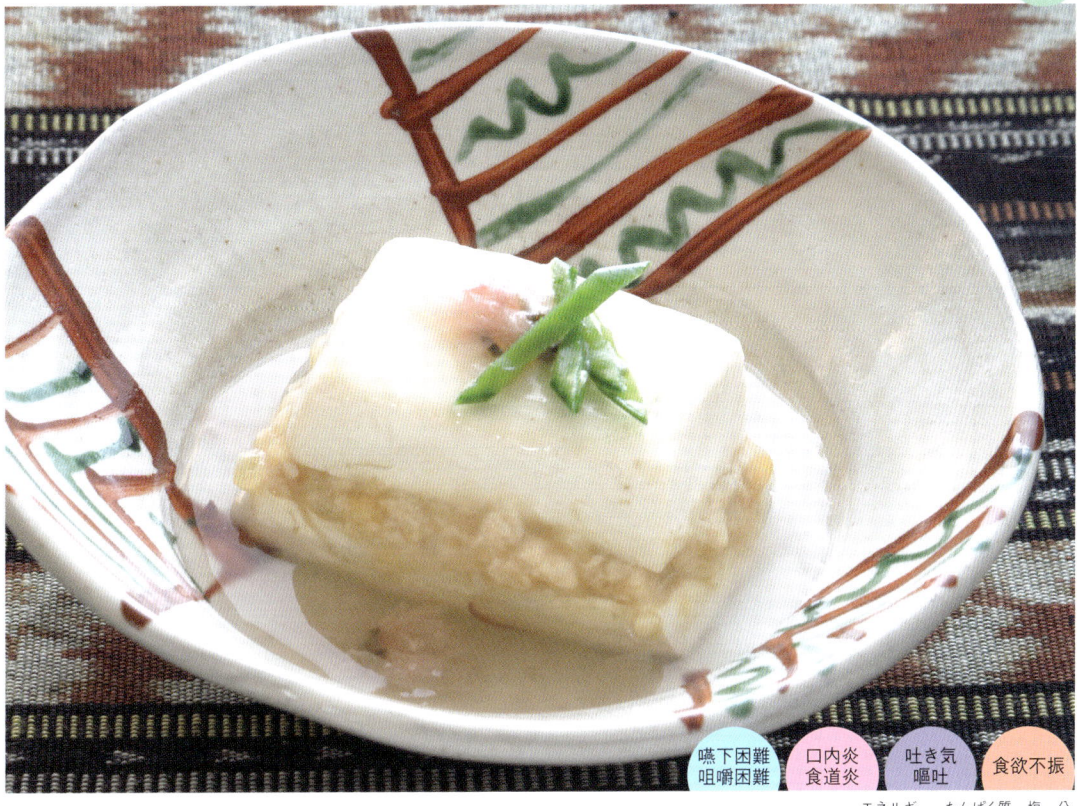

下痢

嚥下困難 咀嚼困難 ／ 口内炎 食道炎 ／ 吐き気 嘔吐 ／ 食欲不振

[1人分] エネルギー 155kcal　たんぱく質 11.5g　塩分 0.8g

## [材料] 2人分

- 木綿豆腐 …………………… 2/3丁
- 鶏ひき肉 …………………… 40g
- 玉ねぎ …… 中1/10個（正味20g）
- A
  - 酒 ……………………… 小さじ1
  - しょうゆ …………… 小さじ1/3
  - 溶き卵 ………………… 小さじ1
  - 片栗粉 ………………… 小さじ1
- 片栗粉 ……………………… 適量
- 衣
  - 片栗粉、水 ………… 各小さじ2
- 桜あん
  - だし ………………… 1/2カップ
  - 桜の花の塩漬け ……………… 少々
  - 酒 ……………………… 小さじ1
  - 片栗粉、水 ………… 各小さじ1
- 絹さや ……………………… 1枚

## [作り方]

1 豆腐はキッチンペーパーに包み、軽く重しをして水きりをする。玉ねぎはみじん切りにする。

2 鶏ひき肉に玉ねぎ、Aを入れ、よくこねる。

3 豆腐は2等分し、厚みを半分に切る。断面に片栗粉をはたき、片方に2の肉だねを広げ、もう片方ではさむ。

4 平たい皿に3をのせ、衣用の片栗粉を水に溶いてかける。

5 フライパンに水をはり、適当な皿を裏返しに置いて火にかける。沸騰後、4を皿の上に置き、ふたをして15分蒸す。

6 絹さやは塩ゆでにして（塩は分量外）、せん切りにする。

7 鍋に桜あんのだし、桜の花の塩漬けを入れて火にかける。煮立ったら酒を加え、水溶きした片栗粉でとろみをつける。

8 5を器に盛って7の桜あんをかけ、絹さやと桜を飾る。

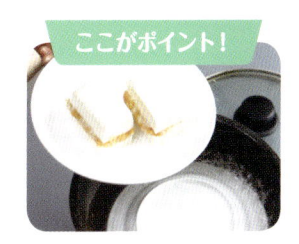

### ここがポイント！

蒸し物は仕上がりがやわらかく、栄養成分も逃げないので、おすすめの調理法です。蒸し器代わりにフライパンを活用。フライパンの1/4くらいまで水を入れて皿を伏せて置き、火にかけて沸騰したら料理の入った器をのせてふたをします。

主菜

# れんこんのえびはさみ揚げ

食物繊維の多いれんこんをそのまま使用
れんこんは揚げるともっちりした食感に

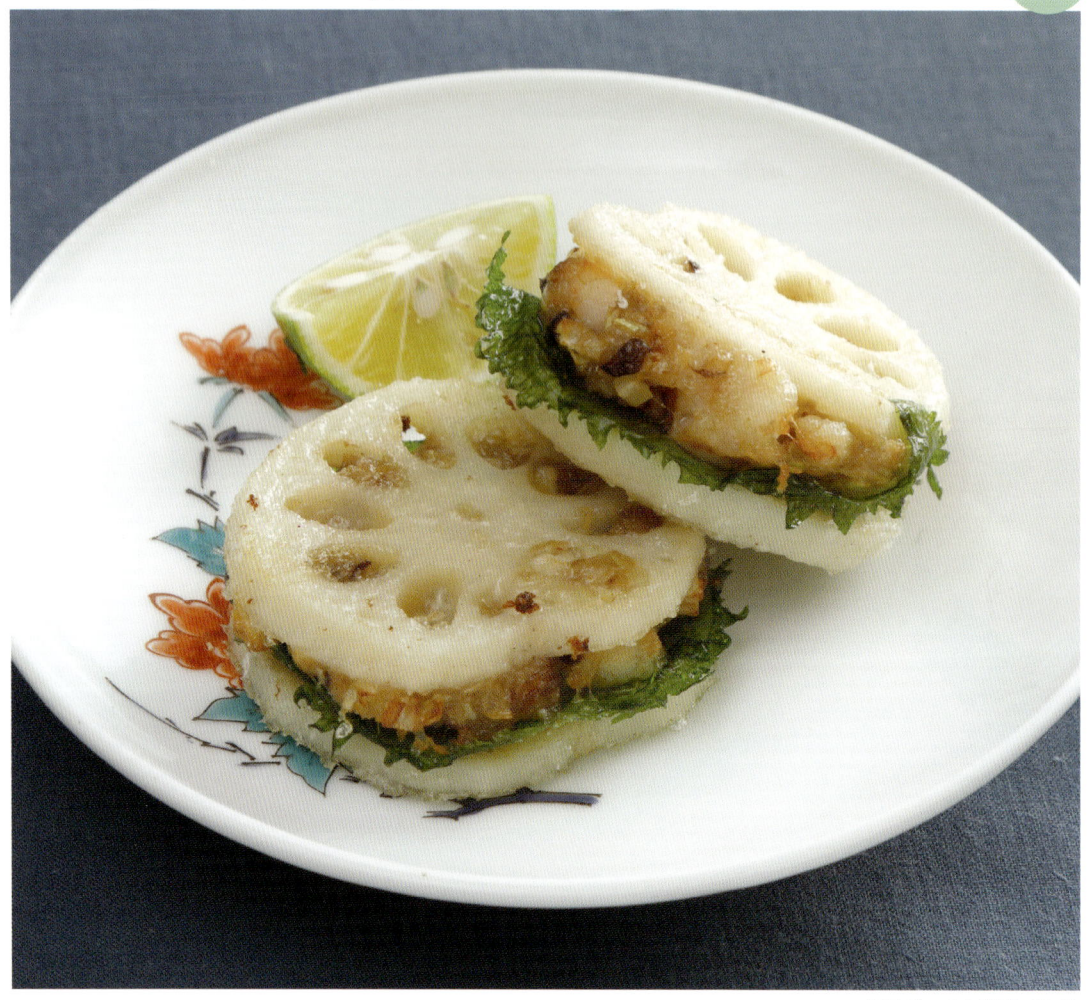

便秘

[1人分] エネルギー 166kcal　たんぱく質 6.7g　塩分 0.7g

## [材料] 2人分

| | |
|---|---|
| れんこん | 1節 |
| むきえび | 40g |
| 生しいたけ | 1枚 |
| 長ねぎ | 1/10本 |
| A　おろししょうが | 小さじ1 |
| 　　溶き卵 | M玉1/2個分 |
| 　　片栗粉 | 小さじ2 |
| 　　酒 | 小さじ1/2 |
| 　　塩 | 小さじ1/6 |
| 　　こしょう | 少々 |
| 青じそ | 4枚 |
| 片栗粉 | 適量 |
| 揚げ油 | 適量 |
| すだち | 1/2個 |

## [作り方]

1 れんこんは皮をむいて、3/4量は5mm厚さの輪切りを8枚とり、酢水にさらす。1/4量はすりおろす。

2 えびは殻をむき、背わたを取り除く。少量の塩（分量外）でもみ、さらに片栗粉（分量外）を加えてもみ、水でよく洗う。キッチンペーパーで水気をとり、あらみじんに切る。

3 しいたけ、長ねぎはあらみじんに切る。

4 えび、しいたけ、長ねぎ、おろしたれんこん、Aを混ぜる。

5 輪切りれんこんは水気をよくふき取り、片面に片栗粉をまぶす。青じそ、4のたねをのせ、もう1枚のれんこんではさみ、全体にも片栗粉をまぶす。

6 中火で揚げ油を熱し、180℃で5を揚げる。

7 器に盛り、すだちを添える。

**こんな味でも** すだちのほか、かぼすやレモンなど、季節の柑橘類を添えて香りと酸味を楽しみましょう。好みで、大根おろしやポン酢じょうゆでも。

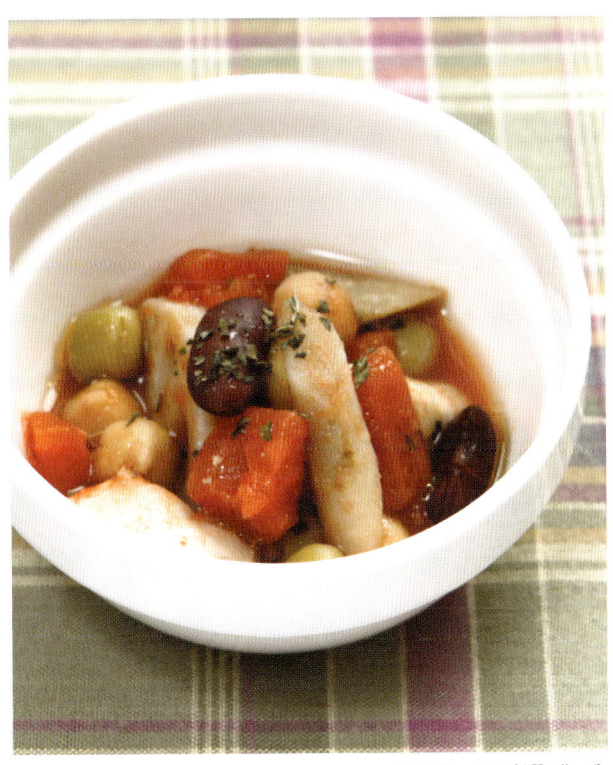

副菜

## 豆と根菜のトマト煮

豆と根菜は食物繊維の宝庫
かたい野菜も圧力鍋でやわらかく煮て

便秘

[材料] 2人分

鶏胸肉………… 40g
ワイン(白・赤どちらでも)………… 小さじ1
トマト水煮(缶詰)… 60g
ごぼう……… 中1/2本
れんこん ……… 1/3節
ミックスビーンズ … 30g
サラダ油… 小さじ1/2
A ┌ 顆粒コンソメ …… 小さじ1/3
  │ 水 ………… 50ml
  │ 白ワイン… 小さじ1
  └ 乾燥バジル… 少々
塩、こしょう …各少々

[作り方]

1 鶏肉は一口大に切り、ワインを振りかけておく。
2 ミックスビーンズは水気をきっておく。ごぼう、れんこんは一口大の乱切りにし、水にさらす。
3 圧力鍋にサラダ油を熱し、鶏肉、ごぼう、れんこんを炒める。
4 3にミックスビーンズ、トマト水煮、Aを加えてふたをしめ、沸騰後5分加圧して煮込む。火を止め、圧力が下がったらふたをあけて、塩、こしょうで味をととのえる。

[1人分] エネルギー 92kcal　たんぱく質 7.5g　塩分 0.8g

## 卯の花の煮物

大豆から豆乳をしぼった残りのおからには
大豆の食物繊維や栄養成分がたっぷり

便秘

[材料] 2人分

小松菜………… 1株
にんじん…… 中1/6本
糸こんにゃく ……… 1/5パック
長ねぎ ……… 1/10本
干ししいたけ… 1/2枚
おから ………… 60g
だし……… 1/2カップ
A ┌ しょうゆ …小さじ1 1/2
  └ 砂糖、みりん、酒 …… 各小さじ1

[作り方]

1 干ししいたけは水につけてもどし、せん切りにする。もどし汁はとっておく。
2 糸こんにゃくは下ゆでして、2cm長さに切る。
3 小松菜は3cm長さに切り、にんじんは短冊切り、長ねぎは小口切りにする。
4 鍋にだし、しいたけのもどし汁、にんじん、しいたけ、糸こんにゃくを入れて煮る。にんじんがやわらかくなったら、小松菜を加える。
5 Aで調味して、おから、長ねぎを加え、煮含める。

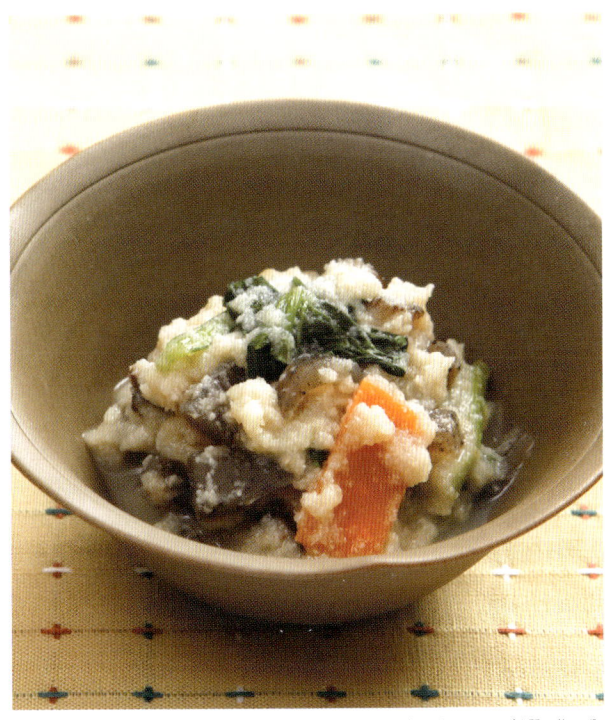

[1人分] エネルギー 63kcal　たんぱく質 2.9g　塩分 0.7g

便秘
下痢

## まるで肉！麩のトマト煮

かたまり肉が食べられないときの代用に
麩のアレンジで満足感を

下痢
便秘

[材料] 2人分

| 玉ねぎ | 中1/10個 |
| じゃがいも | 中1/3個 |
| にんじん | 中1/6本 |

A ┌ 顆粒コンソメ … 小さじ1
　├ 水 …… 1/4カップ
　├ トマト水煮（ダイスカット缶詰）… 40g
　└ 炒め玉ねぎペースト（市販品）… 小さじ1

小町麩 …………… 8個

水 ………… 大さじ1

B ┌ 溶き卵 … M玉1/2個分
　├ 小麦粉 … 小さじ1 1/2
　└ 塩 ………… 少々

バター、サラダ油 …… 各小さじ1/2

C ┌ 中濃ソース … 小さじ1
　└ バター … 小さじ1/2

ブロッコリー … 小房4個

[作り方]

**1** 玉ねぎは薄切り、じゃがいもは一口大に切り、水にさらす。にんじんは一口大の乱切りにする。

**2** 圧力鍋に1とAを入れ、ふたをしめて加熱する。沸騰後、中〜弱火に落とし、2〜3分煮て火を止め、圧力が下がったらふたをあける。

**3** ボウルに麩と水を入れ、軽く手で混ぜ、全体にしっとりとしてきたら、Bを入れて、麩がくずれないようからめる。

**4** フライパンにバター、サラダ油を熱し、3を流し入れて両面を焼く。2を加えてさっと煮、Cを加えて混ぜる。

**5** ブロッコリーは塩ゆでにしておく（塩は分量外）。

**6** 4を器に盛り、ブロッコリーを添える。

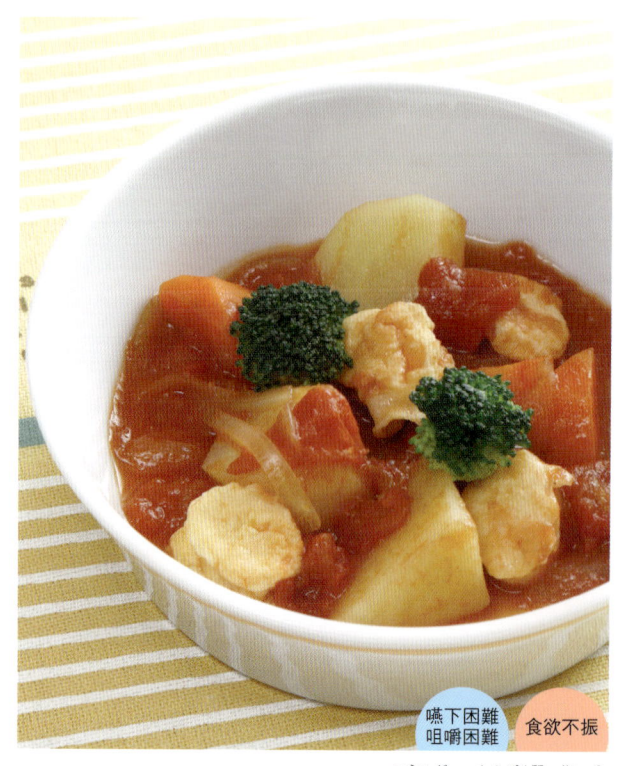

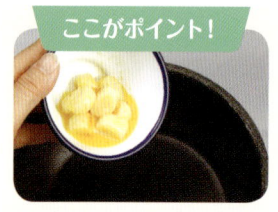

嚥下困難
咀嚼困難
食欲不振

[1人分] エネルギー 97kcal　たんぱく質 3.7g　塩分 1.0g

**ここがポイント！**
小町麩はすぐやわらかくなるので扱いが楽。ゆるい衣のような卵液をからめてフライパンに流し入れ、1個ずつバラバラにして、焼いた肉のような焼き色をつけていきます。

## 麩のなめたけおろし煮

なめたけのぬめりも食物繊維
大根おろしも消化を助けます

便秘

[材料] 2人分

| 小町麩 | 8個 |
| しめじ | 1/6パック |
| なめたけ | 大さじ3 |
| だし | 1/2カップ |
| 酒 | 小さじ1 |
| 大根 | 3cm厚さ |
| おろししょうが | 小さじ1/2 |

[作り方]

**1** 小町麩は水でもどし、水気をよくしぼる。

**2** しめじは石づきを取ってほぐす。大根はおろしてざるに上げ、軽く水気をきる。

**3** 鍋に、しめじ、だしを入れて火にかける。しめじに火が通ったら小町麩、大根おろし、なめたけ、酒を加え、さっと煮含める。

**4** 器に盛り、おろししょうがをのせる。

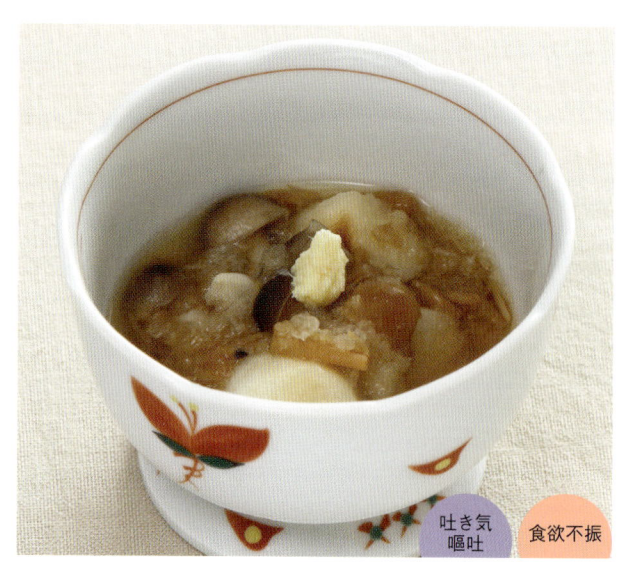

吐き気
嘔吐
食欲不振

[1人分] エネルギー 34kcal　たんぱく質 2.3g　塩分 1.2g

# 副菜

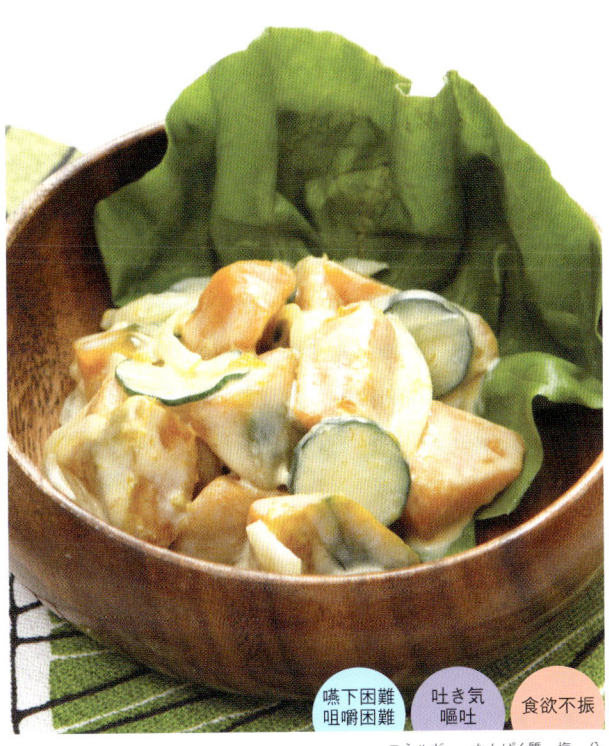

## かぼちゃのヨーグルトサラダ

おなかの調子をととのえるヨーグルトで
かぼちゃの甘味を生かした味つけ

下痢
便秘

[材料] 2人分

| | |
|---|---|
| かぼちゃ……中1/8個 | ┌ ヨーグルト |
| きゅうり………1/3本 | │　　………大さじ4 |
| 玉ねぎ……中1/10個 | A マヨネーズ |
| 　　　（正味20g） | │　…小さじ1 1/2 |
| | │ 砂糖…小さじ1/3 |
| | └ 塩…………少々 |
| サラダ菜………2枚 | |

[作り方]

**1** かぼちゃは種とわたを除いて皮をむき、一口大の乱切りにする。
**2** きゅうりは小口切りにし、玉ねぎは薄切りにする。
**3** かぼちゃをゆで、やわらかくなったら、きゅうり、玉ねぎを加えてさっとゆで、ざるに上げてあら熱をとる。
**4** ボウルに**3**を入れ、Aであえる。
**5** 器にサラダ菜を敷き、**4**を盛る。

嚥下困難／咀嚼困難　吐き気／嘔吐　食欲不振

[1人分] エネルギー 78kcal　たんぱく質 2.7g　塩分 0.3g

---

## ブロッコリーの冷製スープ

ブロッコリーは茎もやわらかく煮て利用
ミキサーにかけポタージュに

下痢
便秘

[材料] 2人分

| | |
|---|---|
| ブロッコリー（茎も含む）…………1/4個 | 水…………1カップ |
| 玉ねぎ……中1/4個 | 顆粒コンソメ …………小さじ1 |
| バター………小さじ1 | 牛乳……1/2カップ |
| 小麦粉……大さじ1 | 塩、こしょう…各少々 |

[作り方]

**1** ブロッコリーは茎のかたい皮を除き、あらく刻む。玉ねぎは薄切りにする。
**2** 鍋にバターを溶かして**1**を炒め、小麦粉を振り入れる。焦がさないように炒め、水、顆粒コンソメを加え、やわらかくなるまで煮る。
**3** **2**をミキサーにかける。牛乳を加えて混ぜ、塩、こしょうで味をととのえて、冷蔵庫で冷やす。

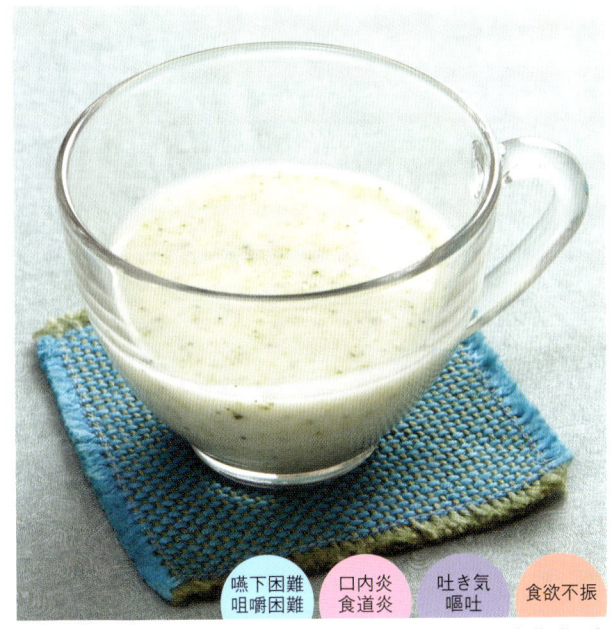

嚥下困難／咀嚼困難　口内炎／食道炎　吐き気／嘔吐　食欲不振

[1人分] エネルギー 93kcal　たんぱく質 4.3g　塩分 1.1g

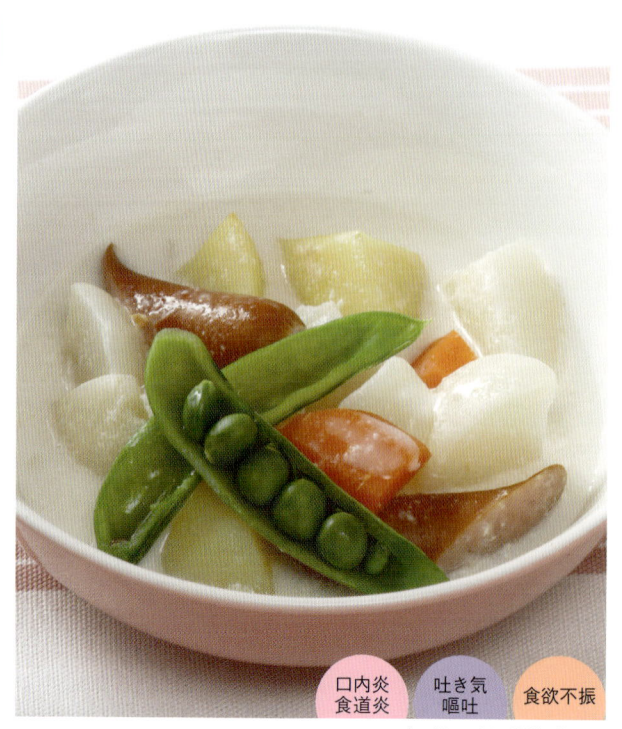

## 副菜

### かぶとじゃがいもの豆乳煮

豆乳で作るあっさり味のクリーム煮
圧力鍋で調理のにおいを抑えます

下痢
便秘

[材料] 2人分

| | |
|---|---|
| かぶ ………… 中1個 | 鶏がらスープの素 |
| じゃがいも … 中1/2個 | ………… 小さじ1/3 |
| にんじん…… 中1/6本 | 水 ………… 1/4カップ |
| ウインナソーセージ | 無調整豆乳 |
| ………… 小2本 | ………… 1/4カップ |
| スナップえんどう | クリームシチューの素 |
| ………… 中2本 | （顆粒）…… 小さじ2 |

[作り方]

1 かぶ、じゃがいも、にんじんは乱切りにして、じゃがいもは水にさらし、水気をきる。ウインナソーセージは斜め半分に切る。
2 スナップえんどうは筋をとり、塩ゆでにする（塩は分量外）。
3 圧力鍋に、1、水、鶏がらスープの素を入れ、ふたをしめて強火にかけ、沸騰したら火を弱めて2〜3分加熱する。火を止め、放置し圧力を下げる。
4 ふたをあけて、再び火にかける。豆乳、クリームシチューの素を加えて軽く混ぜ、とろみがついたら火を止める。
5 器に盛り、スナップえんどうのさやを割り開いて飾る。

口内炎・食道炎 ／ 吐き気・嘔吐 ／ 食欲不振

[1人分] エネルギー 95kcal　たんぱく質 3.5g　塩分 0.7g

---

### キュービックポテサラ

市販惣菜を利用して料理の手数を減らし
食べやすく寒天で固める変わりサラダ

下痢
便秘

[材料] 2人分

| | |
|---|---|
| 市販のポテトサラダ | 粉寒天 ……… 小さじ1 |
| … 1/2パック(50g) | 水 ………… 小さじ5 |
| 調整豆乳 … 1/4カップ | ハム ………… 1枚 |

[作り方]

1 市販のポテトサラダに調整豆乳を加え、よく混ぜ合わせる。
2 鍋に水を入れ、粉寒天を振り入れる。火にかけ、沸騰後2〜3分寒天を煮溶かす。
3 1に2を加えて混ぜ、型に入れて、冷蔵庫で冷やし固める。
4 3をキューブ状に切り分け、器に盛る。適宜に切ったハムを上に飾り、あればアイスプラントなどを彩りに添える。

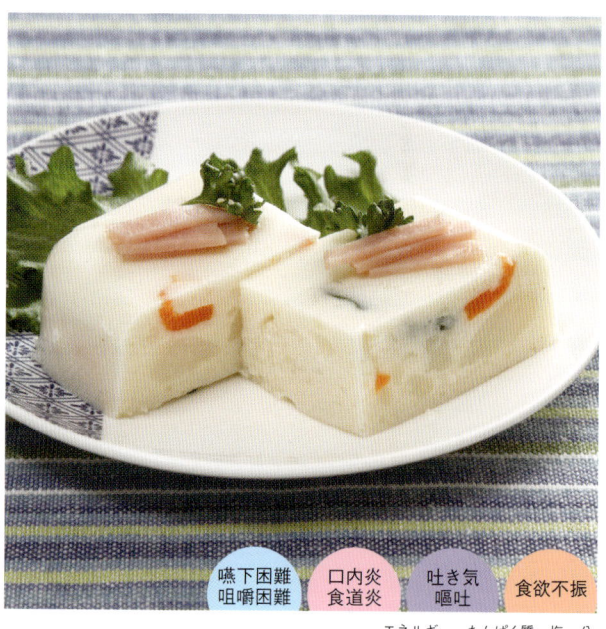

嚥下困難・咀嚼困難 ／ 口内炎・食道炎 ／ 吐き気・嘔吐 ／ 食欲不振

[1人分] エネルギー 66kcal　たんぱく質 2.6g　塩分 0.4g

Part1 症状・体調別に選べるレシピ 166

便秘
下痢

## きりたんぽの具だくさん汁

野菜も肉もとれて栄養バランス良好
きりたんぽ入りでエネルギー補給にも

便秘

[材料] 2人分

| | |
|---|---|
| 鶏もも肉 ……… 30g | 長ねぎ ……… 1/5本 |
| 大根 ……… 1cm厚さ | だし ……… 1 1/2カップ |
| にんじん … 中1/6本 | 塩 ……… 小さじ1/5 |
| 生しいたけ ……… 2枚 | ┌ しょうゆ |
| ごぼう ……… 中1/3本 | │ …… 小さじ2/3 |
| きりたんぽ …… 1/2本 | A ┤ 酒 …… 小さじ1 |
| 小松菜 ……… 1株 | └ ごま油 … 小さじ1/2 |

[作り方]

**1** 鶏もも肉は一口大に切る。大根、にんじんはいちょう切り、しいたけは石づきを取って薄切りにする。ごぼうは皮をこそげてささがきにし、水にさらす。

**2** きりたんぽ、長ねぎは斜め切り、小松菜は塩ゆでにして(塩は分量外)、3cm長さに切る。

**3** 圧力鍋に**1**とだし、塩を入れてふたをしめ、強火にかける。圧力がかかったら、中〜弱火にし、2〜3分煮込んで火から下ろす。圧力が下がったらふたをあける。

**4** 鍋を再び火にかけ、**2**を入れてさっと煮る。Aで味をととのえる。

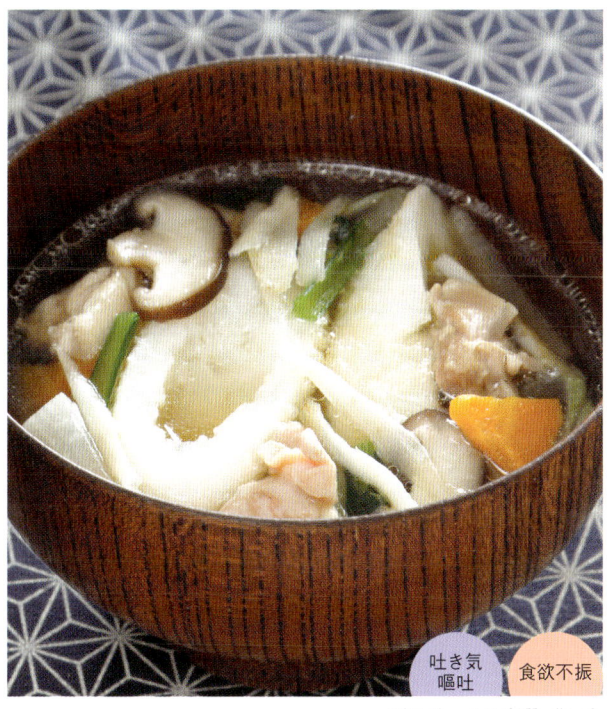

吐き気嘔吐　食欲不振

[1人分] エネルギー 107kcal　たんぱく質 4.7g　塩分 1.1g

## しょうが風味のもずく汁

もずくパックで手軽に食物繊維を摂取
しょうがの香りですっきりと

便秘

[材料] 2人分

| | |
|---|---|
| もずく(味つけなし) | オクラ ……… 1本 |
| ……… 60g | だし ……… 1 1/2カップ |
| 絹ごし豆腐 … 1/3丁 | 塩 ……… 小さじ1/5 |
| えのきたけ | しょうゆ … 小さじ1/2 |
| ……… 1/10パック | しょうが ……… 少々 |

[作り方]

**1** もずくは水気をきり、ざく切りにする。豆腐は水気をきり、1cm角程度に切る。えのきたけは根元を落とし、食べやすい長さに切る。

**2** オクラは塩ゆでにして(塩は分量外)小口切りにし、しょうがは細いせん切りにして水にさらす。

**3** 鍋にだし、**1**を入れて火にかける。火が通ったら塩、しょうゆで調味し、オクラを加え、ひと煮立ちさせる。

**4** 器に盛り、しょうがをのせる。

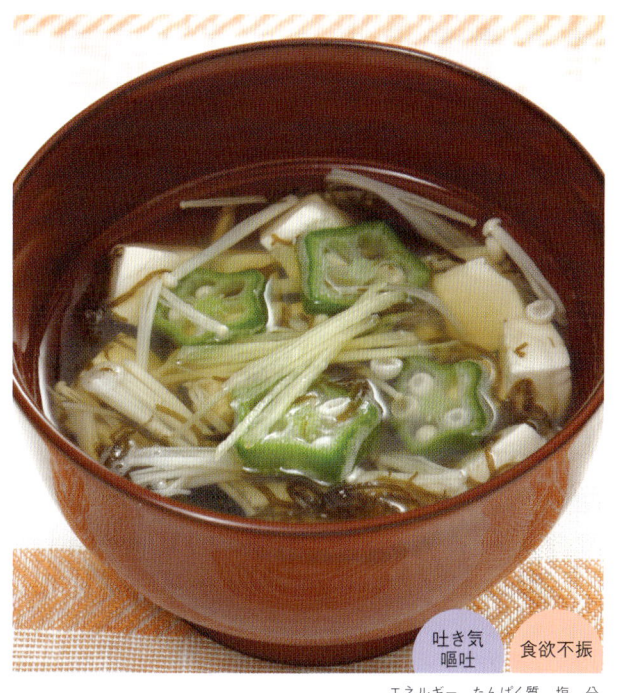

吐き気嘔吐　食欲不振

[1人分] エネルギー 37kcal　たんぱく質 3.3g　塩分 1.0g

# デザート

## シリアルヨーグルトパフェ

整腸作用のあるヨーグルトに
シリアルを加え、手軽に繊維アップ

下痢
便秘

[材料] 2人分

| | |
|---|---|
| プレーンヨーグルト… 大さじ4 | 粉ゼラチン … 小さじ1/2 |
| 牛乳 ……… 大さじ4 | 水 ……… 小さじ2 |
| ホイップクリーム … 小さじ4 | フルーツグラノーラ… 10g |
| 砂糖 ……… 小さじ2 | キウイフルーツ… 1/4個 |
| レモン汁… 小さじ1/2 | A [ 砂糖 …… 小さじ1 / 水 …… 小さじ4 ] |

[作り方]

1 粉ゼラチンは水にふやかしておく。
2 プレーンヨーグルト、牛乳、ホイップクリーム、砂糖、レモン汁を混ぜる。
3 1のゼラチンを電子レンジで加熱して溶かし、2に加えて混ぜ合わせる。
4 グラスにフルーツグラノーラを入れ、上に3を流して、冷やし固める。
5 キウイフルーツは皮をむいて細かく切り、鍋に入れてAを加え、さっと加熱してソースを作る。
6 4のヨーグルトゼリーに、5のキウイソースをかける。残りのホイップクリームや、あればミントなどを飾ってもよい。

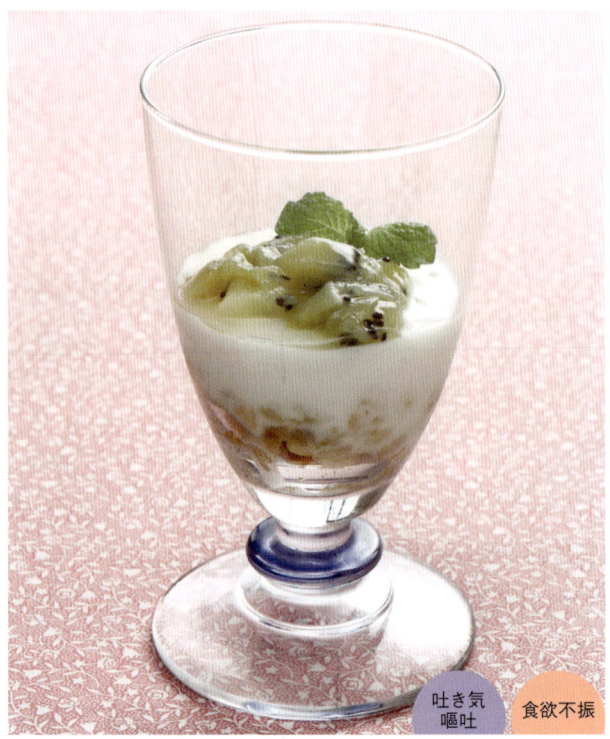

吐き気
嘔吐　食欲不振

[1人分] エネルギー 107kcal　たんぱく質 3.4g　塩分 0.1g

## 簡単レアチーズ風ケーキ

ヨーグルトがレアチーズ風に変身
おなかに優しい脂質なしデザート

下痢
便秘

[材料] 2人分

| | |
|---|---|
| 脱脂ヨーグルト(加糖) ……… 1カップ | キウイフルーツ… 1/2個 |
| フルーツソース(市販品)……… 小さじ4 | ＊無糖ヨーグルトの場合は砂糖小さじ2を混ぜる。 |

[作り方]

1 受け皿の上に、ざるとキッチンペーパー、またはコーヒーフィルターとフィルターペーパーをのせる。ペーパーにヨーグルトを入れてラップをかけ、冷蔵庫に入れて2〜3時間おく。
2 水気がきれたヨーグルトを器に盛り、フルーツソースをかけて、適宜に切ったキウイフルーツを飾る。

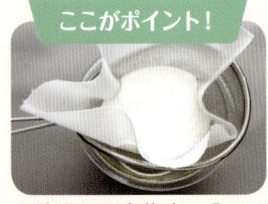

**ここがポイント！**
ざるにキッチンペーパーを重ね、ヨーグルトをのせてしっかりと水きりを。傷みを防ぐため冷蔵庫に入れて、レアな食感を味わいましょう。

嚥下困難
咀嚼困難　口内炎
食道炎　吐き気
嘔吐　食欲不振

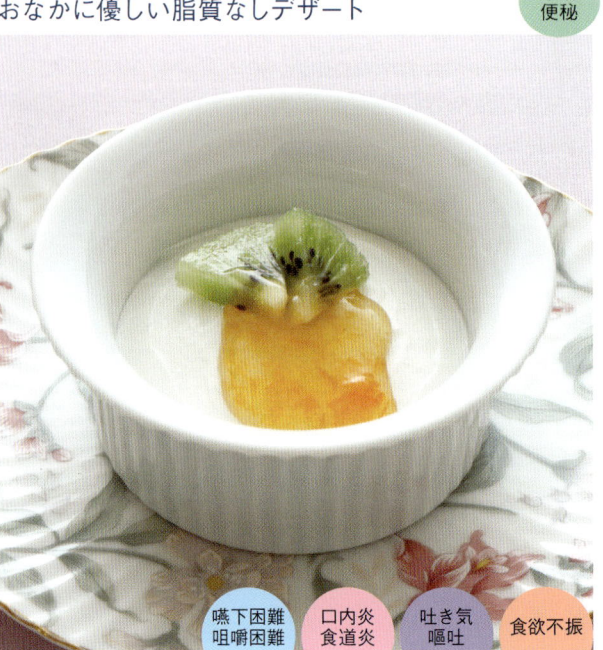

[1人分] エネルギー 97kcal　たんぱく質 4.6g　塩分 0.2g

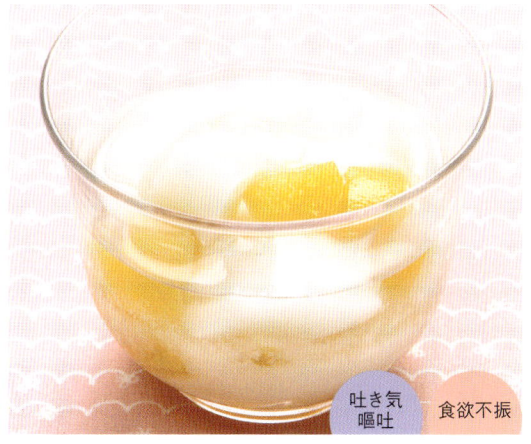

Part 1 症状・体調別に選べるレシピ166

下痢
便秘

## ふるふるくずもちフルーツポンチ仕立て

乳酸菌飲料とくずでなめらか手作り
胃腸が弱ったときの栄養補給に

下痢
便秘

[材料] 2人分

A ┌ 乳酸菌飲料(5倍希釈用)………… 大さじ1
　 └ 水 ……………… 大さじ4
B ┌ 乳酸菌飲料(5倍希釈用)………… 大さじ1

B ┌ 水 ………… 1/4カップ
　 │ 牛乳 ……… 小さじ2
　 │ 砂糖 ……… 小さじ1
　 └ くず粉 …… 小さじ4
黄桃(缶詰)…… 半割1個

[作り方]

1 ボウルにAと1cm角に切った黄桃、氷適量を入れる。
2 鍋にBを入れて、くず粉が溶けるまでかき混ぜる。
3 2の鍋を火にかけ、よく混ぜながら加熱する。沸騰して、ふっくらと粘りが出たら火を止め、ぬれたスプーンで一口分ずつ取り分け、1の中に落とす。

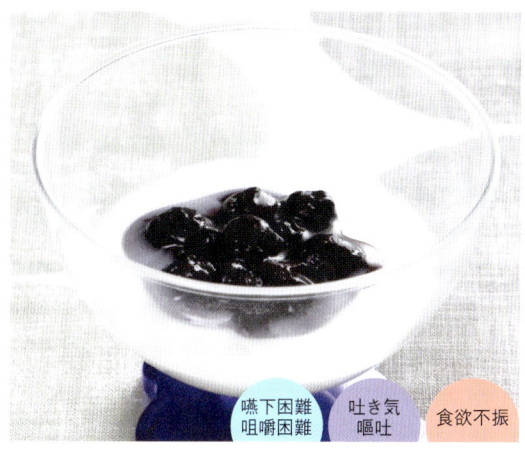

吐き気嘔吐　食欲不振

[1人分] エネルギー 96kcal　たんぱく質 0.7g　塩分 0.0g

## ヨーグルトゼリーとブルーベリーファイバーソース

飲むヨーグルトの簡単ゼリーで乳酸菌をとり
やわらかく煮詰めたソースで果物もたっぷりと

下痢
便秘

[材料] 2人分

飲むヨーグルト…… 120ml
粉ゼラチン …… 小さじ2/3
水 ……………… 小さじ4
冷凍ブルーベリー… 100g
砂糖 …………… 大さじ2

[作り方]

1 ゼラチンは水にふやかし、電子レンジ(500W)で10〜20秒加熱して溶かす。
2 飲むヨーグルトに1を混ぜ、器に入れて冷やし固める。
3 鍋に冷凍ブルーベリーと砂糖を入れ、やわらかくなるまで煮る。冷蔵庫で冷やし、2にかける。

嚥下困難
咀嚼困難　吐き気嘔吐　食欲不振

[1人分] エネルギー 102kcal　たんぱく質 2.9g　塩分 0.1g

## ヨーグルト入りどら焼き

和風仕立てにヨーグルト入りのアイディアおやつ
繊維の多いあずきや好みのフルーツをはさんで

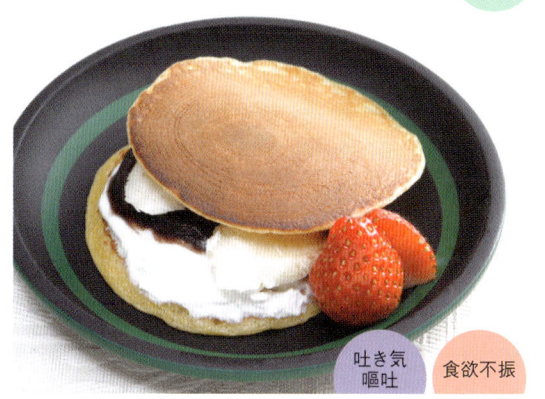

下痢
便秘

[材料] 2人分

ホットケーキミックス … 大さじ3
A ┌ プレーンヨーグルト… 大さじ1
溶き卵 ………… 小さじ2
牛乳 …………… 大さじ1

サラダ油 …… 小さじ1/4
ゆであずき … 大さじ1強
B ┌ プレーンヨーグルト… 大さじ4
バナナ ………… 1/5本

[作り方]

1 右ページここがポイント!の要領でBの水気をきる。
2 ボウルにホットケーキミックス、A、卵を混ぜ、牛乳を加えて混ぜ合わせる。
3 フライパンにサラダ油をひき、弱火で熱する。ぬれぶきんを用意し、熱したフライパンをいったん置き、落ち着かせる。再び火にかけ、2の生地の1/4量を丸くのばして焼く。表面に気泡が出てきたら、返して裏面を焼く。同様に4枚を焼き上げる。
4 3に1の水きりヨーグルト、ゆであずき、バナナをはさむ。ほかの好みの果物を添えてもよい。

吐き気嘔吐　食欲不振

[1人分] エネルギー 123kcal　たんぱく質 3.9g　塩分 0.2g

# 食物繊維、乳酸菌を含む食品で腸の調子をととのえる

## 水分、食物繊維、乳酸菌食品は便秘にも下痢にも役立つ

食欲の低下や、口内炎などによる食べにくさなどから、全体的な食事量、水分摂取量はどうしても低下してしまいます。治療薬の影響もあって、便秘や下痢などがおこりやすくなり、排便コントロールに悩まされることも少なくありません。

いずれにしても、水分は積極的にとりましょう。スープや汁物、野菜や果物のジュースをできるだけ用意して、それだけでも口に入れるようにしたいものです。

便形成を促す食物繊維を含む食品には、ごぼうやたけのこ、きのこ類、乾物などのかたいものがあり、便秘対策に適していますが、下痢のときは避けるようにします。豆類、いも類、ほうれん草や大根などのやわらかめの野菜、りんごやバナナなどの果物から、口内炎などほかの症状に合わせ、食べやすいものを選ぶようにしましょう。

乳酸菌を含むヨーグルトなどは、便秘にも下痢にも有効です。

## とくに下痢の場合には刺激物を避け消化のよいものを少しずつ

胃腸の機能が低下してくると、吐き気・嘔吐とともに下痢がおこったり、便秘と下痢をくり返したりすることもあります。

下痢が続くときには、脱水症状に注意が必要です。水やスポーツドリンクで水分をこまめに補給し、症状が落ち着いてきたらスープやゼリー、果物などを少しずつとるようにします。牛乳、香辛料、カフェインを含む食品や飲料などは、刺激が強いので避けるようにします。

少量ずつでよいので、温かく消化のよいものをとるようにしましょう。

―― 食事のポイント ――

◎水分を積極的にとる。スープやジュースなどを用意しておく

◎ヨーグルトや納豆などの整腸作用のある食品で、腸の調子をととのえる

◎りんご、バナナ、ももなどの果物、にんじん、ほうれん草、大根、玉ねぎなどの野菜、いも類に含まれる水に溶けやすい食物繊維（水溶性食物繊維）は腸をととのえる働きがあるので、やわらかく調理して食べるようにする

◎便秘にはかたい繊維質のものもすすめられる。食べにくい場合は、切り方や調理法でやわらかくして

◎下痢には刺激物を避け、消化のよい、温かいものを少量でも

# 下痢・便秘があるときの献立例

便秘には食物繊維の豊富な野菜やきのこ、豆、海藻などを用いた料理を中心に食卓をととのえます。下痢には消化のよい料理を。どちらの場合も、整腸作用のあるヨーグルトや水分補給の汁物は役立ちます。

## グラタンとヨーグルトサラダの献立（下痢・便秘に）

**パンとジャム**

**かぼちゃのヨーグルトサラダ**
ゆで野菜をヨーグルトマヨであえて
110ページ

**ふるふるくずもち フルーツポンチ仕立て**
乳酸菌入り、胃腸が弱ったときにも
115ページ

**ほたてとほうれん草のグラタン**
クリーミーでおなかに優しい　105ページ

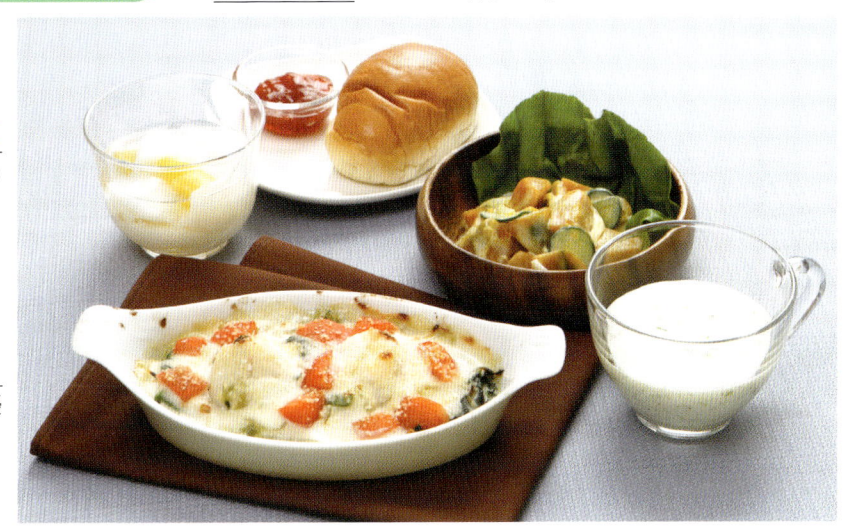

**ブロッコリーの冷製スープ**
やわらかく煮てミキサーにかけたポタージュ　110ページ

## とうもろこしごはんと野菜、豆、海藻料理の献立（便秘に）

**ヨーグルトゼリーとブルーベリーファイバーソース**
ヨーグルトと果物で腸の働きを助ける　115ページ

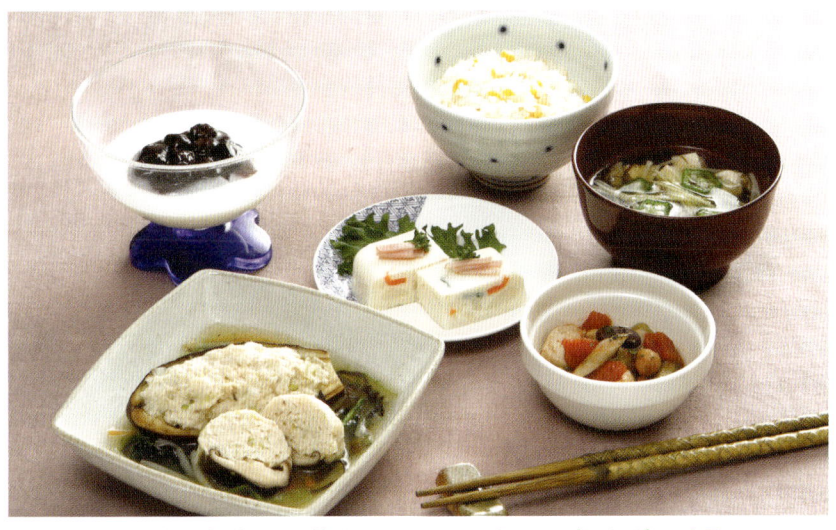

**とうもろこしごはん**
食物繊維豊富なとうもろこし入り　101ページ

**しょうが風味のもずく汁**
つるりと飲み込みやすいもずくを汁物に
113ページ

**豆と根菜のトマト煮**
圧力鍋でやわらかく煮て便秘対策に　112ページ

**しいたけとなすの肉詰め 野菜あんかけ**
きのこと野菜がたっぷりの電子レンジ料理
103ページ

**キュービックポテサラ**
口当たりのよい食感のポテトサラダで繊維を豊富に　109ページ

## 主食

### ビビンバ風ごはん

鶏そぼろにとろみをつけ、いり卵は半熟に
たんぱく質、野菜を取り合わせ、主菜を兼ねた主食

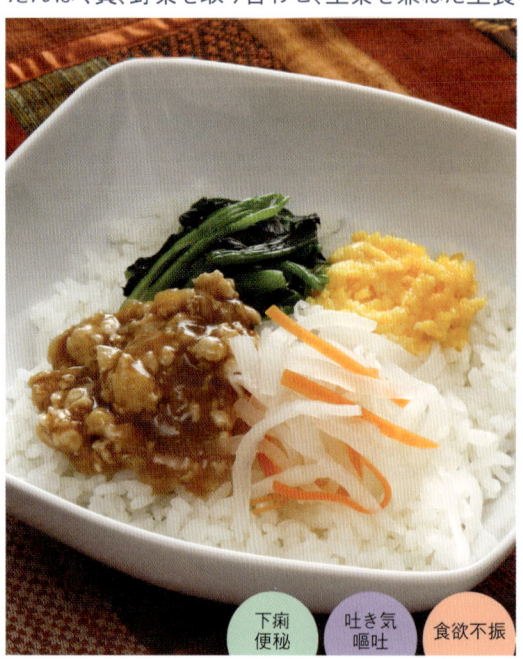

下痢便秘 / 吐き気嘔吐 / 食欲不振

[1人分] エネルギー 340kcal　たんぱく質 21.5g　塩分 1.5g

[材料] 2人分

- やわらかいごはん…茶碗に軽く2杯分(110g×2)
- 鶏ひき肉……………80g
- 玉ねぎのみじん切り……小さじ4
- A
  - 中華スープの素……小さじ2/3
  - 水……1/2カップ
  - 焼き肉のたれ…小さじ2
  - 甜麺醤(テンメンジャン)……小さじ1/3
  - 酒……小さじ1/2
- ごま油………小さじ1/4
- 片栗粉、水……各小さじ1
- 卵……………M玉1個
- B サラダ油…小さじ1/2
- ほうれん草…………3株
- C
  - 塩………少々
  - ごま油……小さじ1/4
- 大根……………60g
- にんじん………10g
- D
  - 塩………少々
  - 砂糖……小さじ2/3
  - 酢………小さじ1

[作り方]

1. 鶏ひき肉、玉ねぎをフライパンで軽く炒め、Aで調味し煮る。ごま油をまわしかけ、水溶きした片栗粉でとろみをつけて、そぼろあんを作る。
2. フライパンにBのサラダ油をひいて温め、卵を溶いて流し入れる。弱火で熱しながら、半熟状のいり卵を作る。
3. ほうれん草は塩ゆでにし（塩は分量外）、食べやすい長さに切る。Cを加えてあえる。
4. 大根、にんじんはせん切りにしてゆでる。水気をきり、Dを加えて軽くもみ、冷蔵庫で冷やす。
5. 器にごはんを盛り、1、2、3、4を彩りよくのせる。

## 飲み込みにくい・噛みにくいときに

食材を小さく薄く切ったり、口の中でつぶしやすいやわらかさに調理したり、口の中でばらつかず、また、のどの通りがよくなるようたれやあん、あえ衣でまとめるなどの工夫をしました。噛む、飲み込む機能を助け、無理なく食べられる料理になっています。

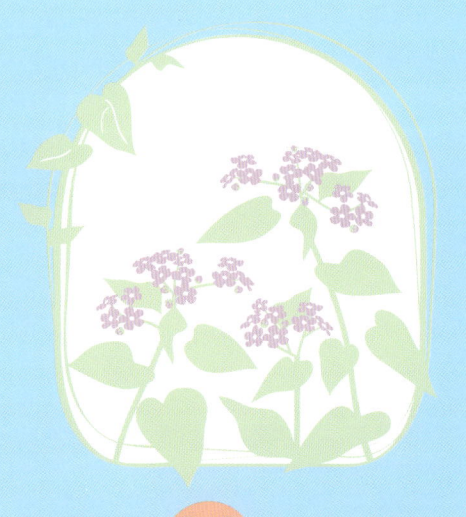

＊料理写真内の 食欲不振 などは「嚥下困難・咀嚼困難」以外に適する症状を示しています。

Part 1 症状・体調別に選べるレシピ 166

嚥下困難 咀嚼困難

# 鶏肉だんごの卵あんかけ丼

主食と主菜が一度にとれる栄養バランス料理
症状に合わせ、ごはんはやわらかく炊きます

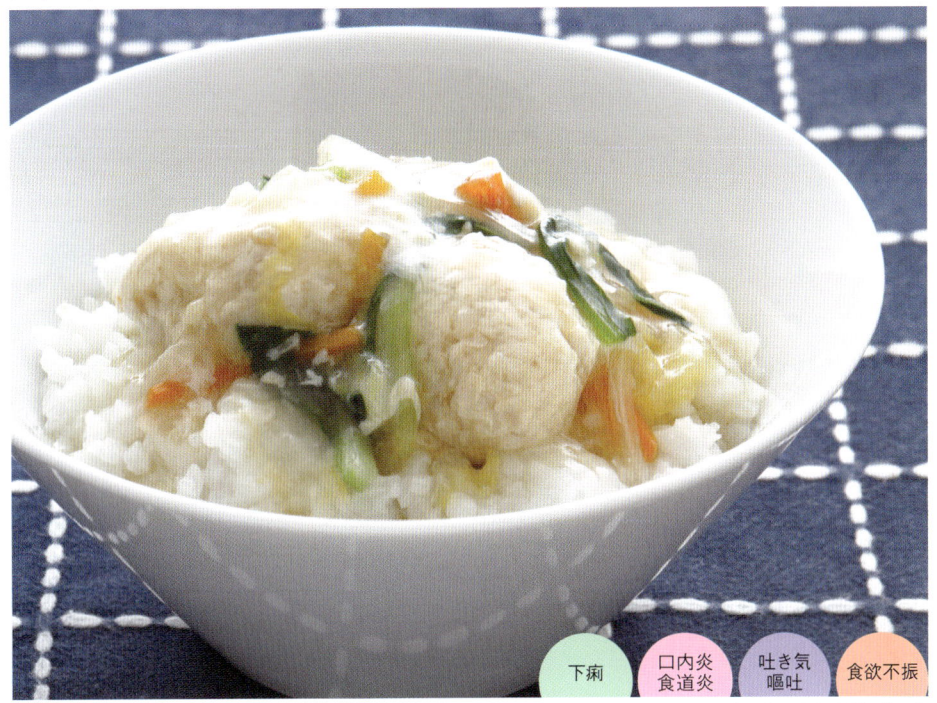

下痢　口内炎・食道炎　吐き気・嘔吐　食欲不振

[1人分] エネルギー 350kcal　たんぱく質 17.9g　塩分 1.2g

[材料] 2人分

やわらかいごはん …… 茶碗に軽く2杯分（110g×2）
鶏ひき肉 …………………… 100g
塩 ……………………………… 少々
A ┬ 玉ねぎ … 中1/10個（正味20g）
　├ 長いも（刻み）…… 直径6cm×厚み1cm（正味20g）
　├ 長いも（おろし）… 直径6cm×厚み0.5cm（正味10g）
　├ パン粉 ……………… 小さじ2
　├ 顆粒コンソメ ………… 少々
　├ 湯 …………………… 小さじ2
　└ 溶き卵 ………… M玉1/5個分
白菜 ………………………… 中1/2枚
にんじん …………………… 中1/6本
玉ねぎ …… 中1/10個（正味20g）
チンゲン菜 ………………… 1/4株
水 …………………………… 1カップ
鶏がらスープの素 ………… 小さじ1
しょうゆ …………………… 小さじ1/3
片栗粉、水 ………………… 各小さじ2
溶き卵 …………… M玉4/5個分
ごま油 ……………………… 小さじ1/2

[作り方]

1 Aの顆粒コンソメは湯に溶き、パン粉をひたす。玉ねぎはみじん切りにする。

2 ボウルに鶏ひき肉と塩を入れて混ぜ、粘りを出す。Aの材料をすべて加え、混ぜ合わせる。

3 鍋に湯を沸騰させ、2をスプーンで丸め落とす。表面が固まって浮いてきたら、穴じゃくしですくう。

4 白菜、にんじん、玉ねぎ、チンゲン菜はせん切りにする。

5 鍋に水、鶏がらスープの素、しょうゆを入れて火にかけ、にんじん、玉ねぎを煮る。

6 3の鶏肉だんごを加えて沸騰したら、白菜、チンゲン菜を入れて煮る。水溶きした片栗粉でとろみをつけ、溶き卵をまわし入れて、ごま油をたらす。

7 器にごはんを盛り、6をかける。

### やわらかいごはんの炊き方

米：1カップ（180mℓ）
水：米の1.3（新米）〜1.5倍
炊飯器をやわらかめのところにセットして炊く。

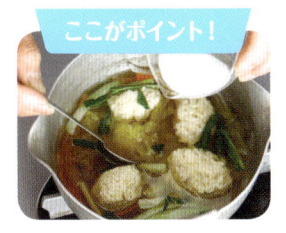

### ここがポイント！

なめらかなあんかけにすると、口の中でばらつかず、のども通りやすくなります。水溶き片栗粉は汁が煮立ったところに混ぜながら流し入れ、とろみのつき方をみながら量を調節。

119

主食

# さけのクリームソースライス

バター風味のごはんをクリームソースでなめらかに
しっとり仕上がりのさけをのせた主菜＋主食の一品です

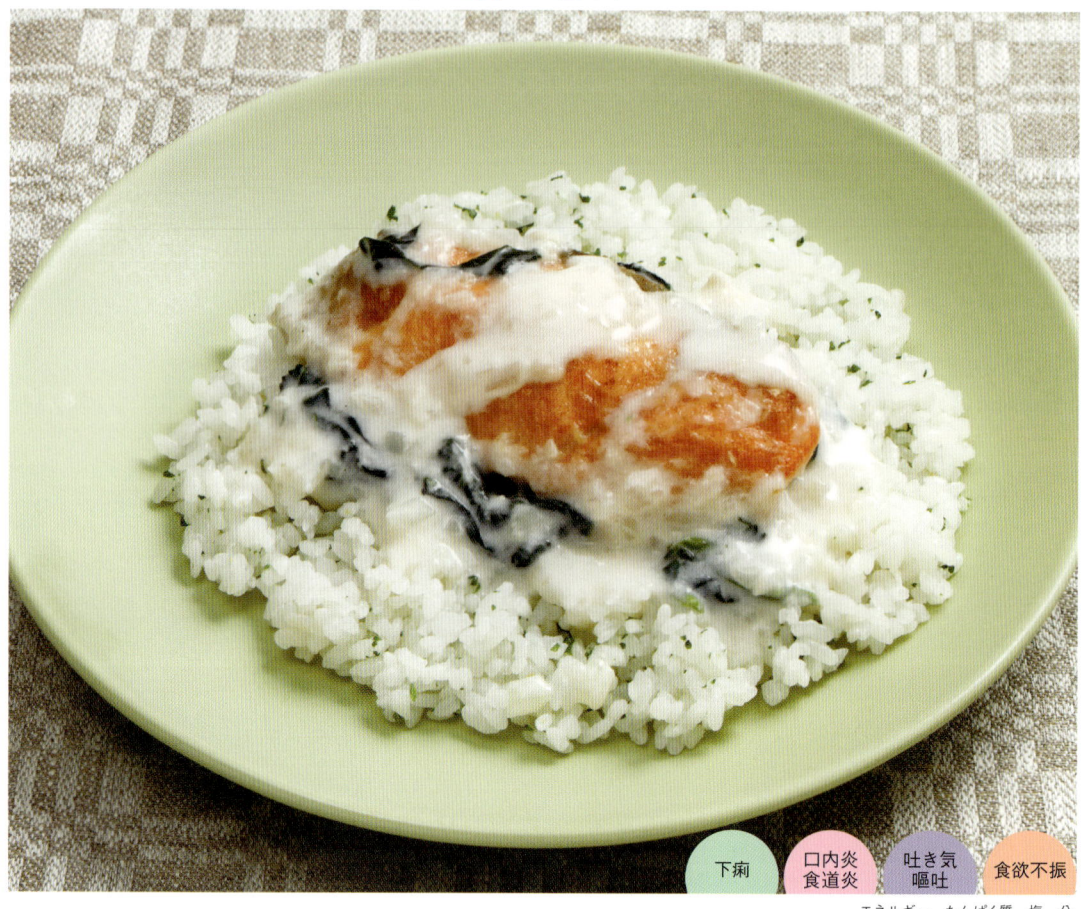

下痢 / 口内炎食道炎 / 吐き気嘔吐 / 食欲不振

[1人分] エネルギー 385kcal　たんぱく質 14.9g　塩分 1.3g

[材料]作りやすい分量・3人分

バターライス
- 米……………1カップ（180mℓ）
- 玉ねぎ……………中1/2個
- A ┌ 塩……………小さじ1/6
　　└ バター……………小さじ3
- 刻みパセリ……………少々

さけのクリーム煮
- 生ざけ（切り身）………1 1/2切れ
- B ┌ 塩……………小さじ1/6
　　└ 白ワイン……………小さじ2
- 玉ねぎ……………中1/2個
- ほうれん草……………3株
- 小麦粉………大さじ1＋小さじ2
- サラダ油……………小さじ1
- バター……………小さじ1 1/2
- C ┌ 水……………3/4カップ
　　└ 顆粒コンソメ………小さじ1
- C ┌ 牛乳……………1/2カップ
　　│ 白ワイン……………小さじ2
　　└ ローリエ……………1枚
- 生クリーム……………小さじ3
- 塩……………少々

[作り方]

**1** 米はとぎ、炊飯器に入れて目盛りの水量を加える。やわらかめに炊く場合は、水量をやや多めにする。バターライス用の玉ねぎをあらみじんに切る。

**2** 1の炊飯器に玉ねぎ、Aを加え、炊飯する。

**3** さけはBを振りかけておく。さけのクリーム煮用の玉ねぎはあらみじんに切り、ほうれん草は塩ゆでにして（塩は分量外）、一口大の長さに切る。

**4** さけの水気をふきとり、小麦粉大さじ1をまぶす。フライパンにサラダ油、バターを熱し、さけを焼く。同じフライパンの端のほうで3の玉ねぎ、小麦粉小さじ2を炒める。

**5** 玉ねぎが透き通り、さけの両面がきつね色に焼けたら、Cを加えて煮る。

**6** 炊き上がった2のごはんを器に盛ってパセリを散らし、5のさけをのせる。

**7** フライパンに残ったソースに3のほうれん草、生クリームを加え、適度なとろみがつくまで煮詰めて、塩で味をととのえる。

**8** 6のさけの上に7のソースをかける。

## 主菜

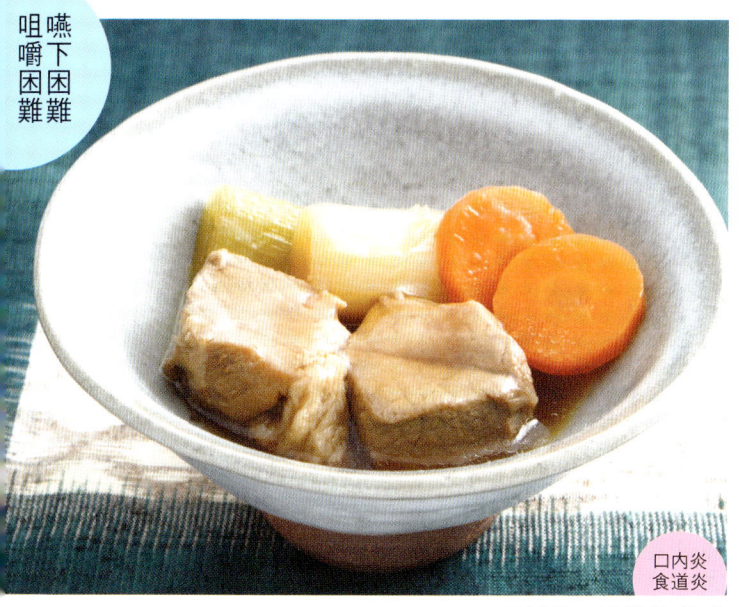

### 豚の角煮風

圧力鍋使用でかたまり肉もやわらかく
とろみづけした煮汁をかけ、飲み込みも楽に

[材料] 2人分

- 豚ロース赤身肉（かたまり）……160g（40g×4切れ）
- A
  - しょうが薄切り…2枚
  - 長ねぎ（青い部分）………適量
- にんじん……中1/4本
- 長ねぎ………1/2本
- B
  - 水………1カップ
  - しょうが薄切り…2枚
  - 砂糖……小さじ2
  - みりん……小さじ1
  - 酒、しょうゆ…各小さじ2
- 片栗粉、水…各小さじ1

[1人分] エネルギー 166kcal　たんぱく質 18.8g　塩分 1.0g

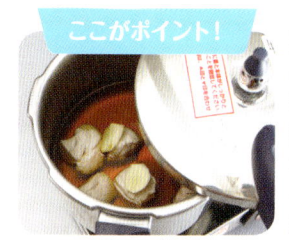

口内炎
食道炎

**ここがポイント！**
圧力鍋は噛みにくい、飲み込みにくい症状があるときにも便利な調理器具。かたい食材を短時間でやわらかく煮込むことができます。煮すぎるとくずれるので、肉、野菜は時間差で加え、適度なかたさに。

[作り方]

1. 豚肉は4～5cm角に切る。鍋に豚肉、A、ひたるくらいの熱湯を入れて火にかけ、5分ゆでて、ゆで汁を捨てる。
2. にんじんは4枚の輪切りにする。長ねぎは4等分のぶつ切りにする。
3. 圧力鍋に1の豚肉、Bを入れ、ふたをしめて強火で沸騰させる。弱火にして20分加熱し、火を止める。圧力が下がったら、ふたをあける。
4. にんじん、長ねぎを加え、再度ふたをしめて強火にかける。沸騰したら、弱火で5分加熱して火を止める。圧力が下がったらふたをあけ、器に肉とにんじん、長ねぎを盛る。
5. 鍋の煮汁に水溶きした片栗粉を加え、煮立ててとろみをつけ、4にかける。

---

### れんこん豆腐だんご

豆腐、おろしれんこんで肉だんごがふわふわ食感に
電子レンジ蒸しにして調理の手間を省略しました

[材料] 2人分

- 鶏ひき肉………100g
- A
  - 塩……小さじ1/5
  - みそ……小さじ1
- 絹ごし豆腐……1/3丁
- れんこん（すりおろし）………1/3節分
- 玉ねぎのみじん切り………小さじ4
- B
  - パン粉…大さじ2
  - 溶き卵…小さじ2
  - 片栗粉…小さじ2
- かに缶詰……小1/2缶
- C
  - だし……1/2カップ
  - 塩…………少々
  - しょうゆ…小さじ1/3
  - 酒……小さじ1/2
- 片栗粉……小さじ1/2
- 水…………小さじ1

[作り方]

1. 豆腐はキッチンペーパーに包み、皿などを重しにのせて電子レンジ（500W）で1分ほど加熱し、水きりをする。
2. ボウルに鶏ひき肉、Aを合わせ、豆腐、れんこん、玉ねぎ、Bを加えて、練り混ぜる。
3. 2を4～6個に分けてラップで卵形に包み、電子レンジ（500W）で3分加熱する。
4. 鍋にかに身と缶汁、Cを入れて火にかけ、さっと煮る。水溶きした片栗粉でとろみをつける。
5. 3を器に盛り、4のあんをかける。

口内炎食道炎　吐き気嘔吐　食欲不振

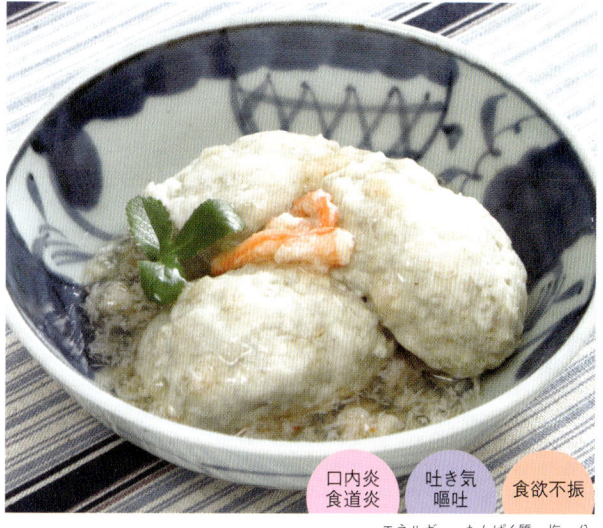

[1人分] エネルギー 148kcal　たんぱく質 18.5g　塩分 1.5g

主菜

# 麩入りチーズハンバーグ

麩をつなぎにふっくらやわらかいミニハンバーグ
ポリ袋に入れて材料をこねる簡単レシピです

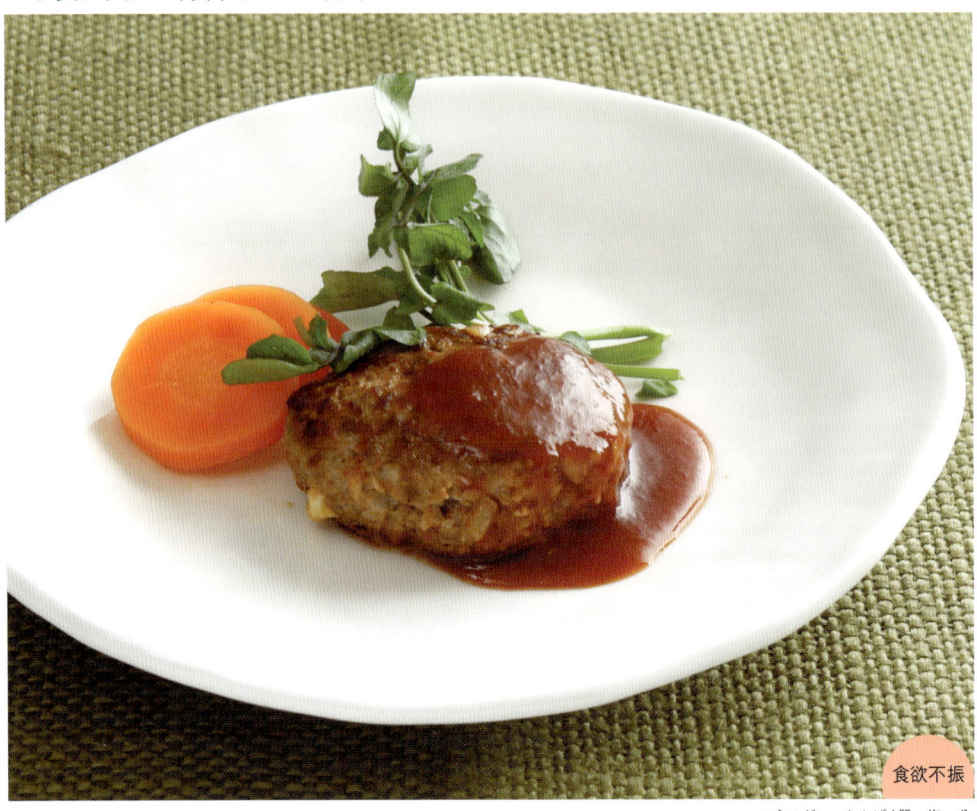

食欲不振

[1人分] エネルギー 168kcal　たんぱく質 10.1g　塩分 1.2g

## [材料] 2人分

| | |
|---|---|
| 合いびき肉 | 60g |
| 玉ねぎ | 中1/10個(正味20g) |
| チーズ | 厚さ5〜6mm2枚 |
| 小町麩 | 10個 |
| 牛乳 | 大さじ1 |
| 溶き卵 | 小さじ1 |
| 塩、こしょう | 各少々 |
| サラダ油 | 小さじ1/2 |
| 白ワイン | 小さじ2 |
| A ┌ トマトケチャップ | 小さじ2 |
| ｜ ウスターソース、中濃ソース | 各小さじ1 |
| ｜ しょうゆ | 小さじ1/3 |
| └ 水 | 大さじ1 |
| にんじん | 中1/4本 |
| 砂糖 | 小さじ1 |
| クレソン | 2本 |

## [作り方]

1 玉ねぎはみじん切りにし、チーズは1cm程度の角切りにする。

2 小町麩はポリ袋に入れて細かく砕き、牛乳を振りかける。

3 2に、ひき肉、塩を入れ、粘りが出るまで混ぜる。玉ねぎ、チーズ、溶き卵、こしょうを加え、さらに練り合わせる。

4 3のたねを取り出して小判形に成形し、中央を凹ませる。

5 フライパンにサラダ油を熱し、中火で片面に焼き色をつける。裏返して弱火にし、白ワインを振ってふたをし、蒸し焼きにする。

6 竹串を刺して透明な肉汁が出たら、取り出す。

7 6のフライパンにAを加え、適度に煮詰めてソースを作る。

8 にんじんは輪切りにして鍋に入れ、ひたひたの水と砂糖を加えてやわらかく煮る。

9 ハンバーグを器に盛って7のソースをかけ、8のにんじんとクレソンを添える。

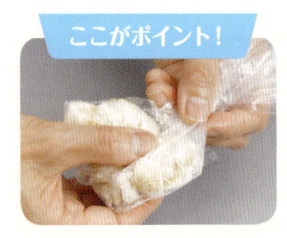

### ここがポイント!

ハンバーグだねはポリ袋に入れてこねると、手も容器も汚さずにすみ調理が楽です。まず、小町麩を入れて口を押さえ、指でもみつぶして粉に。ここに順に材料を加えて、練り混ぜていきます。

## かつおのステーキ 梅ソース

煮汁に衣が溶け出して表面をなめらかな食感に
魚のクセは梅の酸味でさっぱりと抑えて

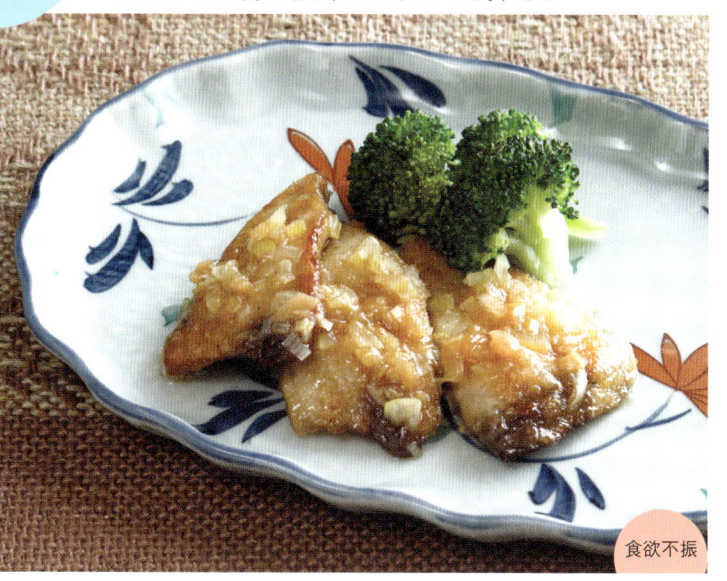

[材料] 2人分

| | |
|---|---|
| かつお刺身 …… 20g×6切れ | だし …… 1/2カップ |
| A 酒 …… 小さじ2／しょうゆ …… 小さじ1 | B 砂糖、みりん …… 各小さじ1/2／酒、しょうゆ …… 各小さじ1 |
| 長ねぎ …… 1/5本 | 梅干し …… 中1/2個 |
| 片栗粉 …… 適量 | ブロッコリー …… 小房6個 |
| サラダ油 …… 小さじ1 | |

[作り方]

1 かつおはAに15～20分漬ける。梅干しは種を除いてたたく。長ねぎはみじん切りにする。
2 ブロッコリーは塩ゆでにする（塩は分量外）。
3 B、梅干しを混ぜ合わせる。
4 かつおの水気をふきとり、片栗粉を薄くまぶす。サラダ油を熱したフライパンに入れ、両面に焼き色をつける。
5 かつおをフライパンの奥に寄せ、手前側で長ねぎを弱火で炒める。3のたれを加えて全体を煮からめる。
6 かつおを器に盛ってたれをかけ、ブロッコリーを添える。

食欲不振

[1人分] エネルギー 162kcal　たんぱく質 16.7g　塩分 1.2g

---

## "うなぎの蒲焼き"もどき

脂質の少ない食材で"うなぎ"風料理
香辛料を効果的に使用し食べる楽しみを

[材料] 2人分

| | |
|---|---|
| 木綿豆腐 …… 1/2丁 | A しょうゆ …… 小さじ2／みりん …… 小さじ2／砂糖 …… 小さじ1 |
| はんぺん …… 中1枚 | |
| 大和いも …… 30g | |
| 溶き卵 …… 小さじ2 | 粉山椒 …… 少々 |
| 小麦粉 …… 大さじ1 | |

[作り方]

1 小鍋にAを合わせて、とろりとするまで煮詰め、たれを作る。
2 豆腐は水きりをし、大和いもはすりおろす。
3 豆腐、はんぺん、大和いも、溶き卵、小麦粉をフードプロセッサーで、なめらかに攪拌する。
4 天板にクッキングシートを敷いて3を広げ、平らに四角く成形する。包丁の背などを用いて、うなぎのように筋目をつける。
5 180℃に予熱したオーブンで10分焼く。途中で取り出して1のたれを塗り、200℃で2～3分焼き、かば焼き風の焼き色をつける。
6 器に盛り、粉山椒を振る。

＊フードプロセッサーがなければ、豆腐、はんぺんは裏ごしする。

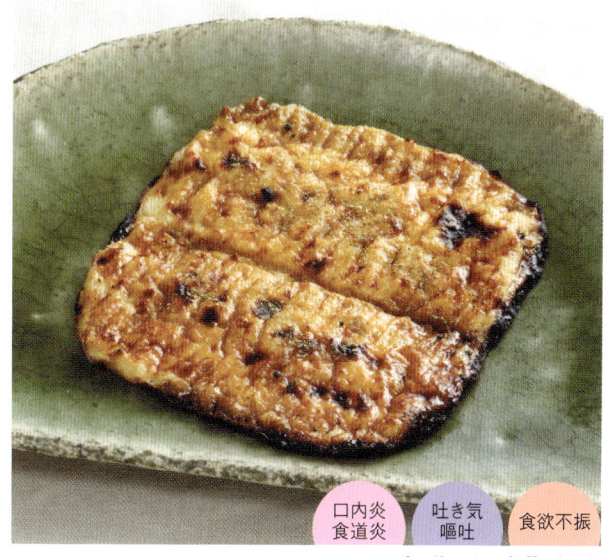

口内炎・食道炎　吐き気・嘔吐　食欲不振

[1人分] エネルギー 149kcal　たんぱく質 10.1g　塩分 1.4g

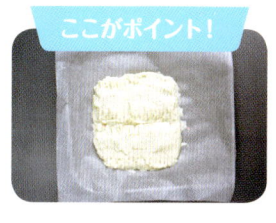

**ここがポイント！**

たねを平らに四角く広げたら、包丁の背などを用いてうなぎ風の筋目を入れてからオーブンへ。焼き色を見ながら焼き時間を調整。オーブントースター使用でも大丈夫です。

主菜

# 鶏肉と卵の変わりミートローフ

噛みにくい、飲み込みにくいときの肉料理はひき肉で
鶏肉使用で脂っぽさを抑え、しょうが、みそでくさみ消しを

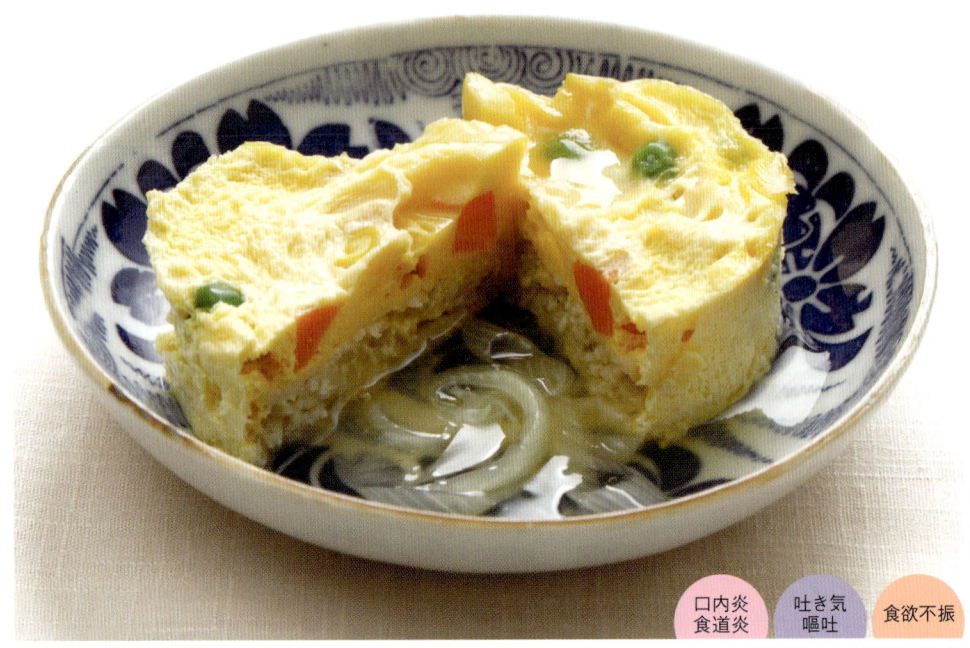

口内炎・食道炎　吐き気・嘔吐　食欲不振

[1人分] エネルギー 150kcal　たんぱく質 18.5g　塩分 1.2g

[材料] 2人分

- 鶏ひき肉 …………… 120g
- A
  - 玉ねぎのみじん切り… 中1/4個分
  - おろししょうが ……… 小さじ1
  - 塩、こしょう ………… 各少々
  - 溶き卵 …………… M玉1/5個分
  - パン粉 ……………… 小さじ2
  - 牛乳 ………………… 小さじ2
  - みそ ………………… 小さじ1
  - みりん ……………… 小さじ1/2
  - しょうゆ …………… 小さじ1/3
- ミックスベジタブル ……… 小さじ2
- B
  - 溶き卵 …………… M玉4/5個分
  - 牛乳 ………………… 小さじ2
  - 塩、こしょう ………… 各少々
- 長ねぎ …………………… 1/5本
- だし ……………………… 1/2カップ
- C
  - 塩 …………………… 少々
  - みりん ……………… 小さじ1/2
  - 酒 …………………… 小さじ1
  - しょうゆ …………… 小さじ1/6
- 片栗粉、水 …………… 各小さじ1

[作り方]

1. Aのパン粉は牛乳にひたしておく。
2. ボウルに鶏ひき肉、Aの材料をすべて入れ、よく練り合わせる。
3. 底が平らで深さのある耐熱容器に2を入れ、表面を平らにならして、ふわりとラップをかける。電子レンジ（500W）で2～3分加熱する。
4. ミックスベジタブルはゆでて、水気をきっておく。
5. Bを混ぜ合わせて3の容器に流し入れ、ミックスベジタブルを加えて再度ラップをかけ、電子レンジ（500W）で5～8分加熱する。
6. 竹串で刺して透明な汁が出れば火が通っているので、容器から抜き、器に盛る。
7. 長ねぎは小口切りにする。
8. 鍋にだしを入れて煮立て、長ねぎを煮てCで調味し、水溶きした片栗粉でとろみをつける。
9. 6のミートローフに8のあんをかける。

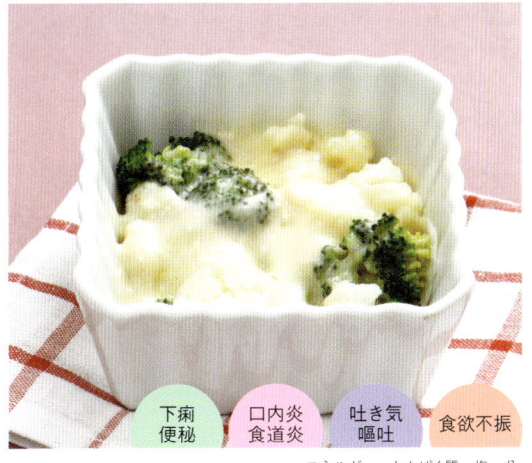

## 副菜

### カリフラワーとブロッコリーのグラタン

ビタミン、ミネラル豊富な花野菜を使用
焼かないグラタンは電子レンジでやわらか仕上げ

[材料] 2人分

| | |
|---|---|
| ブロッコリー ……小房6個 | 牛乳 ……………大さじ2 |
| カリフラワー ……小房6個 | チーズ(細切り)…小さじ2 |
| ホワイトソース(市販品)… 大さじ4 | |

[作り方]

1 ブロッコリーとカリフラワーはよく洗ってぬれたまま耐熱皿に入れ、ラップをふわりとかけて電子レンジ(500W)で2分加熱する。
2 ホワイトソースに牛乳を加えてゆるめ、**1**をあえる。
3 耐熱の器に**2**を入れ、チーズを散らしてふわりとラップをかけ、電子レンジ(500W)で2～5分加熱してチーズを溶かす。

[1人分] エネルギー 69kcal　たんぱく質 3.2g　塩分 0.4g

下痢便秘／口内炎食道炎／吐き気嘔吐／食欲不振

---

### 大根のとろみ煮

噛みやすいようにやわらかく煮込み
とろみでのどの通りをよくします

[材料] 2人分

| | |
|---|---|
| 大根 …………… 5cm厚さ | みりん、酒、しょうゆ |
| かにかまぼこ ……… 2本 | A　………… 各小さじ1 |
| だし ………… 1/2カップ | 塩 …………… 少々 |
| 片栗粉、水 …… 各小さじ1 | |

[作り方]

1 大根はいちょう切りにする。かにかまぼこはほぐす。
2 鍋にだし、Aを入れて火にかけ、大根、かにかまぼこを煮る。
3 大根がやわらかく煮えたら、水溶きした片栗粉でとろみをつける。

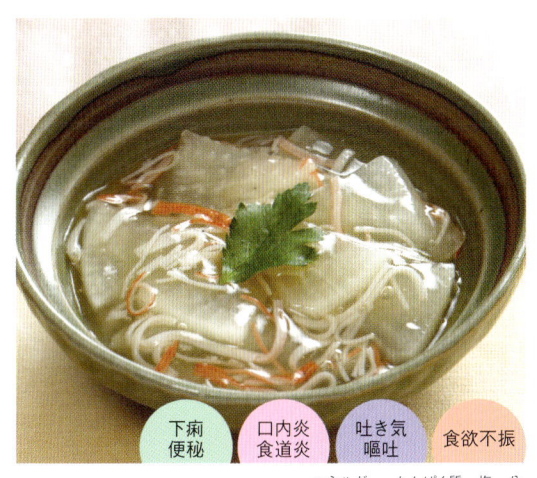

[1人分] エネルギー 41kcal　たんぱく質 1.9g　塩分 0.7g

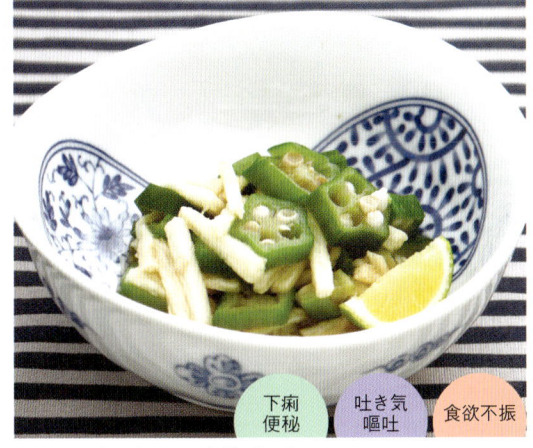

下痢便秘／口内炎食道炎／吐き気嘔吐／食欲不振

---

### オクラと長いものおひたし

刻むと粘りの出るなめらかな食材を使用
だしをきかせて薄味仕立てに

[材料] 2人分

| | |
|---|---|
| オクラ…………… 中4本 | だし ………… 小さじ2 |
| 長いも ……… 直径6cm× | しょうゆ ……… 小さじ2 |
| 長さ6cm(正味120g) | |

[作り方]

1 オクラは塩ゆでにし(塩は分量外)、流水にとって冷まし、薄い小口切りにする。
2 長いもは3cm長さのせん切りにする。
3 だしとしょうゆを混ぜ合わせ、オクラ、長いもをあえる。好みですだちなどを添えてもよい。

[1人分] エネルギー 49kcal　たんぱく質 2.2g　塩分 0.9g

下痢便秘／吐き気嘔吐／食欲不振

---

咀嚼困難／嚥下困難

Part 1 症状・体調別に選べるレシピ 166

# 副菜

## チンゲン菜とにんじんの白あえ

なめらかでコクのあるあえ衣をたっぷりからませ
野菜を食べやすくまとめます

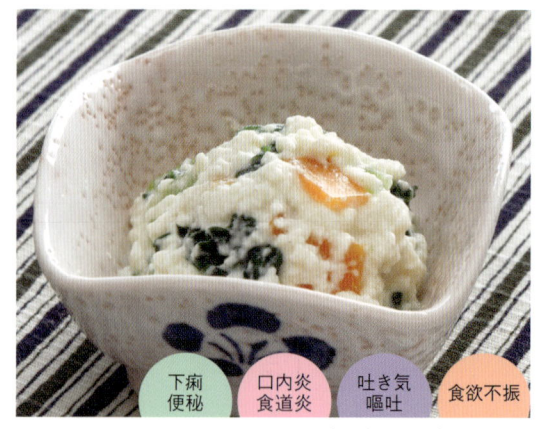

[材料] 2人分

| | |
|---|---|
| チンゲン菜……………1株 | だし……………1/2カップ |
| にんじん………中1/6本 | 絹ごし豆腐………1/3丁 |
| A [ 砂糖………小さじ1<br>しょうゆ……小さじ1<br>酒………小さじ1 ] | B [ 練り白ごま…小さじ1<br>砂糖………小さじ2<br>塩………少々 ] |

[作り方]

1 チンゲン菜は細切りにして塩ゆでにし（塩は分量外）、水気をきる。にんじんは短冊切りにする。
2 鍋にだしを入れて火にかけ、にんじんを煮る。にんじんがやわらかくなったら、チンゲン菜を加え、Aで調味して煮含め、軽く煮汁をきっておく。
3 豆腐は水きりしないままでくずし、Bを混ぜる。
4 チンゲン菜、にんじんを3であえる。

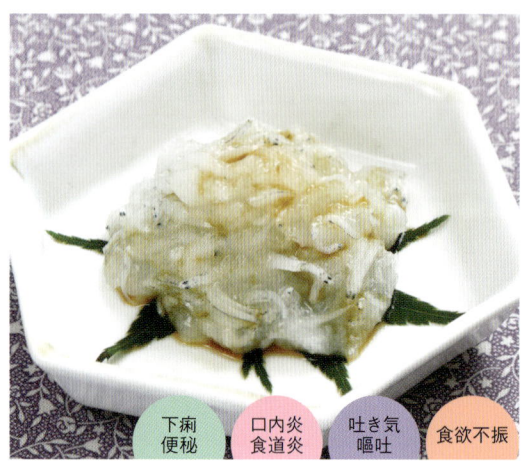

[1人分] エネルギー 76kcal　たんぱく質 3.7g　塩分 0.8g

## なめらか煮おろしのしらすあえ

大根おろしを加熱して辛味を抑え
片栗粉でとろみをつけてなめらかなのどごしに

[材料] 2人分

| | |
|---|---|
| 大根……………5cm厚さ | A [ だし………小さじ2<br>しょうゆ……小さじ2 ] |
| 釜揚げしらす…1/3カップ | |
| 片栗粉、水…各小さじ1 1/2 | |

[作り方]

1 大根はすりおろし、鍋に入れて火にかける。
2 煮立ったら水溶きした片栗粉でとろみをつける。
3 釜揚げしらすを2に加え、さっと混ぜる。
4 冷ましてから器に盛り、Aを合わせてかける。

[1人分] エネルギー 37kcal　たんぱく質 3.1g　塩分 1.3g

## 長いもとかぶのかに入りとろみ汁

煮込むととろけるようにやわらかくなるかぶと
ぬめりのある長いもを用いた飲みやすい汁物

[材料] 2人分

| | |
|---|---|
| 長いも………直径6cm×<br>　　　　　長さ4cm（正味80g） | A [ 塩………少々<br>酒、しょうゆ…各小さじ1 ] |
| かぶ……………中1個 | 片栗粉、水……各小さじ2 |
| かに缶詰………小1/2缶 | 山椒の葉……………2枚 |
| だし………1 1/2カップ | |

[作り方]

1 長いもは一口大に、かぶはくし形に切る。
2 鍋にだし、かぶを入れて火にかけ、煮立ったら、長いも、かに身と缶汁、Aを加えて、やわらかくなるまで煮る。
3 水溶きした片栗粉でとろみをつけ、器に盛って山椒の葉をのせる。

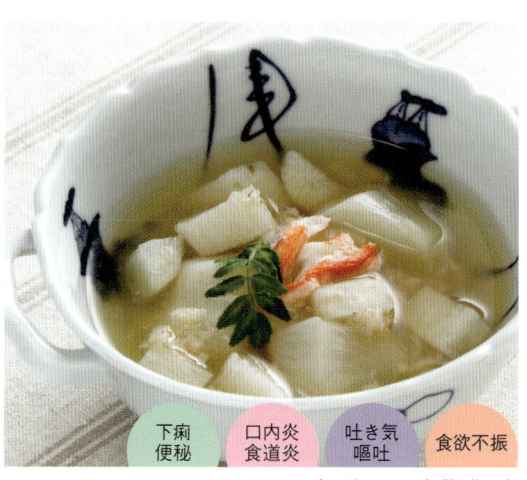

[1人分] エネルギー 66kcal　たんぱく質 4.9g　塩分 1.0g

Part 1 症状・体調別に選べるレシピ 166

咀嚼困難／嚥下困難

## れんこんもちのみぞれ汁

おもちはダメでも、口どけのよいれんこんもちなら大丈夫
誤嚥(ごえん)対策に汁にとろみをつけています

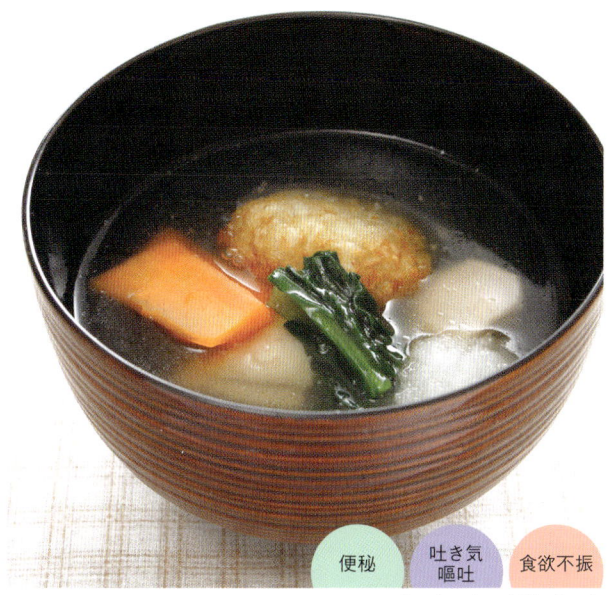

[材料] 2人分

- れんこん …… 1/2節
- A
  - 片栗粉 … 小さじ1/3
  - しょうゆ … 小さじ1/6
  - 塩 ………… 少々
- 揚げ油 ………… 適量
- 鶏もも肉(皮なし)… 40g
- にんじん …… 中1/6本
- 小松菜 ………… 1株
- 大根 ……… 2cm厚さ
- だし …… 1 1/2カップ
- 塩 ………… 小さじ1/6
- しょうゆ …… 小さじ1
- 片栗粉、水
  - ……… 各小さじ2

[作り方]

1 鶏もも肉は一口大に切る。にんじんは短冊に切り、ゆでておく。小松菜は塩ゆでにして(塩は分量外)、3～4cm長さに切る。大根はすりおろし、軽く水気をきる。
2 れんこんは、小さじ2杯分をみじん切りにし、残りはすりおろしてよく水気をきる。
3 ボウルに2、Aを入れて、よく混ぜ合わせる。
4 3を2等分して、楕円形に丸め、170℃の揚げ油で5～6分、色よく揚げる。
5 鍋にだし、塩を入れて火にかけ、煮立ったら鶏肉を加えて火を通す。仕上げにしょうゆで風味をつけ、水溶きした片栗粉でとろみをつける。
6 器に4のれんこんもちを盛り、5の汁を注ぐ。にんじん、小松菜、大根おろしをのせる。
＊れんこんのすりおろしはフードプロセッサーを利用すると簡単に、なめらかにできる。

便秘　吐き気・嘔吐　食欲不振

[1人分] エネルギー 98kcal　たんぱく質 5.0g　塩分 1.3g

---

## 簡単ヴィシソワーズ

乾燥マッシュポテトを利用して作る
適度なとろみの冷たいじゃがいもスープ

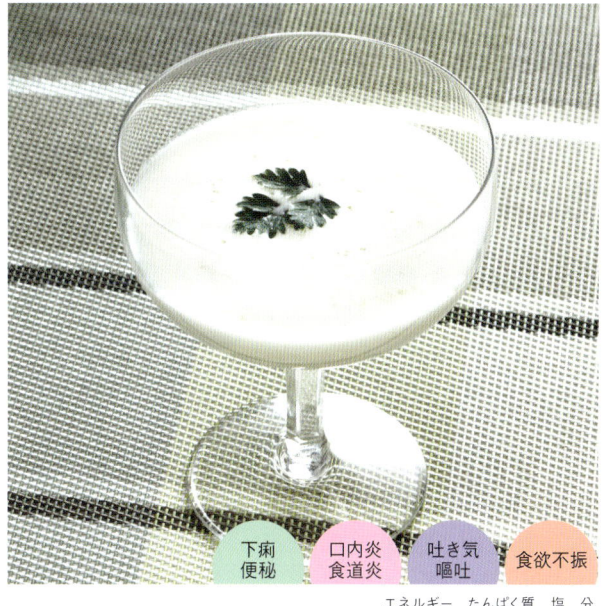

[材料] 2人分

- 乾燥マッシュポテト
  - ……………… 20g
- 顆粒コンソメ … 小さじ1
- 水 ………… 1カップ
- 牛乳 ……… 1/2カップ
- バター ……… 小さじ1
- 塩 …………… 少々
- 生クリーム … 小さじ1

[作り方]

1 鍋に水、顆粒コンソメを入れて、火にかける。
2 乾燥マッシュポテトを振り入れ、全体をよく混ぜて溶かす。
3 牛乳、バターを加えてなめらかに混ぜ、塩で味をととのえ、冷やす。
4 器に盛り、生クリームをまわし入れる。あれば彩りにセルフィーユなどのハーブを飾ってもよい。
＊温かいまま飲んでもおいしい。

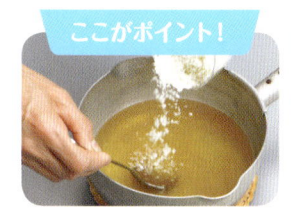

**ここがポイント！**
調理するのが大変なときは市販品が役立ちます。乾燥マッシュポテトを乳製品と合わせ、飲みやすく栄養価の高いスープに。

下痢・便秘　口内炎・食道炎　吐き気・嘔吐　食欲不振

[1人分] エネルギー 98kcal　たんぱく質 2.6g　塩分 0.9g

# デザート

## "まるでオレンジ"のゼリー

ビタミンCの豊富な柑橘類のデザート
オレンジをそのまま食べる気分で食欲増進

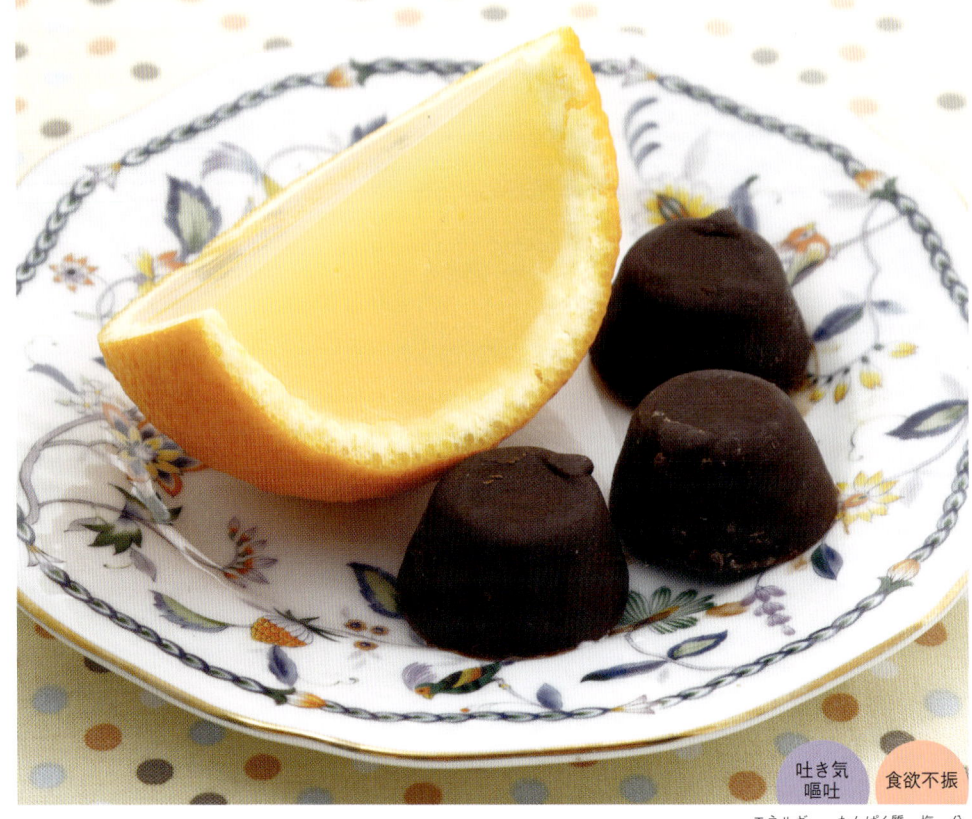

吐き気 嘔吐  食欲不振

[オレンジ1/4切れ＋一口アイス3個]
エネルギー 78kcal　たんぱく質 1.7g　塩分 0.1g

[材料] オレンジ1個・2～4人分
オレンジ……………………小1個
オレンジジュース……………適量
＊オレンジ果汁＋ジュースで120mℓ
粉寒天………………………小さじ2
水……………………………60mℓ
砂糖…………………………小さじ4
アイスクリーム…………60～120mℓ
＊一口アイス6～12個でも

[作り方]

1 オレンジを縦半分に切る。果汁を受けるため受け皿を置き、外皮に沿って包丁を入れ、薄皮ごと果肉をはずす。外皮はゼリー型用に残しておく。

2 果肉をポリ袋に入れ、押して果汁をしぼる。

3 果汁を計量カップに入れ、オレンジジュースを足して120mℓにする。

4 鍋に水を入れて火にかけ、粉寒天を振り入れて混ぜ、2～3分ゆるやかに沸騰させてよく溶かし、火を止める。

5 4に砂糖を加えて溶かし、3を加えよく混ぜる。

6 オレンジの外皮に5を流し入れ、冷蔵庫で冷やし固める。

7 6を半分に切って器に盛り、アイスクリームを添える。

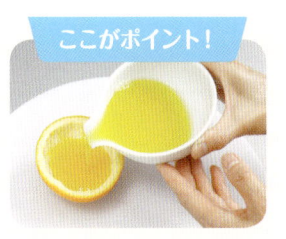

### ここがポイント！

食欲を刺激するには味や食感だけでなく、彩りや形など目で見る"おいしさ"も大切です。生のオレンジは食べにくくてもゼリーなら食べやすく、形のひと工夫も加えれば食べる楽しみがさらに増します。

## りんごのコンポート ミルクゼリー添え

生では食べにくい果物も火を通せば噛みやすく
ソフトな味のゼリー添えでのどごしもよく

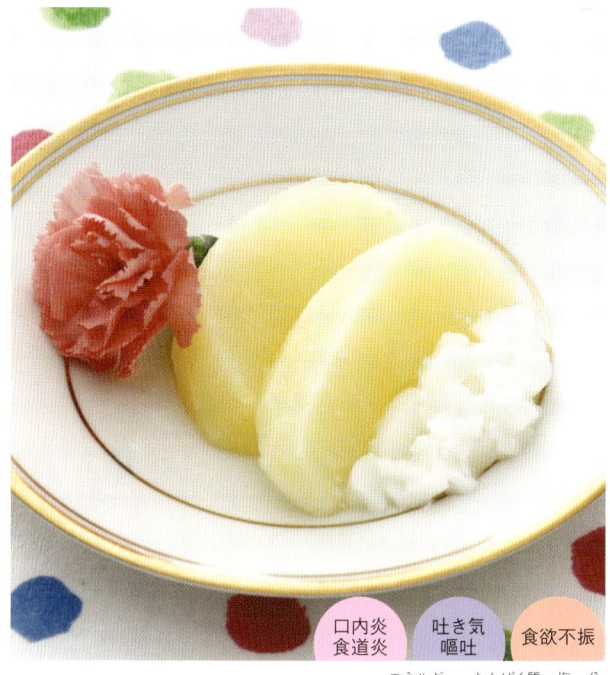

[材料] 2人分

りんご……… 中1/2個　　粉ゼラチン… 小さじ2/3
A ┌ 砂糖…… 小さじ4　　水 ………… 小さじ2
　 └ 水 …… 1/4カップ　＊Aの砂糖はりんごの
牛乳 ……… 1/2カップ　甘さによって調整
B ┌ 砂糖…… 小さじ4

[作り方]

1 りんごの皮をむいて芯を取り除き、4～8等分する。
2 耐熱皿にAの砂糖、水、りんごを入れてラップをかけ、電子レンジ(500W)で約5分加熱する。
3 りんごを裏返し、汁をひと混ぜしたら再度ラップをかけ、さらに電子レンジ(500W)で約5分加熱する。
4 牛乳ゼリーを作る。粉ゼラチンを水に振り入れてふやかす。
5 鍋に牛乳、Bの砂糖を入れて火にかけ、4を加えて煮溶かす。
6 火からおろしてバットなどに流し、冷蔵庫で冷やし固める。
7 3のりんごを器に盛り、6の牛乳ゼリーをフォークでくずして添える。

口内炎・食道炎　吐き気・嘔吐　食欲不振

[1人分] エネルギー 97kcal　たんぱく質 3.0g　塩分 0.1g

---

## きな粉と練りごまのブランマンジェ

栄養価の高い健康食材を生かし和風味に
きな粉とごまの風味がなめらか食感で楽しめます

[材料] 2人分

きな粉 ……… 小さじ2　　牛乳 ……… 2/3カップ
砂糖 ………… 大さじ1　　練り白ごま… 小さじ1
コーンスターチ… 小さじ5　黒みつ ……… 小さじ1

[作り方]

1 鍋にきな粉、砂糖、コーンスターチを入れ、牛乳を少しずつ注ぎながら全体を混ぜ、よく溶かす。練りごまを加えてよく混ぜる。
2 鍋を中～弱火にかけ、かき混ぜながら加熱する。とろみがつき、ふっくらとつやが出てきたら火からおろし、手早く容器に注ぎ分ける。
3 冷蔵庫で冷やし固め、黒みつをかけて食べる。

**こんな味でも** かけるソースは好みの味に。黒みつのほか、コンデンスミルク、ジャム、カスタードソース、生クリームなどでも。

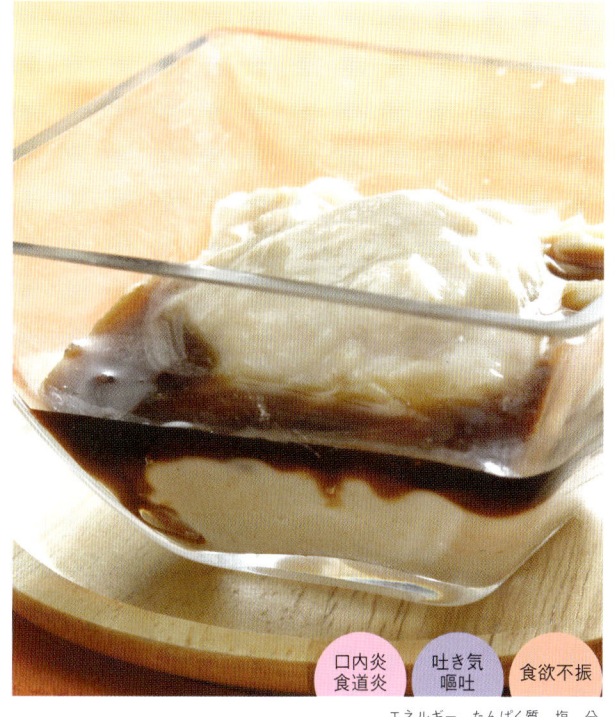

口内炎・食道炎　吐き気・嘔吐　食欲不振

[1人分] エネルギー 115kcal　たんぱく質 3.5g　塩分 0.1g

# 食べやすい食材の大きさ、まとまり、なめらかさに注意

## 切り方や調理法の工夫を心がける

噛むこと、飲み込むことがうまくいかない場合は、食材の切り方や調理法を工夫します。食べやすい大きさ、厚さに切ったり刻んだりすること、口の中ですりつぶしやすいかたさに仕上げること、口の中でばらつかないようにまとまりをつけることなどを心がけましょう。

のどを通りやすくするには、なめらかさも大切です。

肉や野菜などの食材を噛みやすくするためには、繊維を断つように切るか、切れ目を入れる、皮をむくなどの下ごしらえが大切です。その食材をさらに、やわらかく煮込んでいきます。

噛みにくいという問題はなくても、たとえば、ひき肉などはそぼろ状だと口に入れたときにばらついて飲み込みにくいのですが、肉だんごにして、あんで表面をなめらかにすれば、食べやすくなります。たれ、あん、あえ衣などを上手に使い、食材が口内でまとまるように仕上げましょう。

## とろみをつけたり、水分を補ったりする

料理にとろみをつけるには片栗粉やコーンスターチ、ゼラチンなどを用いますが、そのほかジュースやお茶に常温で混ぜるだけでとろみがつく増粘剤なども市販されています。

ぱさつきが気になる食パンはフレンチトーストにする、衣のかけらが口やのどに引っかかるフライは揚げ煮にする、もそもそとすべりが悪いじゃがいもやかぼちゃはポタージュにするなど、食べにくいものには水分を補うとよいでしょう。

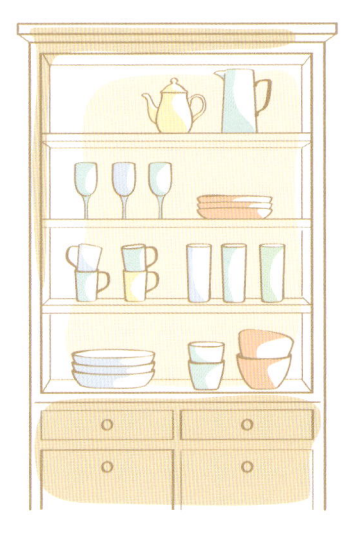

---

●‒‒‒ 食事のポイント ‒‒‒●

◎食材は小さく、薄く、食べやすい大きさに。繊維を切って噛みやすくする。フードプロセッサーやミキサーの利用もよい

◎たれ、あん、あえ衣、ソースなどで、まとまりよく食べやすくする（調理例：あんかけ、ゼリー寄せ、卵とじ、シチュー、ポタージュなど）

◎ぱさつきやもそもそとした食感が気になるときには水分を補う（調理例：フレンチトースト、パンがゆ、揚げ煮、あんかけ、マリネ、ポタージュなど）

◎水分をとるときにむせる場合は、市販の増粘剤も手軽で便利

◎少量ずつよく噛んで食べる

Part 1 症状・体調別に選べるレシピ 166

嚥下困難
咀嚼困難

## 飲み込みにくい・噛みにくいときの献立例

食べやすい主菜をかねた主食を中心に、とろみや衣でまとめた野菜の副菜を選んでいます。
とりにくい食材を上手に組み合わせ、栄養が偏らないように気をつけましょう。

### クリームソースライスととろみ汁の献立

**"まるでオレンジ"のゼリー**
ビタミンC豊富、形を楽しみたいデザート
128ページ

**なめらか煮おろしのしらすあえ**
大根おろしを加熱し辛味を抑えてとろみづけ　126ページ

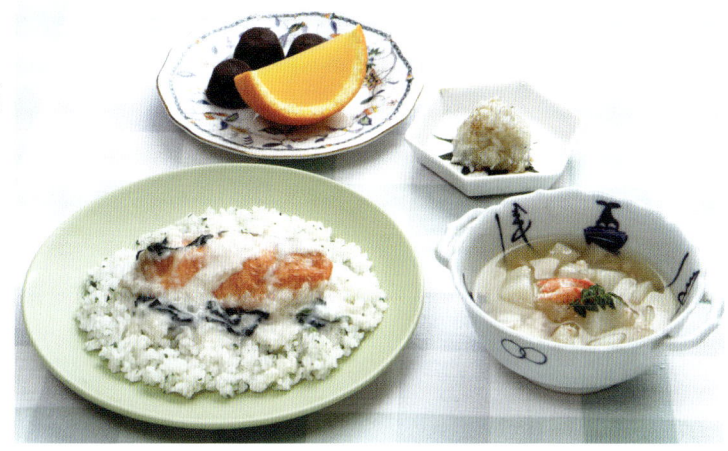

**さけのクリームソースライス**
クリームソースでなめらかな口当たり、主食と主菜を兼ねて　120ページ

**長いもとかぶのかに入りとろみ汁**
やわらかく煮える食材を具に、汁にとろみをつけて　126ページ

### あんかけ丼と野菜の副菜の献立

**りんごのコンポート　ミルクゼリー添え**
果物を電子レンジ加熱で食べやすいやわらかさに　129ページ

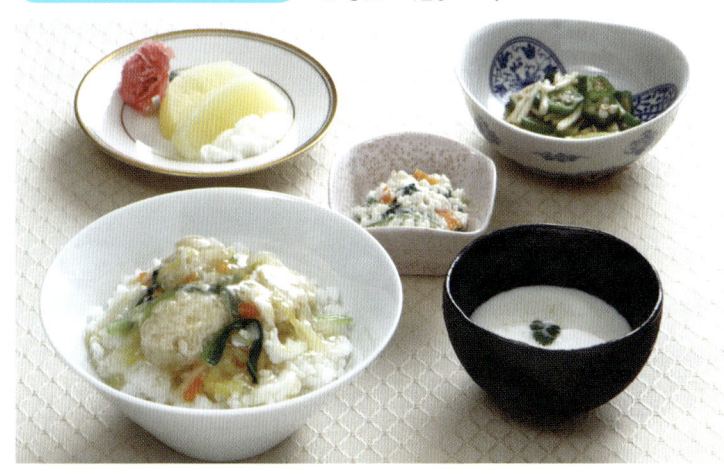

**オクラと長いものおひたし**
とろみのある食材の取り合わせで
125ページ

**チンゲン菜とにんじんの白あえ**
豆腐とごまの衣で野菜をまとめて
126ページ

**鶏肉だんごの卵あんかけ丼**
やわらかいごはんにあんをかけ、主食と主菜を兼ねて　119ページ

**簡単ヴィシソワーズ**
乾燥マッシュポテトで作る冷たいスープ
127ページ

## Column 簡単調理のために

### 種類豊富な加工食品

味つけの補助に、スープやシチューベースに、そのまま料理の材料に。ほかの食材と合わせて利用すれば、ひと手間も、ふた手間も省略可能。上手な手抜きをしてください。

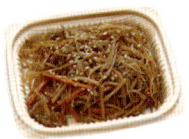

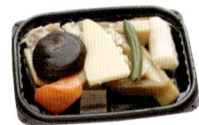

きんぴらごぼう、筑前煮などの市販惣菜

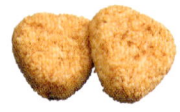

冷凍のうどんや焼きおにぎり

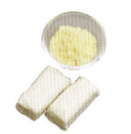

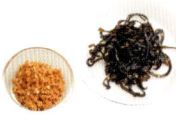

ホワイトルウやポタージュの素

ふりかけや佃煮

**味つけを助け、味に変化をつけてくれる**
だしの素、スープの素類、ポン酢じょうゆやめんつゆなど 昆布茶、お茶漬けの素、ふりかけ、漬物、佃煮、梅干しなど

**めんどうなルウ作りはお任せ**
ホワイトソースなどのソース類、シチューの素、ポタージュスープの素など

**あんに加えればそれだけでおいしい。汁物、煮物、サラダにも**
ほたて、かに、ツナの缶詰

**ストックがあれば、すぐに食べたいときに大助かり**
うどん、おにぎり、パスタなどの冷凍主食類

**野菜と合わせたり、卵やごはんに混ぜたり**
筑前煮、きんぴらごぼう、マカロニサラダ、ポテトサラダなどの惣菜パック、味つけ缶詰

**下ごしらえの手間がなく、やわらかく使いやすい**
冷凍の里いも、かぼちゃ、ミックスベジタブルなど

---

### 器具を使いこなして手間と時間を節約

切る、混ぜる、煮る、蒸す、焼く。調理のいろいろな場面で助けになる身近な調理器具です。

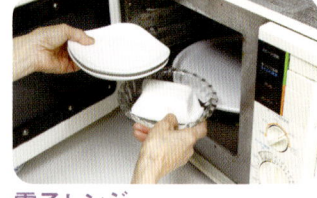

**電子レンジ**
火の前に立つ必要がない、調理のにおいが気にならない、少量の調理や油を使わない調理に向くなど、下ごしらえから仕上げまで、この本のレシピに大活躍。

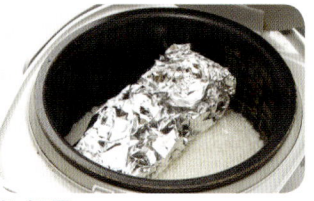

**炊飯器**
ホイルに包んだ食材や耐熱ケース入り食材を加えて炊飯すれば、ごはんとおかずが一度に作れる。

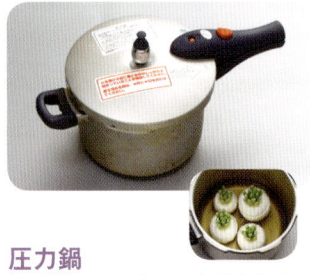

**圧力鍋**
短時間でかたまり肉を軽く噛めるくらいに、さんまやいわしなら骨まで食べられるくらいにやわらかく、かたい野菜、大ぶりの野菜も口内でつぶせるくらいに火を通せる。煮物、蒸し物OK。調理中のにおいが少ないのも利点。

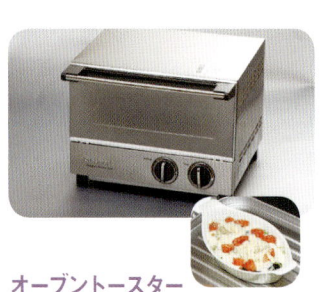

**オーブントースター**
香ばしいオーブン焼きは食欲を刺激するが、オーブンはややめんどう。少量のオーブン料理なら、オーブントースターで代行可能。

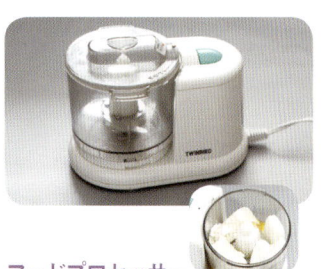

**フードプロセッサー**
みじん切りにする、材料をペースト状にする、材料を合わせて練る、すりおろす。手のかかるこんな作業はこの器具の得意技。ミキサーもジュースやスープが手軽に作れる便利な器具。

# Part 2
## 元気の出るレシピ
# バリエーション

## 家族と楽しく食卓を囲むために、職場復帰時の昼食に、飽きのこない野菜料理も加えた3テーマ

家族と同じ料理をちょっとアレンジして食べられないか。
市販のお弁当やランチ定食は量が多すぎたり、食べにくかったり。
手近な野菜でいつもと違うおかずはできない？
こんな料理を知りたいという患者さんの声からできたレシピです。

## 刺身 → 刺身のクイック煮魚

白血球が減少しているときは衛生面に注意
火を通せば安心して食べられます

**家族用** まぐろ刺身

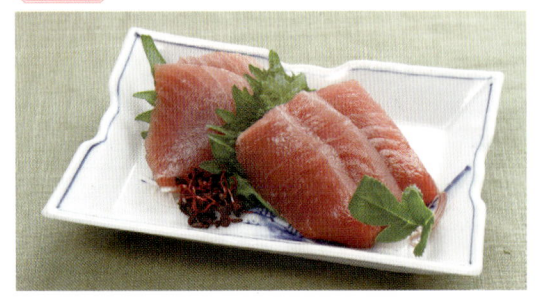

[材料] 2人分
まぐろ刺身（赤身）
　………20g×10切れ
しょうゆ、練りわさび
　………………各適量
青じそ………………2枚

[作り方]
青じそ、練りわさびを添えて器に盛る。

**本人用** まぐろ刺身のクイック煮魚

[材料] 1人分
まぐろ刺身（赤身）
　………20g×5切れ
めんつゆ…大さじ1 1/2
おろししょうが…小さじ1
青じそ………………1枚

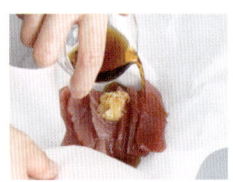

クッキングシートに包み、電子レンジで加熱。

[作り方]
1 平皿にクッキングシートを広げ、刺身を並べる。
2 刺身の上におろししょうがをのせ、めんつゆを全体にかけて、シートを閉じる。電子レンジ（500W）で1分30秒加熱する。生の部分があれば、10秒ずつ加熱を追加し、十分に火をとおす。
3 器に盛り、せん切りにした青じそを添える。

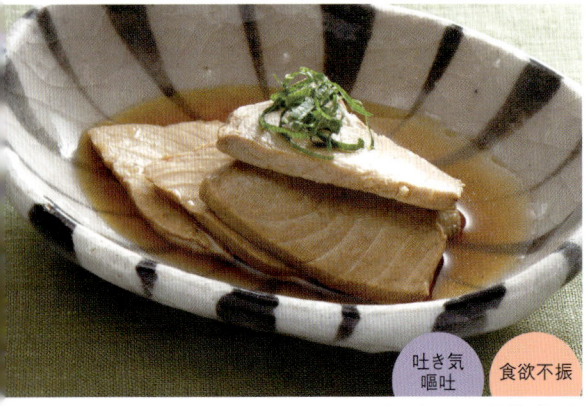

吐き気嘔吐　食欲不振

[1人分] エネルギー 120kcal　たんぱく質 23.4g　塩分 0.9g

# 家族と同じ料理をアレンジ

家族と食卓を囲んでも自分だけ異なる食事となれば、それだけで食欲がわきません。1人分だけ違う料理を作るのも手間。そこで、家族の料理を簡単なワンプロセスで食べやすく変身させるアイディアをとりあげてみました。日々の食事作りの参考にしてください。

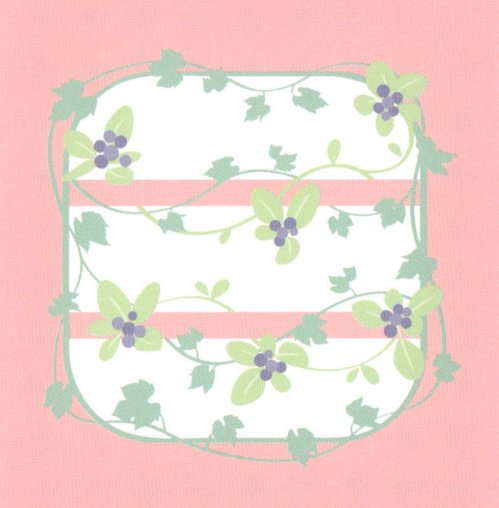

＊料理写真内の 吐き気嘔吐 などはその料理が適する症状を示しています。

Part 2 元気の出るレシピバリエーション

家族と同じ料理

# えびピラフ → えびリゾット

パラリとした食感のピラフが食べにくいと感じたら水分を足して、おいしさそのままにやわらかく

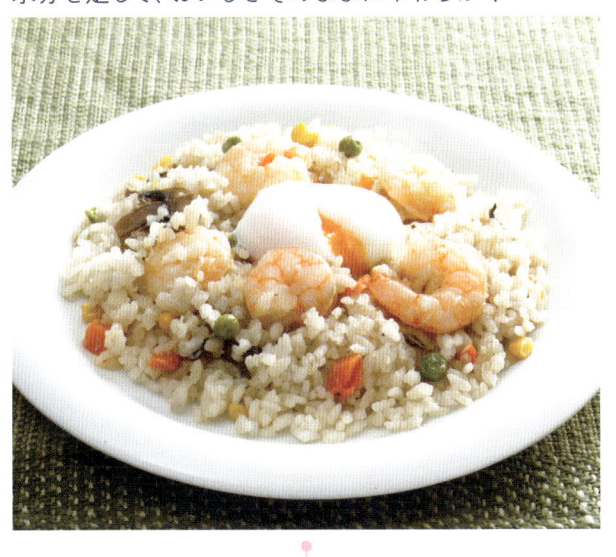

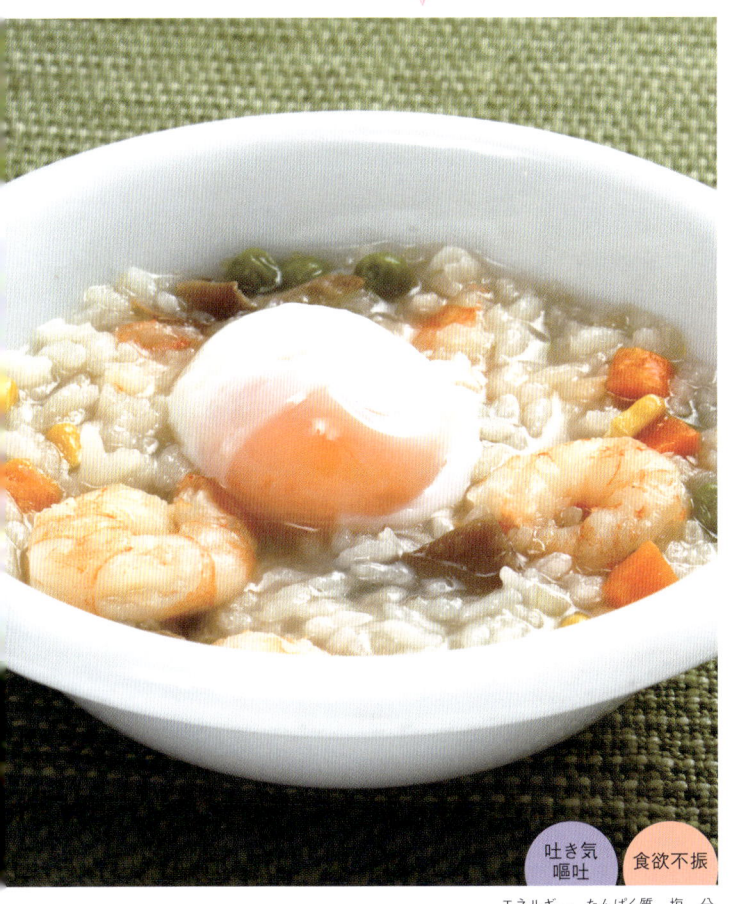

**家族用** えびピラフ 温泉卵添え

[材料]作りやすい分量・3人分

米……1カップ（180㎖）　マッシュルーム……3個
むきえび………100g　バター………小さじ3
ミックスベジタブル　顆粒コンソメ…小さじ2
……大さじ4（60g）　温泉卵…………3個
玉ねぎ……中1/2個

[作り方]

1 玉ねぎはみじん切りにする。マッシュルームは薄切りにする。
2 米をとぎ、炊飯器に米と分量の水を入れる。
3 2に玉ねぎ、ミックスベジタブル、マッシュルーム、えび、顆粒コンソメ、バターを加えて全体を混ぜ、炊飯する。
4 炊き上がったら、全体を返して混ぜる。
5 器に盛り、温泉卵をのせる。

**本人用** えびリゾット 温泉卵添え

[材料]1人分と[作り方]

1 上記のピラフ180gに2倍量の水360㎖を加えて、やわらかく、水分が少なくなるまで煮る。好みで顆粒コンソメを加え、味をととのえる。
2 器に盛り、温泉卵1個をのせる。

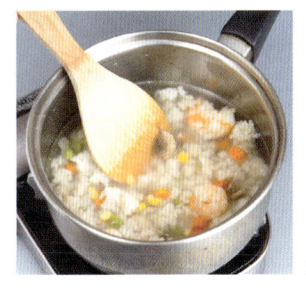

えびピラフに水を加えて煮る。

## 簡単温泉卵の作り方

1 卵（M玉）を室温にもどす。
2 卵を水洗いし、ラップに包む。
3 炊き立ての炊飯器のごはんに埋め、約40分おく（L玉は約44分）。
4 炊飯器から取り出し、流水で冷却する。

吐き気　食欲不振
嘔吐

[1人分]　エネルギー　たんぱく質　塩分
　　　　348kcal　17.9g　1.3g

135

# 金目だいの煮つけ → 金目だいの煮こごり

煮魚のにおいが気になる、身が飲み込みにくい
そんなときは冷蔵庫で冷やし、煮汁をゼリー状に

**家族用** 金目だいの煮つけ

[材料] 2人分

金目だい(切り身)
　　　　……中2切れ
A ┌ 塩 ………… 少々
　└ 酒 ……… 小さじ2
水 ………… 1カップ
酒 ………… 大さじ1
しょうがの薄切り
　　　　……3〜4枚
砂糖 ……… 小さじ2
みりん …… 小さじ1
しょうゆ …… 大さじ1
ゆずの皮のせん切り
　　　　……適量

[作り方]

1 金目だいにAを振りかけ、冷蔵庫に入れて15分おく。
2 底が広い浅めの鍋に水、酒を入れて煮立て、しょうが、水気をふいた金目だい、砂糖、みりんを入れる。
3 再び煮立ったら紙などで落としぶたをし、中火で5分ほど煮る。
4 しょうゆを加えて、さらに5分ほど煮る。
5 金目だいを器に盛って煮汁をかけ、ゆずの皮をのせる。好みで焼きねぎなどを煮汁でさっと煮て添えてもよい。

**本人用** 金目だいの煮こごり

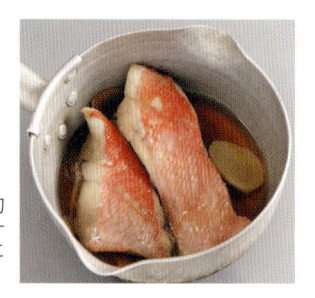

煮上がったら1切れ取り出し、煮汁とともに冷蔵庫に入れる。

[材料] 1人分と [作り方]

1 煮つけを1切れ、あら熱がとれたら、煮汁とともに冷蔵庫に入れ、煮こごりにする。
2 金目だいと煮こごりを器に盛り、ゆずの皮をのせる。

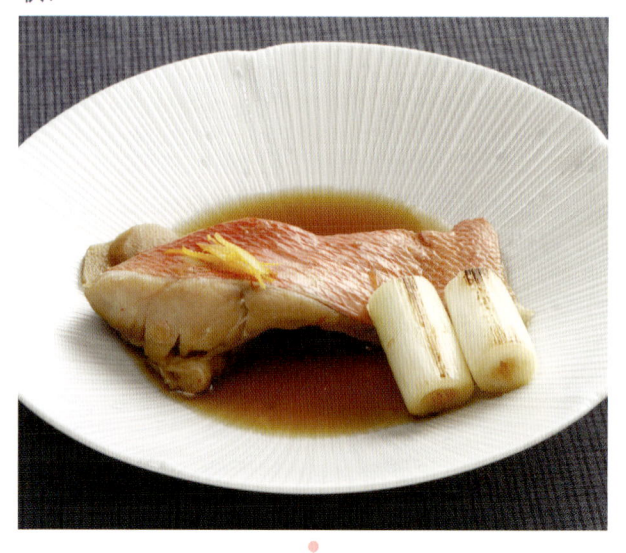

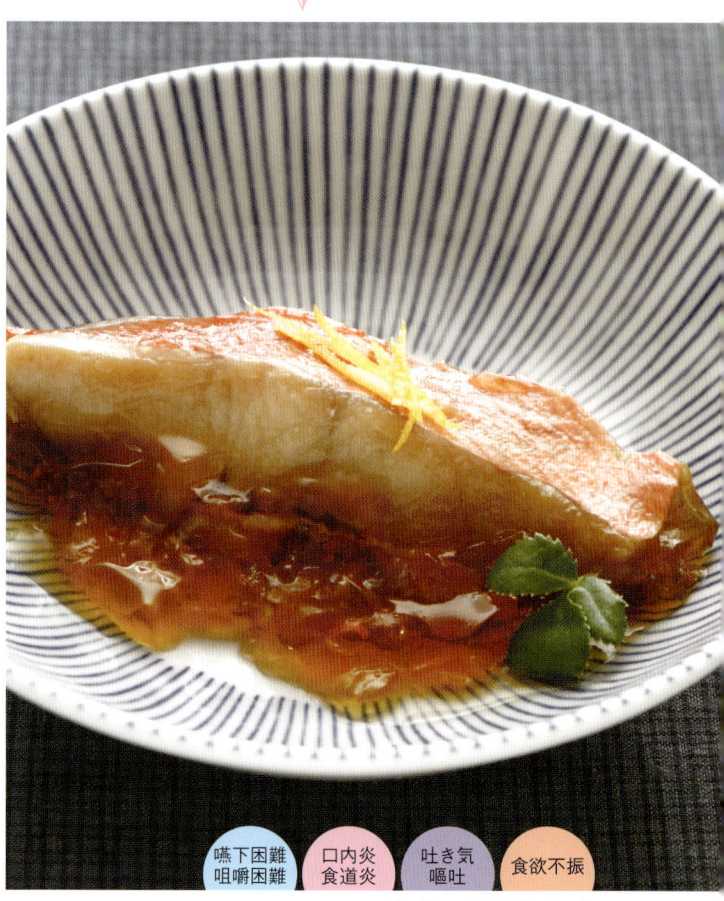

嚥下困難 咀嚼困難 / 口内炎 食道炎 / 吐き気 嘔吐 / 食欲不振

[1人分] エネルギー 150kcal　たんぱく質 13.2g　塩分 1.7g

Part 2 元気の出るレシピバリエーション

家族と同じ料理

## 鶏のから揚げ → 鶏の吉野煮

片栗粉をつけるところまで一緒に下ごしらえして本人用はのどを通りやすいとろみ煮に

### 家族用　鶏のから揚げ

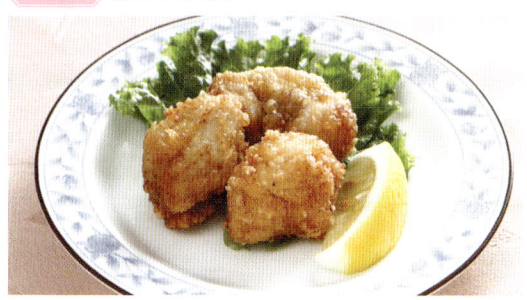

[材料] 2人分

| | |
|---|---|
| 鶏胸肉……25g×6切れ | 片栗粉…………小さじ4 |
| A ┌ おろししょうが…小さじ1<br>　├ みりん……小さじ1<br>　├ 酒………小さじ1<br>　└ しょうゆ…小さじ2 | 揚げ油……………適量<br>レモン……………適量 |

[作り方]
1 鶏胸肉はAで下味をつける。
2 片栗粉をまぶして揚げる。
3 器に盛り、くし形切りのレモン、あれば彩りにレタスなどを添える。

### 本人用　鶏の吉野煮 レモンの香り

[材料] 1人分と [作り方]
1 鍋にだし1/4カップ、塩少々を合わせて煮立てる。
2 下味をつけ、片栗粉をまぶした鶏胸肉3切れを鍋に入れて火を通す。
3 器に盛り、いちょう切りのレモンを添える。

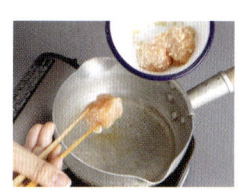

下ごしらえはどちらも同じに。吉野煮は煮立った煮汁に入れる。

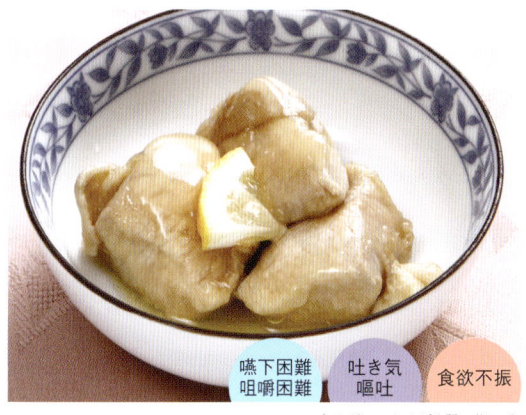

嚥下困難 咀嚼困難 ／ 吐き気 嘔吐 ／ 食欲不振

[1人分] エネルギー 180kcal　たんぱく質 15.3g　塩分 1.3g

## ほうれん草のバター炒め → ほうれん草のミルクポタージュ

ごはんと牛乳を加えてポタージュにすれば、ビタミンに加え、エネルギー、ミネラル補給にも

### 家族用　ほうれん草のバター炒め

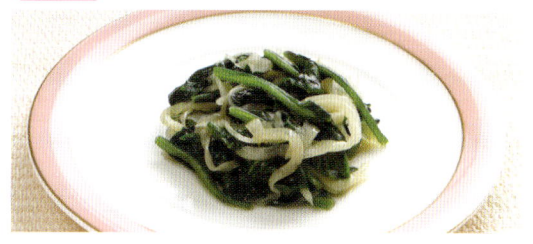

[材料] 2人分

| | |
|---|---|
| ほうれん草………1/2束 | 顆粒コンソメ…小さじ1 |
| 玉ねぎ………中1/2個 | こしょう……………少々 |
| バター…………小さじ2 | |

[作り方]
1 ほうれん草は根元までよく洗い、食べやすい大きさに切る。玉ねぎは薄切りにする。
2 フライパンにバターを溶かし、1を炒めて、顆粒コンソメ、こしょうを振り入れ調味する。

### 本人用　ほうれん草のミルクポタージュ

フードプロセッサーやミキサーでなめらかに撹拌した材料を鍋に戻し、再度火にかけて牛乳を加える。

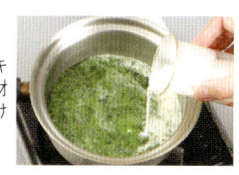

[材料] 1人分と [作り方]
1 上記のバター炒めしたほうれん草1人分、ごはん20g、水1/4カップを鍋に入れ、やわらかく煮る。
2 1をフードプロセッサーかミキサーにかけ、なめらかになったら鍋に戻す。牛乳1/4カップを加えて温め、塩、こしょう各少々で調味する。
3 器に盛り、クルトン小さじ1を浮かべる。

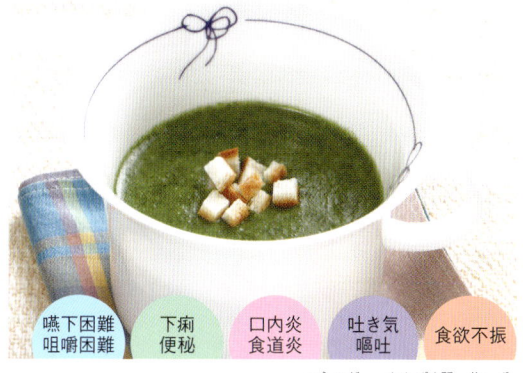

嚥下困難 咀嚼困難 ／ 下痢 便秘 ／ 口内炎 食道炎 ／ 吐き気 嘔吐 ／ 食欲不振

[1人分] エネルギー 127kcal　たんぱく質 3.9g　塩分 0.8g

137

## ロールサンドと豆乳野菜ジュース弁当

ラップで巻いて乾かず、衛生的なサンドイッチとパックを混ぜるだけのまろやかなドリンク。
食欲がないときはこれだけでも、
主食、たんぱく質、野菜をとれる取り合わせ

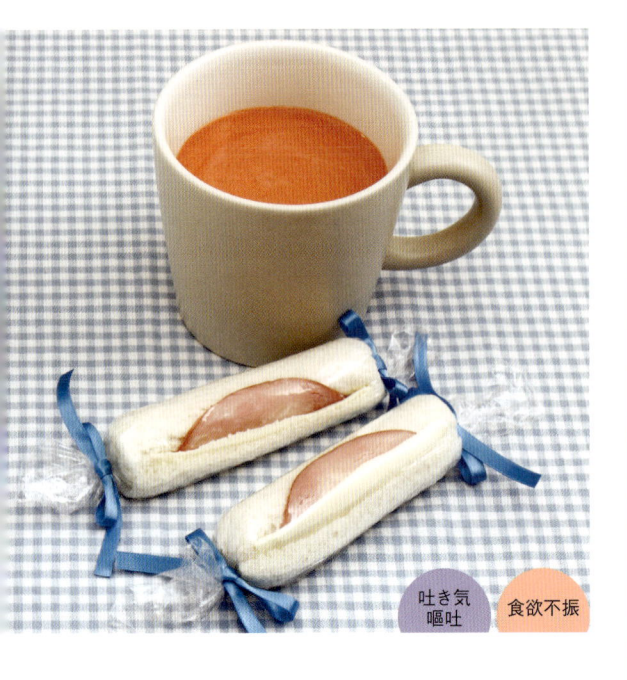

吐き気嘔吐　食欲不振

### ハムチーズサンドイッチ

[材料] 1人分
- サンドイッチ用食パン（耳なし）……………… 2枚
- マヨネーズ……… 小さじ2
- ハム………………… 2枚
- スライスチーズ……… 1枚

[作り方]
1 ラップを広げ、サンドイッチ用パンを置く。
2 パンにマヨネーズを塗り、ハム1枚、スライスチーズ1/2枚をのせ、ラップごと巻く。これを2個作る。

[1人分] エネルギー 268kcal　たんぱく質 12.6g　塩分 1.9g

### 豆乳野菜ジュース

[材料] 1人分と[作り方]
調整豆乳1/2カップと野菜ジュース1/2カップを混ぜる。
＊豆乳の味、野菜ジュースの酸味などが苦手でも、ミックスするとまろやかな味になり飲みやすい。

[1人分] エネルギー 102kcal　たんぱく質 4.2g　塩分 0.3g

# 食が進まない時期の少量のお弁当

退院後、抗がん薬治療を続けながらの職場復帰時によく聞くのは、外食や市販のお弁当は量が多すぎる、味が舌に合わないなど、昼食をどうするかの悩みです。簡単に作れて、少量でも栄養バランスのとれる、安心のお弁当持参のための小さなおかず集です。

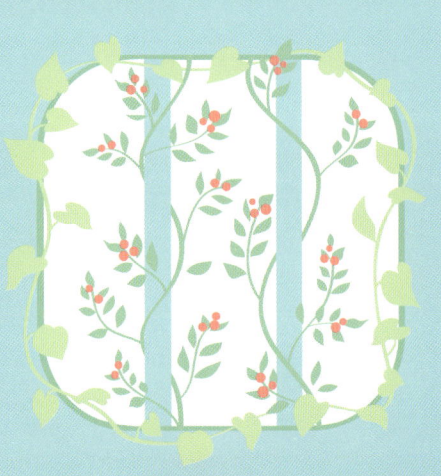

＊料理写真内の 食欲不振 などはその料理が適する症状を示しています。

Part 2 元気の出るレシピバリエーション

少量のお弁当

# 卵どんぶりの三段弁当

三段重ねの小ランチボックスや、小ケース3個を用意。
昼食時に卵とじをごはんにかけてどんぶり風に口当たりよく。
味つけして冷凍保存のぶり、ほたてはそのままフライパン焼きでOK。
職場の電子レンジを利用して温めるのもおすすめです

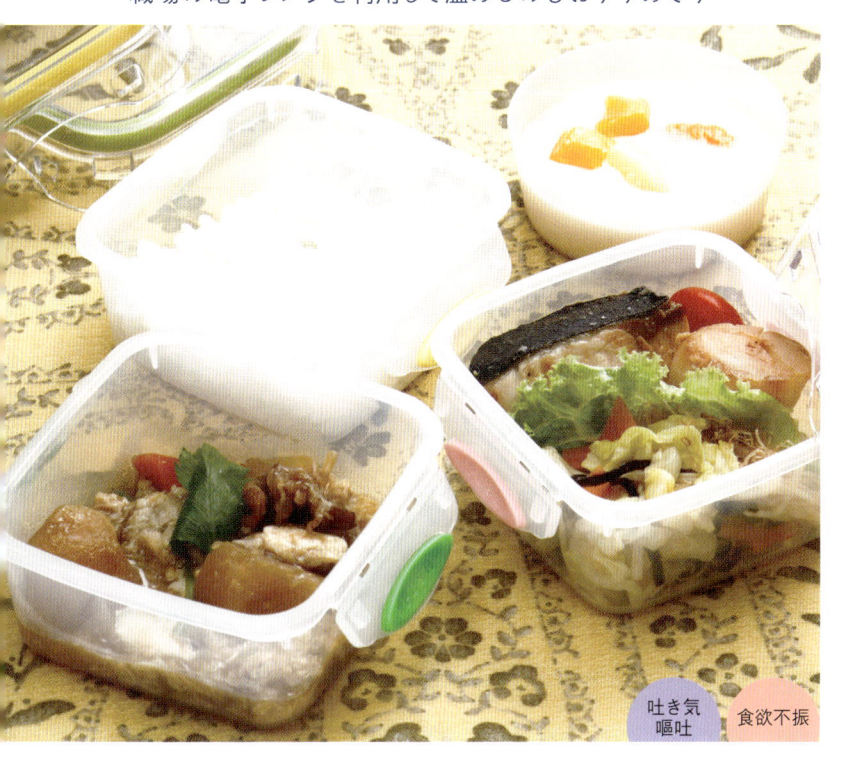

吐き気嘔吐　食欲不振

### ピーチミルクプリン

[材料] 1人分

ピーチネクター ………… 1/4カップ
牛乳 ………………… 1/4カップ
粉寒天 ……………… 小さじ1/3
砂糖 ………………… 大さじ1
フルーツ缶（フルーツカクテル、黄桃、みかんなど）………… 大さじ1

[作り方]

鍋に牛乳と粉寒天を入れ、ゆるやかに沸騰させながら2～3分煮溶かす。火から下ろして砂糖、ピーチネクター、食べやすい大きさに切ったフルーツを加えて混ぜ、しっかりふたのできる小ケースに流し入れ、ふたをする。

※そのまま持参する間に常温で固まる。

[1人分] エネルギー 105kcal　たんぱく質 1.8g　塩分 0.1g

### 肉じゃがの卵どんぶり

[材料] 1人分

ごはん … 小さな茶碗軽く1杯分（110g）
肉じゃが（残り物や市販品）…… 70g
三つ葉 ………………………… 2本
A ┌ めんつゆ ………… 大さじ1/2
　└ 水 ……………… 1/4カップ
卵 …………………… M玉1個

[作り方]

1 炊き上がったごはんはランチボックスの1段目に詰める（具をかけるので深さに余裕のある容器を用意）。
2 肉じゃがは一口大に切る。三つ葉は2～3cm長さに切る。
3 小鍋にA、肉じゃが、三つ葉を入れて火にかけ、煮立ったら卵をまわしかけてとじ、2段目に入れる。
4 食べるときに1段目のごはんにかけ、どんぶり風にする。

[1人分] エネルギー 347kcal　たんぱく質 12.1g　塩分 1.1g

### キャベツのおかかあえとミニトマト

[材料] 1人分

キャベツの葉 …………… 中1枚
にんじん …… 中1/12本（正味10g）
えのきたけ ………… 1/10パック
A ┌ 塩昆布 ………… 小さじ1/2
　│ しょうゆ ……… 小さじ1/3
　└ 削り節 ………… 1/3パック
ミニトマト ………………… 2個

[作り方]

1 キャベツは芯を除いてざく切りにする。にんじんは短冊切り、えのきたけは根元を落とし、半分の長さに切ってほぐす。
2 沸騰湯で1をやわらかくなるまでゆでる（または電子レンジで加熱する）。
3 水気をきって軽くしぼり、Aを加えて混ぜ、ミニトマトとともに3段目に詰める。

[1人分] エネルギー 26kcal　たんぱく質 2.2g　塩分 0.5g

### ぶりとほたての照り焼き

[材料] 1人分

ぶり ………………………… 40g
ほたて貝柱 ………………… 1個
A ┌ おろししょうが …… 小さじ1/2
　└ しょうゆ、酒、みりん … 各小さじ1

[作り方]

1 ジッパーつきの冷凍保存袋にAを入れて、ぶり、ほたて貝柱を加え、空気を抜いて平らにし、冷凍保存する（冷凍中に味がしみる）。
2 冷凍されたぶり、ほたて貝を取り出して少しおき、凍ったままフライパンに入れて、中火で4～5分焼く。裏返し、弱めの中火にして溶け出した調味液をからめながら2～3分焼く。
3 あら熱をとり、3段目に詰める。

[1人分] エネルギー 180kcal　たんぱく質 18.9g　塩分 1.1g

# おこわとしそシュウマイ弁当

冷めてもおいしいしょうが風味おこわはスティック状で食べやすく、小分け冷凍で取り置きも可能。
シュウマイは低脂肪の鶏ひき肉にしその香りでくさみ消し。
電子レンジ調理の卵とピクルスを加え、少量ずつでバランスよく

## しそ包みシュウマイ

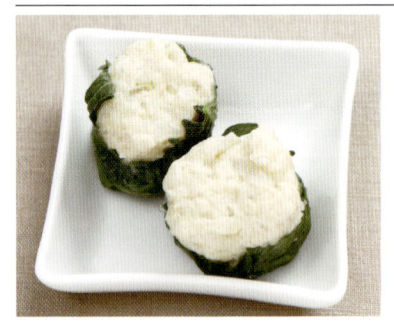

[材料] 1人分

| | |
|---|---|
| 鶏ひき肉……………40g | A 酒………小さじ1/2 |
| 玉ねぎ……中1/10個（正味20g） | しょうゆ…小さじ1/2 |
| パン粉………小さじ2 | 溶き卵………小さじ1 |
| だし…………小さじ1 | おろししょうが………少々 |
| 塩……………少々 | 青じそ…………2枚 |

[作り方]

1 玉ねぎはみじん切りにする。パン粉はだしにふやかしておく。
2 鶏ひき肉に塩を加えてこね、粘りが出たら、玉ねぎ、1のパン粉、A、しょうがを加え、よく混ぜる。
3 手のひらにラップを広げ、青じそを置いて2の肉だねをのせ、青じそで包み込むようにしながらシュウマイの形にととのえ、ラップで包む。
4 耐熱皿に3を並べ、電子レンジ(500W)で3～4分加熱する。
5 火が通ったらラップをはずす。

[1人分] エネルギー 94kcal　たんぱく質 9.8g　塩分 0.8g

## しょうが風味のスティックおこわ

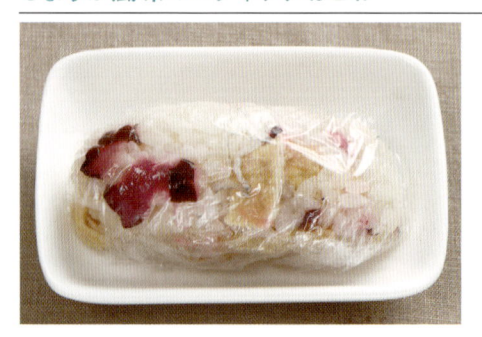

[材料] 作りやすい分量・3人分

| | |
|---|---|
| 米、もち米…各1/2カップ(90ml) | しょうが………小1かけ |
| A だしの素…小さじ1/4 | 油揚げ…………1/2枚 |
| 酒………小さじ2 | ちりめんじゃこ…大さじ1強 |
| みりん…小さじ1 | 漬物(たくあん、しその実、しば漬けなど好みで) |
| 塩………小さじ1/6 | ………刻んで小さじ2 |
| しょうゆ…小さじ1/2 | |

[作り方]

1 しょうがは細くせん切りにし、水にさらして、水気をきる。油揚げは湯にくぐらせて油を抜き、細く切る。
2 米ともち米は合わせてとぎ、30分ほど水につける。
3 2をざるに上げ、炊飯器に移してAを入れ、普通に水加減をする。しょうが、油揚げをのせて炊飯する。
4 炊き上がったら、ちりめんじゃこ、漬物を加え、底からおこわをすくい、切るように混ぜる。
5 ラップを広げ適量のおこわをのせてスティック状にまとめ、両端をねじってとめ、そのまま弁当箱に詰める。食べるときに好みで焼きのりを巻いてもよい。
＊まとめて作って冷凍保存すれば、食べたいときに電子レンジで温めて食べられる。

[1人分] エネルギー 209kcal　たんぱく質 5.1g　塩分 0.8g

## 具だくさんカップ厚焼き卵

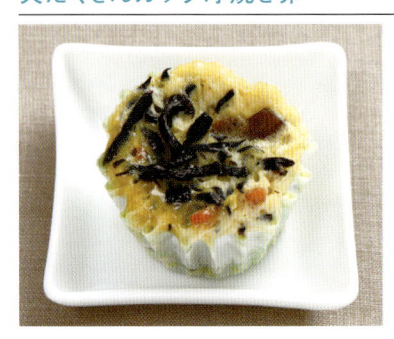

[材料] 1人分

| | |
|---|---|
| 卵……………M玉1個 | ひじきの煮物(市販品) |
| 塩……………少々 | ………1/5パック(20g) |

[作り方]

1 卵を溶きほぐし、塩、ひじきの煮物を混ぜ合わせる。
2 紙のケーキ型など(弁当箱に入れやすい形)に1を適量注ぎ、ラップをかける。電子レンジ(500W)で2分ほど加熱する。

[1人分] エネルギー 98kcal　たんぱく質 6.7g　塩分 0.6g

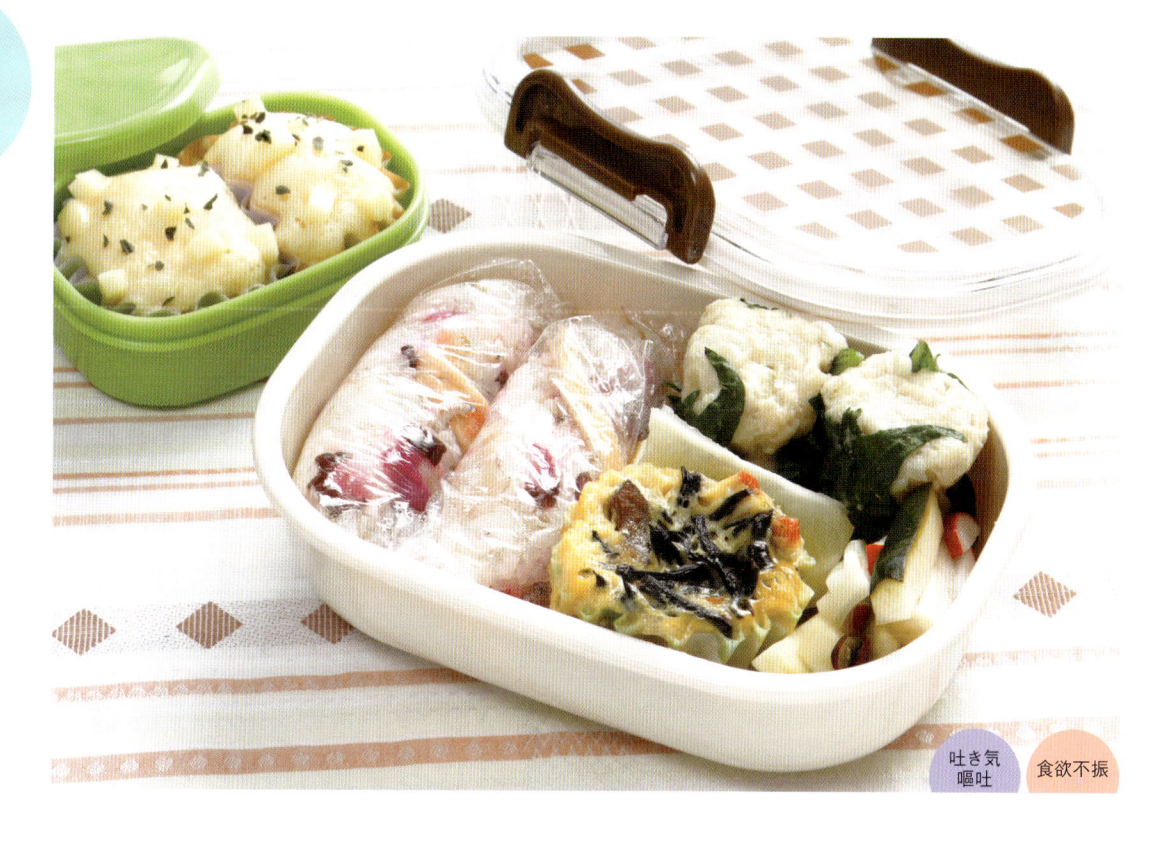

Part 2 元気の出るレシピバリエーション

少量のお弁当

吐き気嘔吐　食欲不振

## 一度にたくさん食べられない時期のおやつ

### チーズ蒸しパン

[材料]1人分

ホットケーキミックス
　……………大さじ3
A ┌ 牛乳……小さじ4
　│ 溶き卵…小さじ2
　│ サラダ油…小さじ1/2
　│ 塩………少々
　└ 粉チーズ…小さじ1
プロセスチーズ
　…厚さ5〜6mm 1/3枚
ドライバジル……少々

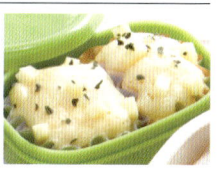

[作り方]

1 プロセスチーズは5〜6mm角に切る。
2 ボウルにホットケーキミックス、A、プロセスチーズの2/3量を入れて混ぜ合わせる。中くらいのマドレーヌの紙型などに流し入れ、表面に残りのプロセスチーズ、ドライバジルを飾る。
3 ラップをふんわりかけ、電子レンジ（500W）で2分ほど加熱する。

[1人分] エネルギー 194kcal　たんぱく質 6.9g　塩分 0.5g

### 即席ピクルス

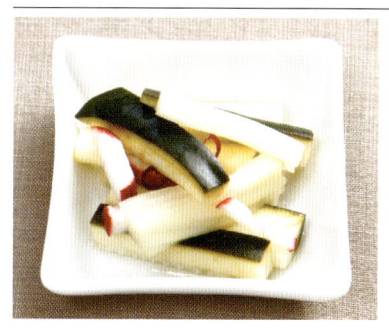

[材料]作りやすい分量・10食分

ズッキーニ……………1本
ラディッシュ…………10個
セロリ…………………1本
A ┌ 酢………3/4カップ
　└ 水………1/4カップ
A ┌ 砂糖……大さじ3 1/3
　│ 塩………小さじ1/2
　│ しょうゆ…小さじ2弱
　│ 赤とうがらし…1本(香りづけ)
　└ こしょう………少々

[作り方]

1 セロリは筋を取り、ズッキーニとともに長さ4cmの拍子木切りにする。ラディッシュは細切り、または薄切りにする。
2 耐熱皿に1とAを入れて混ぜ合わせ、ラップをかけて、電子レンジ（500W）で2分ほど加熱する。
3 冷蔵庫で冷やし、味をなじませる。

[1人分] エネルギー 23kcal　たんぱく質 0.6g　塩分 0.5g

# 菜めしとさっぱり青椒肉絲(チンジャオロースー)弁当

材料をすべてポリ袋に入れ湯せんにかける簡単調理。
においも立たず、手間なしで、一度に3品が完成。
味がしみ込みやすいので、油の量や調味料を控えてもおいしく、すっきり味に仕上がります

## さつまいもの茶巾しぼり

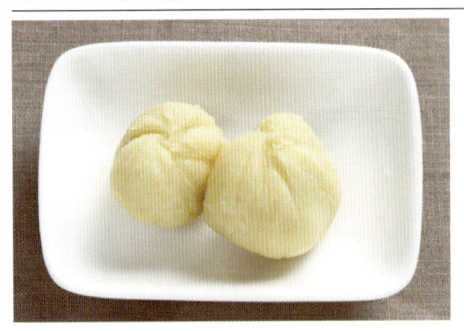

[材料] 1人分

| | |
|---|---|
| さつまいも……70g | 砂糖……小さじ2 |
| バター……小さじ1 | 牛乳……小さじ2 |

[作り方]

1 さつまいもは皮をむいていちょう切りにし、水にさらす。
2 水気をきってポリ袋に入れ、バター、砂糖、牛乳を加える。袋の下半分を水につけて空気を抜き、口から1/3くらいの部分を輪ゴムできっちりとめる。
3 2をそのまま沸騰湯に入れて、15分ゆでる。
4 やわらかくなったら取り出して袋の水気をふき、やけどに注意しながらさつまいもをつぶす。袋の中で2つに分けて茶巾形にしぼる。

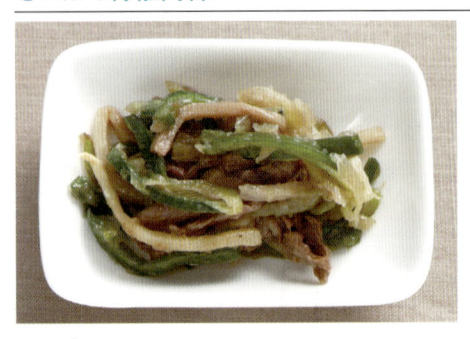

[1人分] エネルギー 139kcal　たんぱく質 1.1g　塩分 0.1g

## さっぱり青椒肉絲

[材料] 1人分

| | |
|---|---|
| 牛ロース肉……50g | オイスターソース…小さじ1/2 |
| せん切りたけのこ……20g | しょうゆ,砂糖,酒…各小さじ1/2 |
| ピーマン……大1個 | ごま油……小さじ1/2 |
| 長ねぎ……1/10本 | こしょう……少々 |
| おろししょうが…小さじ1/2 | 片栗粉……大さじ1/2 |

[作り方]

1 牛肉、ピーマンはせん切りにする。長ねぎは斜め切りにする。せん切りたけのこはさっと洗い、水気をきる。
2 ポリ袋にすべての材料、調味料を入れて空気を入れ、袋の口をひねって、よく振り混ぜる。
3 袋の半分くらいまでを水につけて空気を抜き、袋の口から1/3くらいの部分を輪ゴムできっちりとめる。
4 鍋底に皿を敷き、水を入れて火にかけ、沸騰したら3のポリ袋を入れて15分間ゆでる。
5 あら熱がとれたら袋から出す。

[1人分] エネルギー 188kcal　たんぱく質 10.6g　塩分 0.8g

## ポリ袋調理のコツ

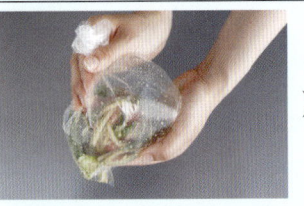

1 青椒肉絲の材料をすべてポリ袋に入れたら、空気を入れて膨らませ、袋の口をひねってしっかり閉じて持つ。よく振り混ぜて味を行き渡らせる。

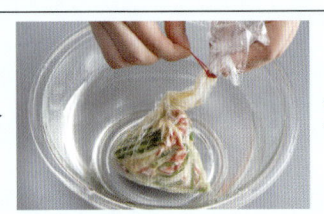

2 ポリ袋の下半分を水に入れて空気を抜き、余裕をもたせて袋の口から1/3くらいのところを輪ゴムできっちりとめる。真空に近いため、少ない調味料でも味がまわり、火も通りやすい。

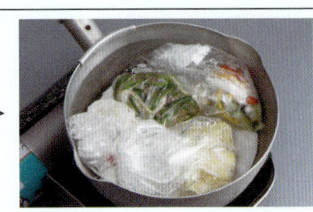

3 鍋の底に袋が直接つかないように皿を敷き、一つの鍋で3品を同時にゆでる。青椒肉絲、さつまいもは15分、残り2分のときにマリネを入れ、一緒にゆで上げる。

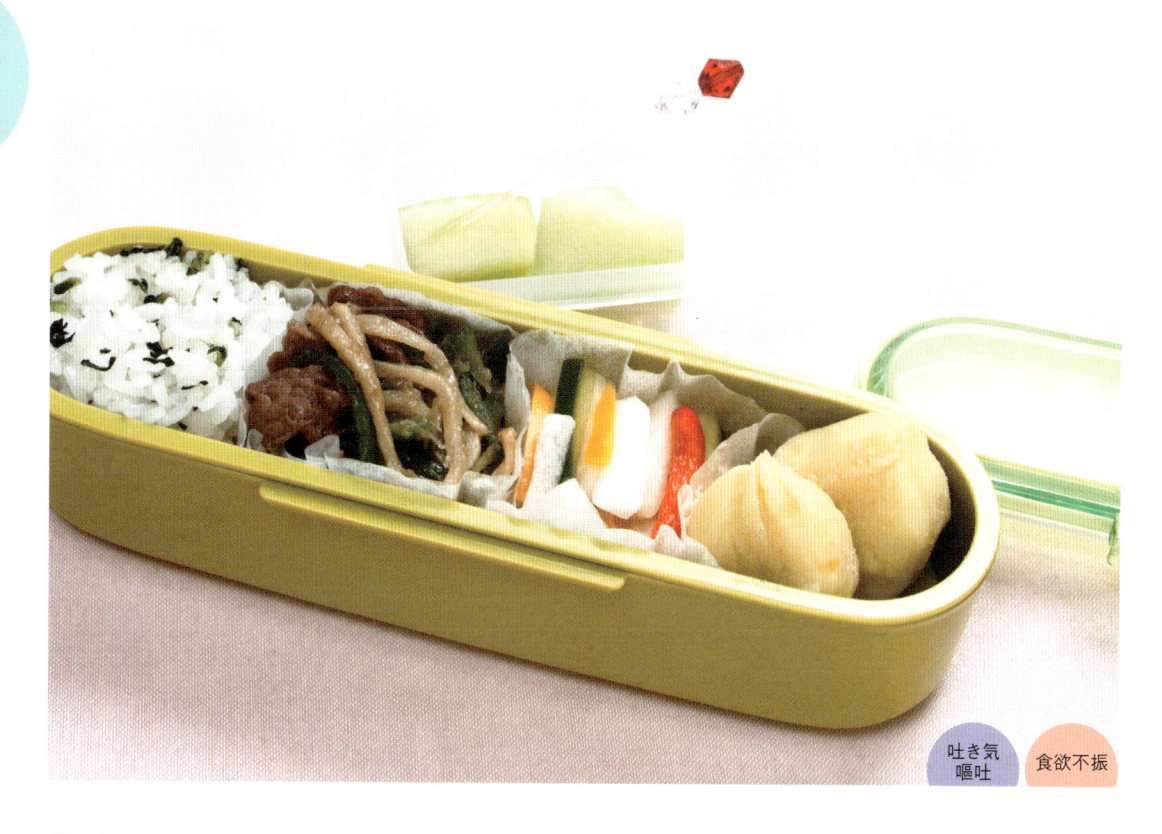

Part2 元気の出るレシピバリエーション

少量のお弁当

吐き気嘔吐　食欲不振

## 菜めし

[材料] 1人分
ごはん……茶碗に軽く1杯(110g)
菜めしの素…………小さじ1弱

[作り方]
炊き上がったごはんに菜めしの素を混ぜる。おにぎりにしてもよい。

[1人分] エネルギー 180kcal　たんぱく質 3.2g　塩分 0.6g

## メロン

[材料] 1人分と[作り方]
1kg程度のメロン1/8量の皮と種を取り除き、一口大に切る。小さなケースに詰め、デザートに。

[1人分] エネルギー 29kcal　たんぱく質 0.7g　塩分 0.0g

## 彩りマリネ

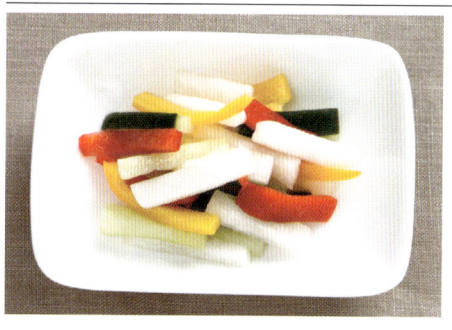

[材料] 1人分
大根……………………30g
赤パプリカ………1/12個
黄パプリカ………1/12個
きゅうり…………1/10本
酢…………………小さじ1
砂糖……………小さじ1/3
塩、こしょう………各少々
オリーブ油………小さじ1
レモン汁………小さじ1/5

[作り方]
1 大根、赤パプリカ、黄パプリカ、きゅうりは拍子木切りにする。
2 ポリ袋に材料と調味料をすべて入れ、袋を水にひたして空気を抜き、袋の口を輪ゴムできっちりとめる。
3 2をそのまま沸騰湯に入れて2分ゆで、冷蔵庫で冷やして味をなじませる。

[1人分] エネルギー 55kcal　たんぱく質 0.4g　塩分 0.4g

143

## トマトの香草風味焼き

オーブントースターで香りよく焼けば完成

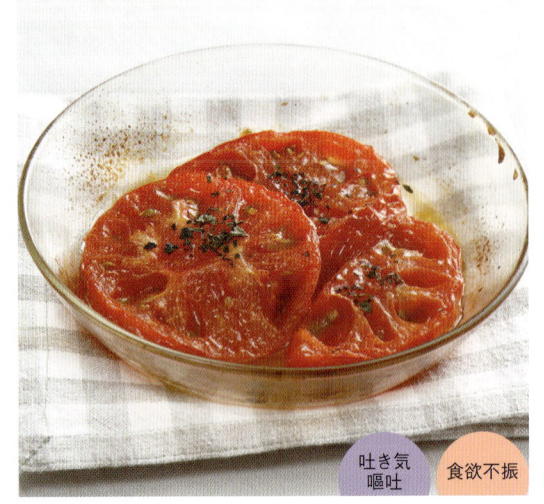

吐き気嘔吐　食欲不振

[1人分] エネルギー 56kcal　たんぱく質 0.7g　塩分 0.5g

[材料] 2人分

トマト …………… 中1個
オリーブ油 ……… 小さじ2
塩 ………………… 小さじ1/6
こしょう ………… 少々
ドライバジル …… 少々

[作り方]

1 トマトは輪切りにする。
2 耐熱皿にトマトを並べて塩、こしょう、ドライバジルを振る。オリーブ油をまわしかけて、オーブントースターで2〜3分、ほんのり焼き色がつくまで焼く。

## ラタトゥイユ

やわらかく煮込み、多種類の野菜を一皿で

[材料] 2人分

トマト …………… 中1個
なす ……………… 中1本
玉ねぎ …………… 中1/4個
黄パプリカ ……… 1/6個
オリーブ油 ……… 小さじ1

A ┌ 顆粒コンソメ … 小さじ1
　│ 水 …………… 大さじ4
　│ 塩、こしょう … 各少々
　│ 白ワイン …… 小さじ1
　└ ローリエ …… 1枚

生バジル ………… 少々

[作り方]

1 トマトとなすはへたを取り除く。黄パプリカは種を除く。
2 1と玉ねぎは一口大に切り、なすは水にさらしておく。
3 鍋にオリーブ油を熱し、玉ねぎ、なす、パプリカを炒める。全体がしんなりしてきたらAを加え、含め煮にする。
4 トマトを加えてひと煮する。全体がなじんだら火を止める。
5 器に盛り、バジルを飾る。

[1人分] エネルギー 64kcal　たんぱく質 2.0g　塩分 1.0g

便秘　食欲不振

## おなじみ野菜にひと工夫

野菜を食べやすくと思うといつも同じ調理法になって飽きてしまうというのも、患者さんの切実な声。身近にある野菜の副菜バリエーションを作ってみました。ほかの野菜にも応用して、レパートリーを広げてください。

＊料理写真内の 食欲不振 などはその料理が適する症状を示しています。

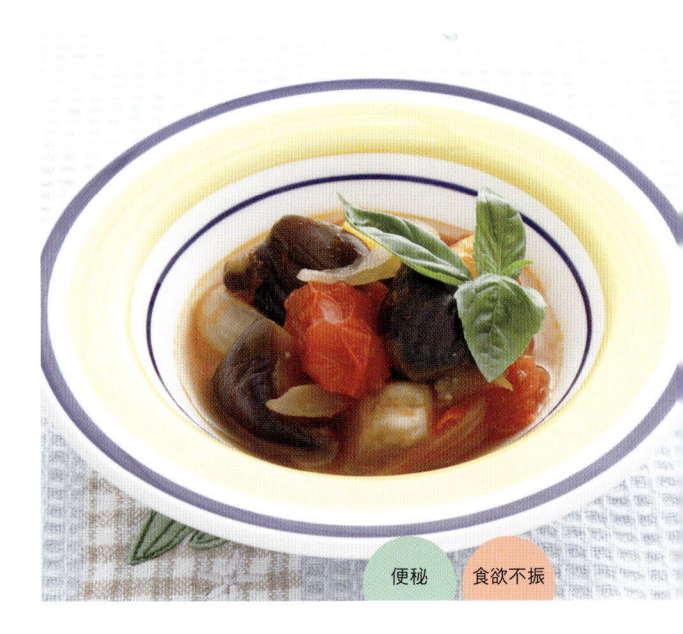

Part2 元気の出るレシピバリエーション

おなじみ野菜

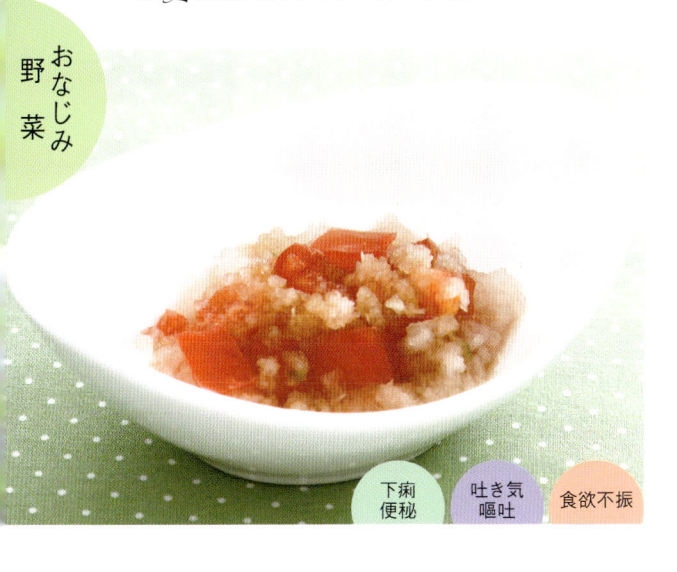

## トマト大根おろし
さっぱりすっきり、食欲を優しく促す一品

[材料] 2人分

| | | | |
|---|---|---|---|
| トマト | 中1個 | だし | 小さじ2 |
| 大根 | 4cm厚さ | しょうゆ | 小さじ2 |

[作り方]
1 大根は皮をむいてすりおろし、水気をきっておく。
2 トマトは1cm程度の角切りにし、大根おろしと混ぜる。
3 だしとしょうゆを加えて調味する。

[1人分] エネルギー 34kcal　たんぱく質 1.0g　塩分 0.9g

下痢便秘　吐き気嘔吐　食欲不振

## ガスパチョ
スペイン風冷たいスープはのどごしトロリと

[材料] 2人分

| | | | |
|---|---|---|---|
| トマト | 中2個 | 鶏がらスープの素 | 小さじ2/3 |
| 玉ねぎ | 中1/6個 | オリーブ油 | 小さじ2 |
| きゅうり | 1/2本 | レモン汁 | 小さじ1 |
| おろしにんにく | 小さじ1/2 | | |

[作り方]
1 トマト、玉ねぎ、きゅうりはざく切りにする。
2 すべての材料をミキサーにかけてなめらかに撹拌し、よく冷やして器に盛る。彩りに薄切りのきゅうりなどを飾ってもよい。

[1人分] エネルギー 86kcal　たんぱく質 1.5g　塩分 0.5g

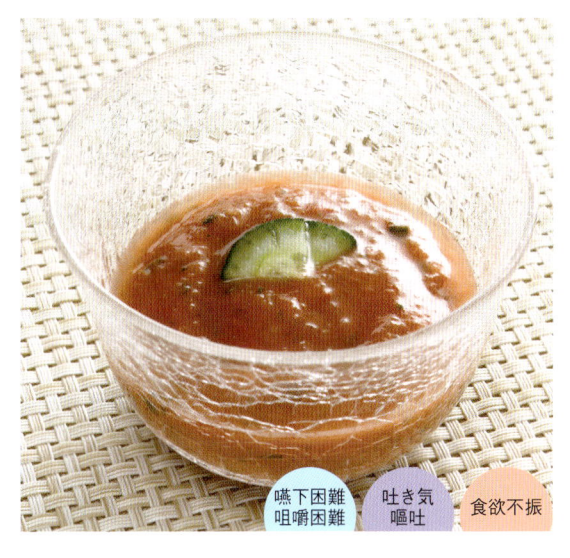

嚥下困難咀嚼困難　吐き気嘔吐　食欲不振

## トマトゼリー
なめらかな食感と甘味でデザートにも

[材料] 2人分

| | | | |
|---|---|---|---|
| トマト | 中1個 | 水 | 1/5カップ |
| 砂糖 | 大さじ2 | ゼラチン | 小さじ1 2/3 |
| はちみつ | 小さじ1 | | |

[作り方]
1 ゼラチンを水（分量外）でふやかしておく　トマトは皮をむき、種を除いてあらみじんに切る。
2 鍋にトマト、砂糖、はちみつを入れさっと煮る。
3 水を加えひと煮立ちしたら火からおろし、1のゼラチンを入れて溶かす。
4 あら熱をとって型に流し入れ、冷蔵庫で冷やし固める。
5 器に盛り、あれば彩りにハーブを添える。

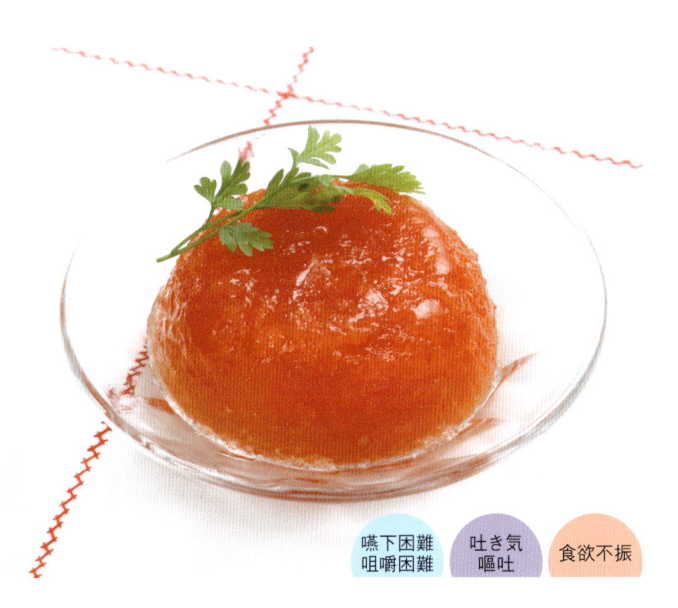

[1人分] エネルギー 72kcal　たんぱく質 2.9g　塩分 0.0g

嚥下困難咀嚼困難　吐き気嘔吐　食欲不振

なす

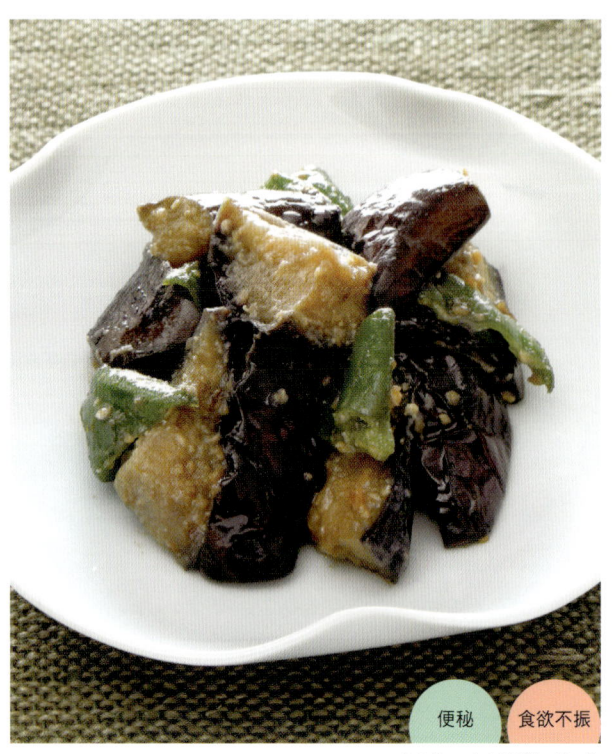

## なすとピーマンのみそしぎ

甘みそをからめ
舌になじみやすい仕上がりに

[材料] 2人分

なす ………… 中2本
ピーマン ……… 小1個
A ┌ みそ …… 大さじ1
　└ 砂糖 …… 大さじ1
A ┌ 酒 ……… 小さじ1
　│ しょうゆ
　└ ……… 小さじ1/2
サラダ油 …… 小さじ2

[作り方]

1 なすはへたを取って縦半分に切り、一口大の乱切りにして、水に5分ほどさらす。ピーマンは縦半分に切り、へたと種を取り除き、一口大に切る。
2 フライパンにサラダ油を熱して、なす、ピーマンを炒め、やわらかくなるまで火を通す。
3 2にAを加え、全体を混ぜ合わせながら味をなじませる。

便秘　食欲不振

[1人分] エネルギー 94kcal　たんぱく質 2.1g　塩分 1.3g

## なすの揚げ煮 薬味添え

なすの味を引き立てる
揚げ物をさっぱりと

[材料] 2人分

なす ………… 中2本
しょうが … 小1/2かけ
みょうが ……… 中1個
大根 ………… 2cm厚さ
だし ………… 1カップ
A ┌ みりん … 小さじ1
　│ 酒 ……… 小さじ1
　└ しょうゆ … 小さじ2
揚げ油 ………… 適量

[作り方]

1 なすは乱切りにする。しょうが、みょうがはせん切り、大根はすりおろす。
2 揚げ油を熱して、なすを素揚げにする。
3 鍋にだしを入れ、Aで調味して温める。2のなすと大根おろしを加えて、さっと煮る。
4 器に盛り、しょうが、みょうがをのせる。

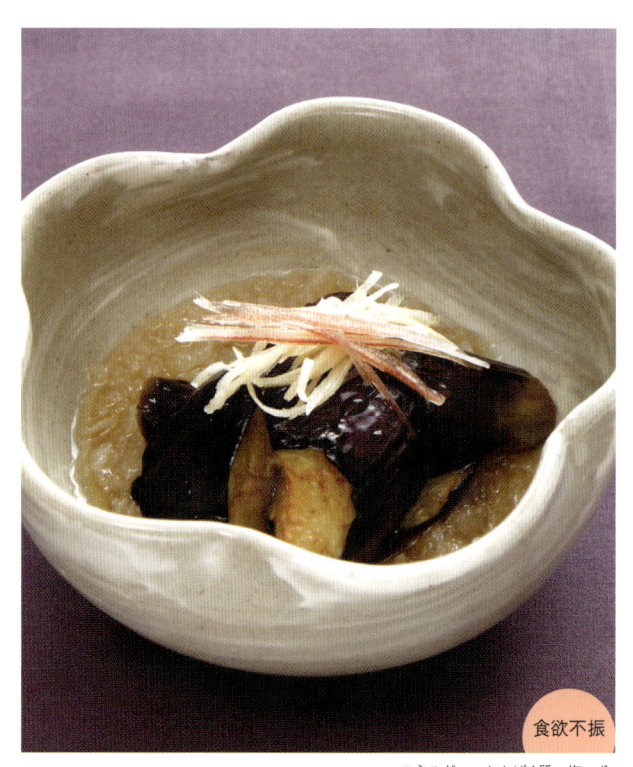

食欲不振

[1人分] エネルギー 118kcal　たんぱく質 1.8g　塩分 1.0g

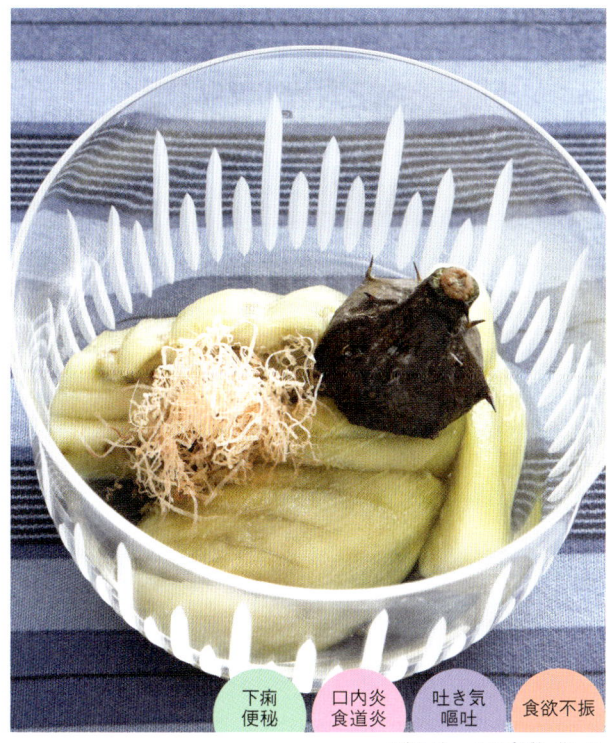

Part 2 元気の出るレシピバリエーション

おなじみ野菜

## 翡翠(ひすい)なす

冷たい食感とさわやかな
色合いで食が進む

[材料]2人分

なす …………… 中2本
A ┌ だし …… 1カップ
　└ 酒 ……… 小さじ2
A ┌ しょうゆ …… 小さじ1/2
　└ 塩 …… 小さじ1/6
糸削り節 ……… 少々

[作り方]

1 なすはよく洗い、がくを取る。へたを落とし、へたは塩ゆでにしておく(塩は分量外)。
2 なすの皮をむいて、身に斜めに薄い切れ目を入れる。
3 鍋になす、Aを入れ、落としぶたをして、煮含める。
4 なすを冷蔵庫で冷やして器に盛り、糸削り節をのせて、へたを飾る。

下痢便秘 / 口内炎食道炎 / 吐き気嘔吐 / 食欲不振

[1人分] エネルギー 25kcal　たんぱく質 1.4g　塩分 0.8g

## 冷製なすとえびのくず煮

とろみでなめらか
冷やしてにおいを抑える

[材料]2人分

なす …………… 中2本
むきえび ……… 40g
A ┌ だし …… 1カップ
　│ 酒 ……… 小さじ2
　└ 塩 …… 小さじ1/6
A ┌ しょうゆ …… 小さじ1/2
　│ だしの素 …… 小さじ1/4
　└ 片栗粉、水 … 各小さじ2
絹さや ………… 4枚

[作り方]

1 なすはへたをとって乱切りにし、水につけてアクを抜く。絹さやは塩ゆでにして(塩は分量外)斜めに切る。
2 むきえびはさっとゆで、水気をきっておく。
3 圧力鍋に、なす、えび、Aを入れ、ふたをしめて強火にかける。沸騰し圧力がかかったら弱火で2〜3分加熱し、火を止め放置する。
4 圧力が下がったらふたをあけて火にかけ、水溶きした片栗粉でとろみをつける。あら熱がとれたら、冷蔵庫で冷やす。
5 器に盛りつけ、絹さやを添える。

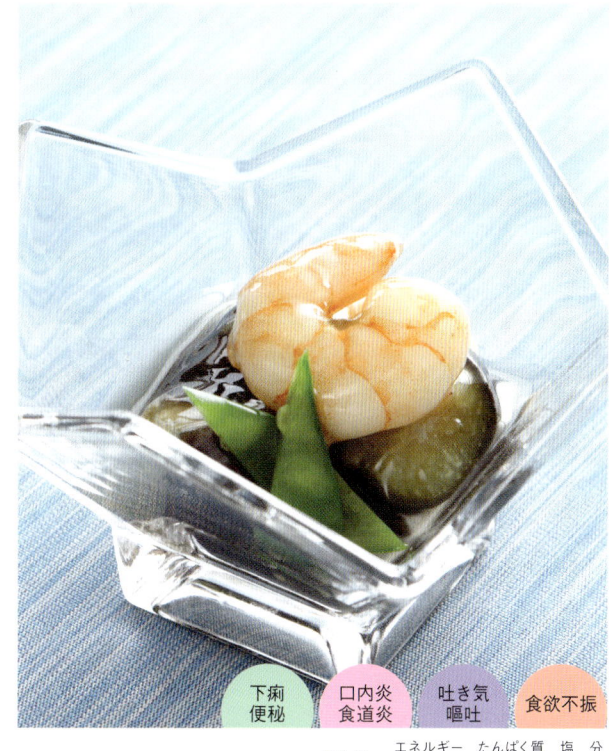

下痢便秘 / 口内炎食道炎 / 吐き気嘔吐 / 食欲不振

[1人分] エネルギー 53kcal　たんぱく質 5.2g　塩分 1.1g

147

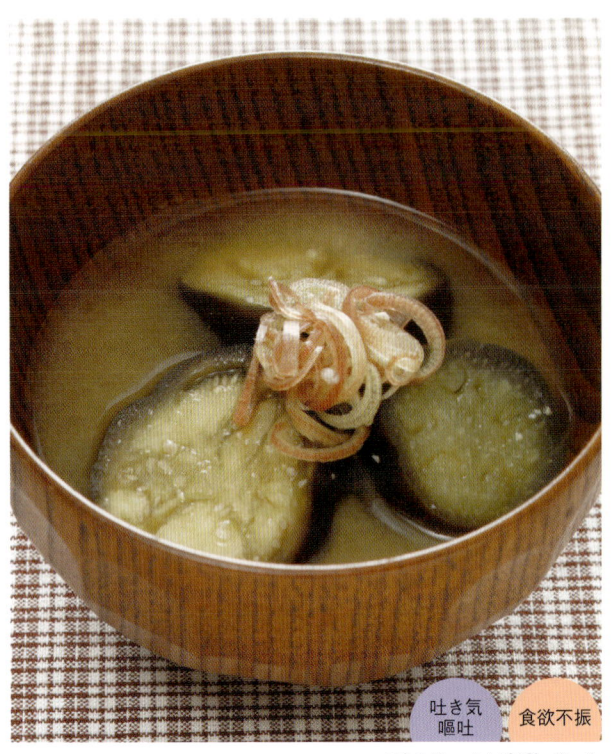

## なすとみょうがのみそ汁

のどを通りやすい汁物に香りを添えて

[材料] 2人分

なす……………中1本　　だし……1 1/2カップ
みょうが………中1個　　みそ………小さじ4

[作り方]

1 なすは輪切りにし、水にさらしてアク抜きをする。みょうがは輪切りにする。
2 鍋にだし、なすを入れて中火にかけ、火が通ったらみそを溶き入れる。器に注ぎ入れ、みょうがをのせる。仕上げにみょうがを散らしてひと煮立ちさせてもよい。

吐き気・嘔吐　食欲不振

[1人分] エネルギー 35kcal　たんぱく質 2.4g　塩分 1.6g

## なすの彩りマリネ

冷たさと酸味で口当たりよく

[材料] 2人分

なす……………中2本
オリーブ油…小さじ2
ミニトマト………2個
万能ねぎ………2本

A ┬ オリーブ油………小さじ1
　├ おろししょうが………小さじ1
　├ しょうゆ…小さじ2
　├ 酢………小さじ2
　└ こしょう……少々

[作り方]

1 なすは1cm厚さの輪切りにし、水につけてアクを抜く。ミニトマトは半分に切る。万能ねぎは3cm長さに切る。
2 バットにAを混ぜ合わせておく。
3 フライパンにオリーブ油を熱して、水気をふきとったなすを両面とも焼く。なすが熱いうちに、ミニトマトとともに2の液につける。
4 ラップでぴたりと表面を覆い、冷蔵庫で1時間ほど冷やして味をなじませる。
5 器に盛り、万能ねぎを飾る。

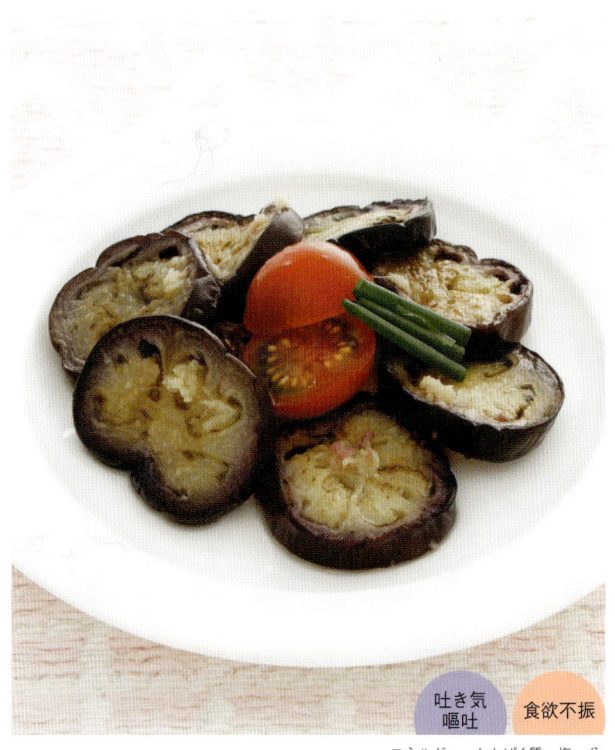

吐き気・嘔吐　食欲不振

[1人分] エネルギー 81kcal　たんぱく質 1.4g　塩分 0.9g

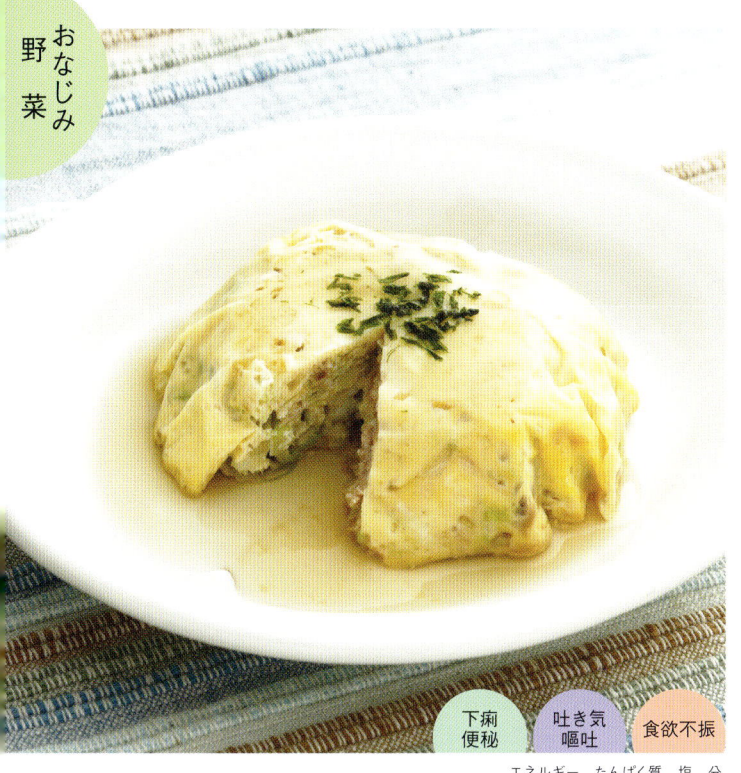

Part2 元気の出るレシピバリエーション　　キャベツ

おなじみ野菜

## キャベツとツナのあんかけオムレツ

簡単具入りオムレツを
口当たりよいあんかけで

[材料] 2人分

キャベツ …… 中1/2枚
ツナ缶詰(水煮・フレークライト) …… 小1/2缶
卵 …………… M玉2個
A ┌ マヨネーズ
　 │　　…… 小さじ1/2
　 │ 塩、こしょう
　 └　　……… 各少々

だし ……… 1/2カップ
B ┌ 酒 ……… 小さじ1
　 │ しょうゆ
　 │　…… 小さじ1/3
　 │ 塩 ………… 少々
　 │ レモン汁
　 └　…… 小さじ1/2
片栗粉、水… 各小さじ1
青のり …… 小さじ1/4

[作り方]

1 キャベツはせん切りにする。ツナは缶から出し、水気をきっておく。
2 耐熱容器に卵を溶き、Aで調味して、1を入れて混ぜ合わせる。
3 ラップをかけ電子レンジ(500W)で約2分加熱する(加熱しすぎないよう注意)。容器から取り出し、器に盛る。
4 鍋にだしを温めてBで調味し、煮立たせて水溶きした片栗粉でとろみをつける。
5 3に4のあんをかけ、青のりを振る。

下痢便秘　吐き気嘔吐　食欲不振

[1人分] エネルギー 106kcal　たんぱく質 9.0g　塩分 1.0g

## キャベツとほうれん草の煮びたし

だしと昆布茶のうま味で食べる
やわらか野菜

[材料] 2人分

キャベツ …… 中2枚
ほうれん草 …… 4株
しらす干し … 小さじ2
だし ……… 1/2カップ
昆布茶
　… 付属スプーン1杯
しょうゆ … 小さじ1/2

[作り方]

1 キャベツ、ほうれん草は食べやすい長さに切り、それぞれ塩ゆでにする(塩は分量外)。流水であら熱をとり、水気をよくしぼる。
2 鍋にだし、昆布茶を入れて火にかける。ほうれん草、キャベツ、しらす干しを入れてひと煮し、しょうゆで味をととのえる。

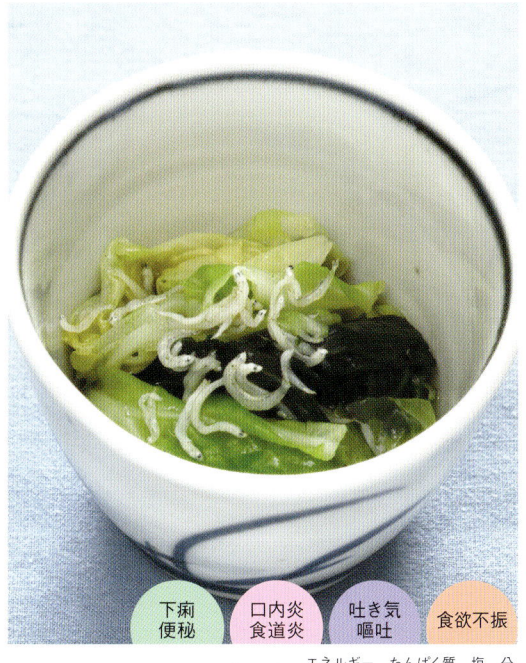

下痢便秘　口内炎食道炎　吐き気嘔吐　食欲不振

[1人分] エネルギー 32kcal　たんぱく質 3.1g　塩分 1.0g

キャベツ

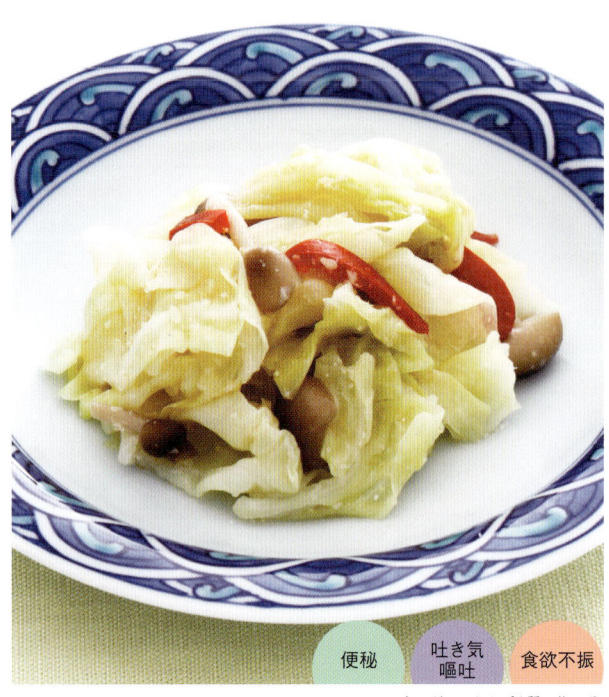

## 蒸しキャベツのごまレモンサラダ

鍋に重ねてじっくり蒸し煮
かさを減らし食べやすく

[材料] 2人分

キャベツ …… 中3枚
赤パプリカ …… 1/8個
しめじ …… 1/10パック
A ┌ 水 ……… 大さじ2
　├ 酒 ……… 小さじ4
　└ 塩 …… 小さじ1/6

B ┌ レモン汁 … 小さじ1
　├ 酢 ……… 小さじ1
　├ オリーブ油 … 小さじ2
　├ 塩 …… 小さじ1/6
　├ こしょう …… 少々
　└ すり白ごま … 小さじ2

[作り方]

1 キャベツは一口大に切る。パプリカは種を取ってせん切り、しめじは石づきを取ってほぐす。
2 鍋に1を重ね入れてAを振り、ふたをして強火にかける。野菜がしんなりしてきたら上下を返し、均一に火が通るように蒸し煮にする。
3 2をざるに上げて余分な水気をきり、あら熱をとる。
4 Bを混ぜ合わせてドレッシングを作り、3をあえて、冷蔵庫で冷やす。

便秘　吐き気嘔吐　食欲不振

[1人分] エネルギー 81kcal　たんぱく質 2.0g　塩分 0.5g

## キャベツとナッツの香り蒸し

油なしの蒸し調理に
ナッツの香ばしさをプラス

[材料] 2人分

キャベツ …… 中2枚
黄パプリカ … 1/12個
生しいたけ …… 1枚
鶏胸肉 ………… 30g
酒 ………… 小さじ2
カシューナッツ
　…… 大さじ1(8g)
顆粒コンソメ … 小さじ1
水 ………… 大さじ2

[作り方]

1 キャベツはざく切り、パプリカはせん切り、しいたけは薄切りにする。鶏胸肉は一口大に切り、酒を振りかける。
2 顆粒コンソメは分量の水で溶く。
3 カシューナッツはあらく砕き、フライパンで軽く炒る。
4 耐熱皿に1、2を入れ、ラップをして電子レンジ(500W)で2分加熱する。
5 全体をよく混ぜて味をなじませる。器に盛り、カシューナッツを散らす。

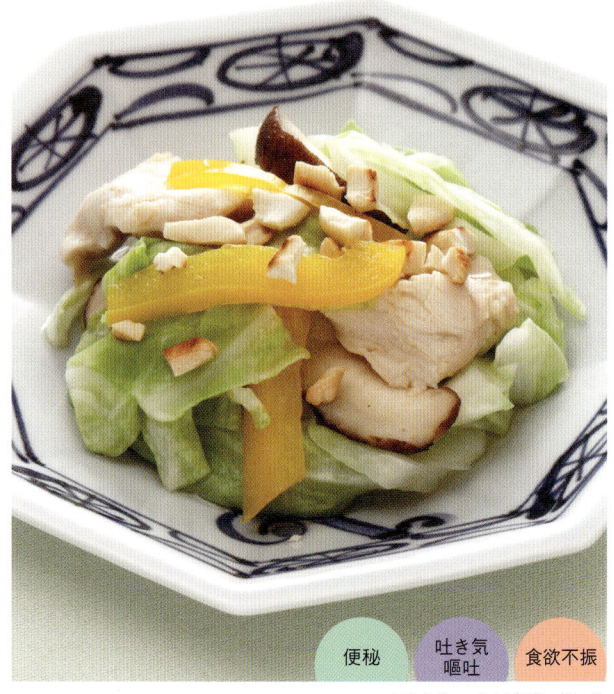

便秘　吐き気嘔吐　食欲不振

[1人分] エネルギー 64kcal　たんぱく質 5.2g　塩分 0.7g

おなじみ野菜

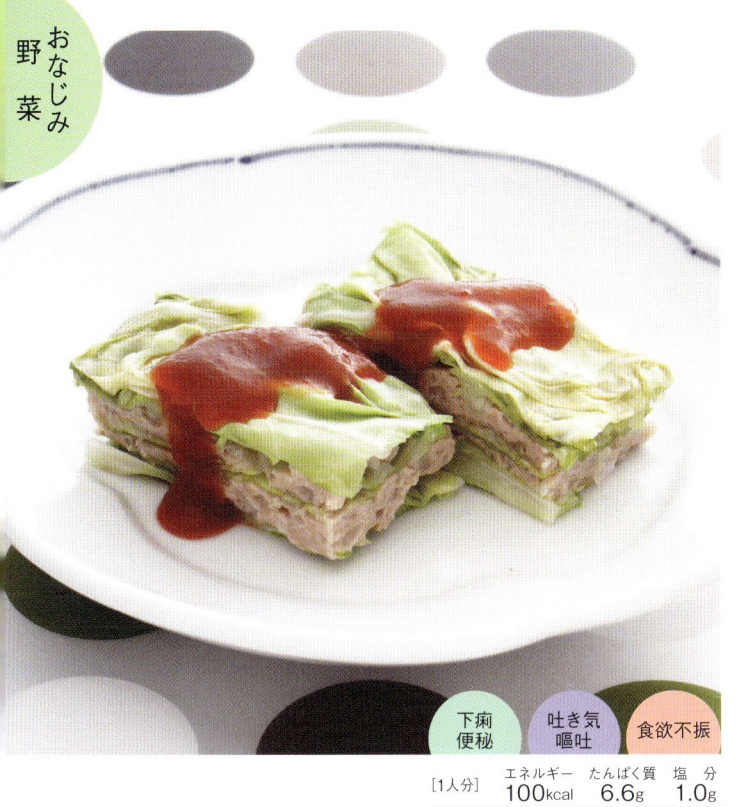

## キャベツとひき肉の重ね蒸し

調理のにおいが気にならない
電子レンジ加熱で

[材料] 2人分

キャベツ …… 中2枚
豚ひき肉 ……… 60g
玉ねぎのみじん切り
　　………… 小さじ4
A ┌ 片栗粉 … 小さじ1
　│ 塩 ………… 少々
　└ 酒 ………… 小さじ1
だしの素 … 小さじ1/2
水 ………… 大さじ2
B ┌ トマトケチャップ
　│ ……… 小さじ1
　│ ウスターソース
　└ ……… 小さじ1

[作り方]

1 キャベツは軸の部分を取り除き、重ねやすい大きさにちぎる。
2 ボウルにひき肉、玉ねぎ、Aを入れて練り混ぜる。
3 耐熱皿にキャベツを敷き、2の肉だねの半量を広げる。もう一度キャベツと肉だねを重ね、一番上をキャベツで覆い、だしの素を振って水をまわしかける。
4 ラップをふんわりとかけ、電子レンジ(500W)で5分加熱する。
5 4を食べやすく切って器に盛り、Bを混ぜ合わせてかける。

下痢便秘　吐き気嘔吐　食欲不振

[1人分]　エネルギー 100kcal　たんぱく質 6.6g　塩分 1.0g

## サラダ豆のコールスロー

豆でたんぱく質補給
酢を加えてすっきり味に

[材料] 2人分

キャベツ …… 中2枚
塩 ………… 小さじ1/6
サラダ用豆水煮
　　………… 40g
A ┌ マヨネーズ
　│ ……… 小さじ4
　│ 酢 ……… 小さじ1
　└ こしょう …… 少々

[作り方]

1 キャベツはせん切りにして塩を振り、しんなりしたら水気をしぼる。サラダ用豆は汁気をきっておく。
2 Aを混ぜ合わせて、1をさっとあえる。

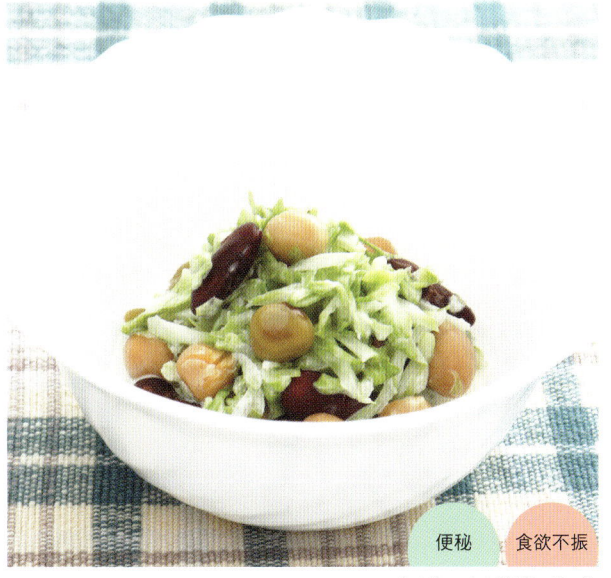

便秘　食欲不振

[1人分]　エネルギー 96kcal　たんぱく質 3.6g　塩分 0.8g

大根

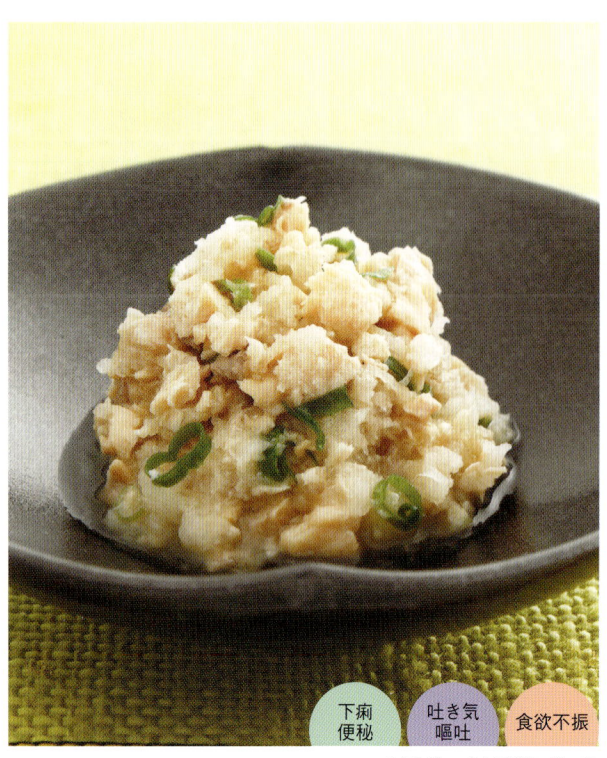

## さけのおろしあえ

ほろりとくずれる
水煮のさけを材料にさっぱりと

[材料] 2人分

大根………5cm厚さ　ポン酢じょうゆ
さけ水煮缶詰‥小1缶　　………小さじ2
万能ねぎ………4本

[作り方]

**1** 大根はすりおろす。万能ねぎは細かい小口切りにする。
**2** さけの皮、中骨を取り除き、身をほぐしながら、大根おろし、万能ねぎと混ぜる。
**3** 器に盛り、ポン酢じょうゆをかける。

下痢便秘　吐き気嘔吐　食欲不振

[1人分] エネルギー 87kcal　たんぱく質 9.9g　塩分 0.9g

## 五色なます

うま味のある食材を加え、
食べやすい甘酢味で

[材料] 2人分

大根………5cm厚さ
にんじん…中1/6本
きゅうり………1/3本
塩………小さじ1/3
干ししいたけ…大1/2枚
油揚げ………1/4枚
しいたけのもどし汁
　………大さじ4

A｜みりん…小さじ1/2
　｜酒……小さじ1/2
　｜しょうゆ…小さじ1

B｜酢……大さじ1
　｜砂糖……小さじ2
　｜塩…………少々

[作り方]

**1** 大根、にんじん、きゅうりはせん切りにする。塩を振り、しんなりしたら水気をしぼる。
**2** 干ししいたけは水でもどし、石づきを取ってせん切りにする。もどし汁は残しておく。
**3** 油揚げは湯に通して油抜きをし、せん切りにする。
**4** 鍋に、しいたけのもどし汁を入れ、干ししいたけ、油揚げを加えて火にかける。Aで調味し、煮含める。
**5** Bの酢に砂糖、塩を溶かし、**1**と**4**を合わせてあえる。

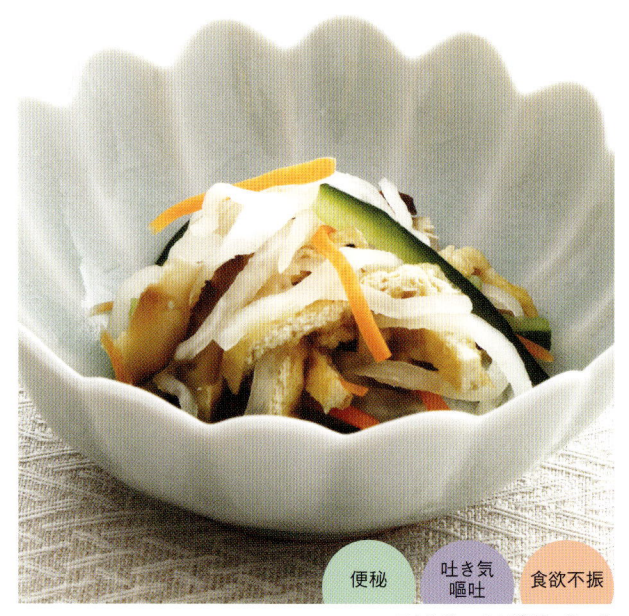

便秘　吐き気嘔吐　食欲不振

[1人分] エネルギー 49kcal　たんぱく質 1.4g　塩分 0.6g

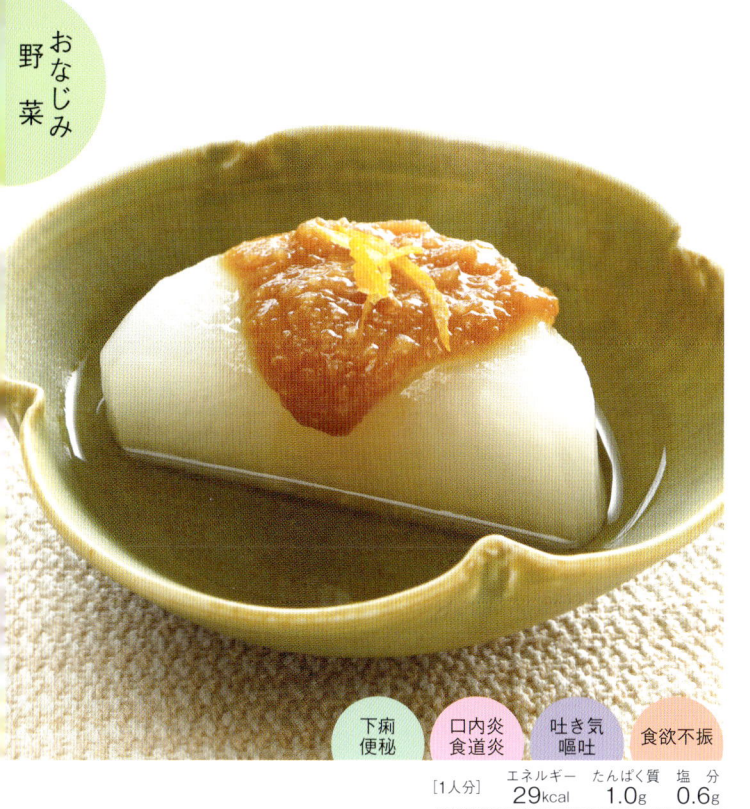

Part2 元気の出るレシピバリエーション

おなじみ野菜

## クイックふろふき大根

圧力鍋を使って短時間で作る
やわらか定番料理

[材料]圧力鍋で作りやすい分量・10人分

大根 ……… 中1/2本
米 ………… 大さじ2
だし …… 2 1/2カップ
A［みそ …… 大さじ3
　 だし …… 大さじ3］
A［みりん … 大さじ1
　 酒 ……… 大さじ1
　 砂糖 …… 大さじ2］
ゆずの皮のせん切り
　 …………… 少々

[作り方]

**1** 大根は2〜3cm厚さの輪切り5切れをとり、半月に切る。皮をむき、面取りをして、裏に隠し包丁を入れる。
**2** 鍋にたっぷりの水、大根、米を入れて火にかけ、アクをとりながら下ゆでする。表面が半透明になったら火からおろしてそのままおき、あら熱がとれたら水で洗ってざるに上げる。
**3** 圧力鍋に**2**の大根を並べ、だしを注ぐ。ふたをしめて火にかけ、圧力がかかってから10〜15分加熱する。火からおろし、圧力が下がるまで放置する。
**4** 小鍋にAを入れ火にかけ、ぽってりとつやが出るまで練る。
**5 3**のふたをあけ、大根を器に盛って**4**のみそだれをかけ、ゆずを散らす。

下痢便秘　口内炎食道炎　吐き気嘔吐　食欲不振

[1人分] エネルギー 29kcal　たんぱく質 1.0g　塩分 0.6g

## 大根のあさり即席漬け

しょうが風味のつくだ煮で
うま味たっぷり

[材料] 2人分

大根 ……… 5cm厚さ
あさりのしぐれ煮
　 …………… 20g
塩 ………… 少々
青じそ …… 1枚
いり白ごま … 小さじ1

[作り方]

**1** 大根はせん切りにし、塩もみする。青じそはせん切りにする。
**2** 大根の水気をしぼり、あさりのしぐれ煮、しそ、ごまを加えて全体を混ぜ合わせる。

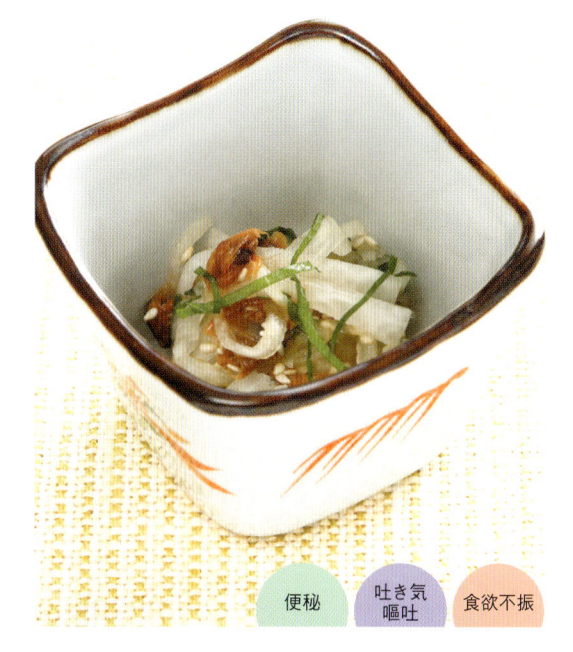

[1人分] エネルギー 44kcal　たんぱく質 2.7g　塩分 0.8g

便秘　吐き気嘔吐　食欲不振

大根

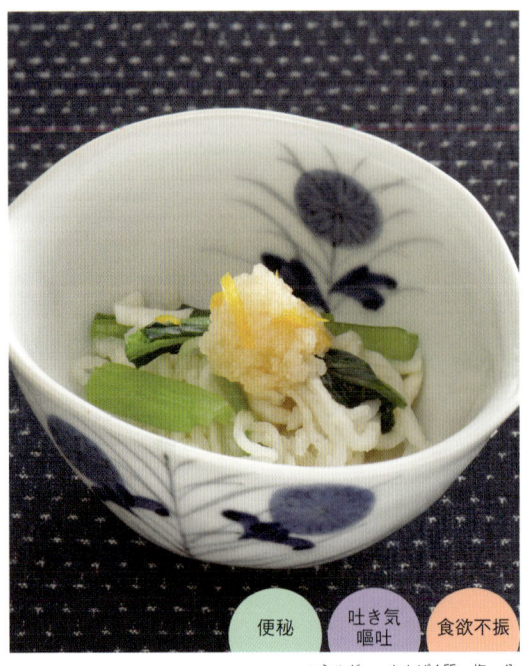

## 3種の大根のポン酢じょうゆがけ

食物繊維、鉄が豊富な切り干し大根
＋ビタミンCが豊富な生大根

[材料] 2人分

大根……………4cm厚さ
塩………………少々
切り干し大根……10g
小松菜……………1株
ポン酢じょうゆ…大さじ1
ゆずの皮のせん切り
………………少々

[作り方]

1 大根は半量を4cm長さのせん切りにし、塩水につけてしんなりさせる。残りの半量はすりおろして、軽く水気をきる。小松菜はかためにゆでて、流水であら熱をとったあと、水気をしぼり、4cm長さに切る。
2 切り干し大根はさっと洗ってゴミを除き、歯ごたえが残る程度にゆでる。流水であら熱をとり、水気をしぼって食べやすい長さに切る。
3 せん切り大根の水気をしぼり、小松菜、切り干し大根と合わせ、器に盛る。上にゆずの皮と合わせた大根おろしを盛り、ポン酢じょうゆをかける。

便秘 / 吐き気嘔吐 / 食欲不振

[1人分] エネルギー 33kcal　たんぱく質 1.1g　塩分 1.0g

## 大根のマセドアンサラダ

シャキッとした食感を生かし
風味、彩りにも気配り

[材料] 2人分

大根……………5cm厚さ
黄パプリカ……1/6個
グリーンアスパラガス
………………中2本

A ┃ マヨネーズ
　　　………大さじ2
　　練り白ごま
　　　………小さじ1
　　塩、こしょう
　　　………各少々

[作り方]

1 大根、パプリカは1.5cm角のさいの目に、アスパラガスは1.5cm長さに切る。
2 大根は水にさらす。アスパラガスは塩ゆでにする（塩は分量外）。水気をキッチンペーパーでふきとる。
3 Aを混ぜ合わせて野菜をあえる。

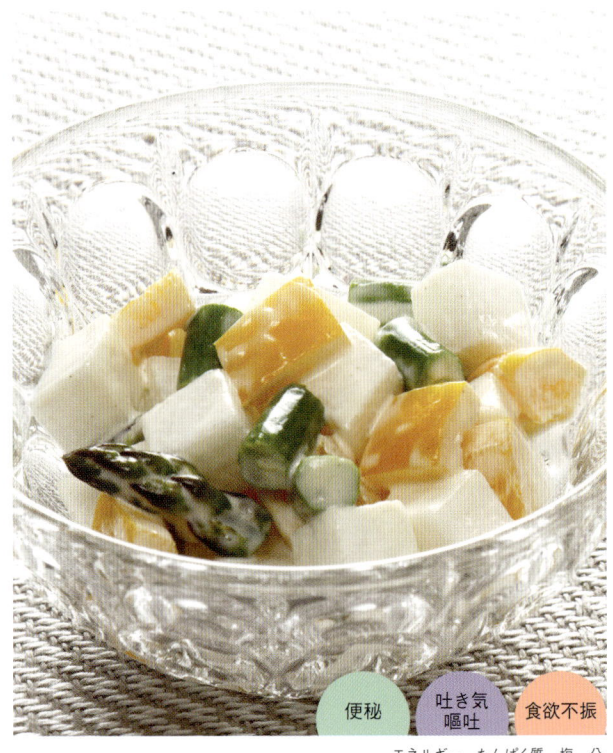

便秘 / 吐き気嘔吐 / 食欲不振

[1人分] エネルギー 119kcal　たんぱく質 1.6g　塩分 0.3g

Part 2 元気の出るレシピバリエーション　　じゃがいも

おなじみ野菜

## じゃがいものニョッキ レモンバター風味

もっちりした食感のパスタは軽食代わりにも

[材料] 2人分

| | |
|---|---|
| じゃがいも…中1/2個 | バター………小さじ1 |
| A ┌ 小麦粉…大さじ3<br>　├ 溶き卵…小さじ1<br>　└ バター…小さじ1/4 | B ┌ 鶏がらスープの素<br>　│　…小さじ1/2<br>　├ しょうゆ…小さじ1/2<br>　└ こしょう……少々 |
| 鶏ひき肉………30g | |
| しめじ……1/5パック | レモン汁……小さじ1 |

[作り方]

1 じゃがいもはゆでて（電子レンジ加熱でもよい）、熱いうちにつぶし、Aを混ぜ合わせる。
2 1をまとめて棒状にのばし、一口大に切って、表面をフォークで軽く押して線をつける。
3 しめじは石づきをとってほぐす。
4 鍋に湯を沸かし、2をゆでる。
5 フライパンにバターを熱し、鶏ひき肉、しめじを炒める。ゆで上がった4のニョッキと、ゆで汁大さじ1〜2を加え、Bで調味する。火を止め、レモン汁を加えてひと混ぜする。
6 5を器に盛り、あればイタリアンパセリなどを彩りに添える。

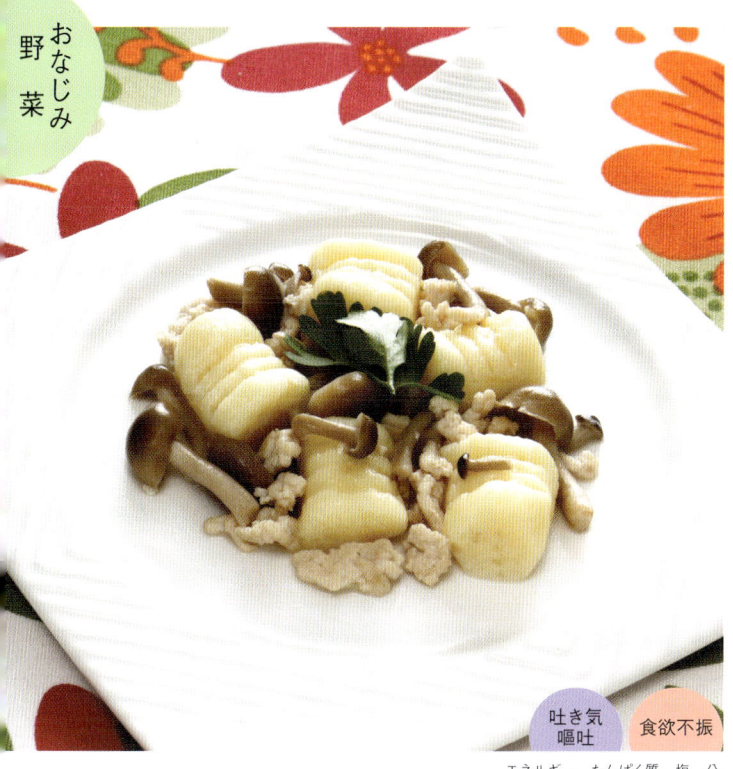

吐き気嘔吐　食欲不振

[1人分] エネルギー 126kcal　たんぱく質 7.9g　塩分 0.6g

## 薄切りじゃがいものサラダ

ゆで野菜に簡単タルタルソースで栄養価アップ

[材料] 2人分

| | |
|---|---|
| じゃがいも……中1個 | タルタルソース |
| にんじん……中1/8本<br>　　（正味15g） | 溶き卵…M玉1/2個分 |
| きゅうり………1/3本 | A ┌ 玉ねぎのみじん<br>　│　切り…小さじ2<br>　├ マヨネーズ…小さじ4<br>　├ 牛乳…小さじ1<br>　└ 塩、こしょう…各少々 |
| 玉ねぎ……中1/10個<br>　　（正味20g） | |

[作り方]

1 じゃがいも、にんじんは薄いいちょう切りに、きゅうり、玉ねぎは薄切りにする。
2 鍋にじゃがいも、にんじん、水を入れて火にかけ、ゆでる。やわらかくなったら、きゅうり、玉ねぎも加えてさっとゆで、ざるに上げて水気をきる。
3 耐熱ボウルに溶き卵を入れ、ラップをかけずに電子レンジ（500W）で10〜20秒加熱する。半熟状になったらかき混ぜ、スクランブルエッグ状にする。
4 3の卵のあら熱がとれたら、Aを加えて混ぜる。
5 2を器に盛り、4のタルタルソースをかける。好みでレタスを添えてもよい。

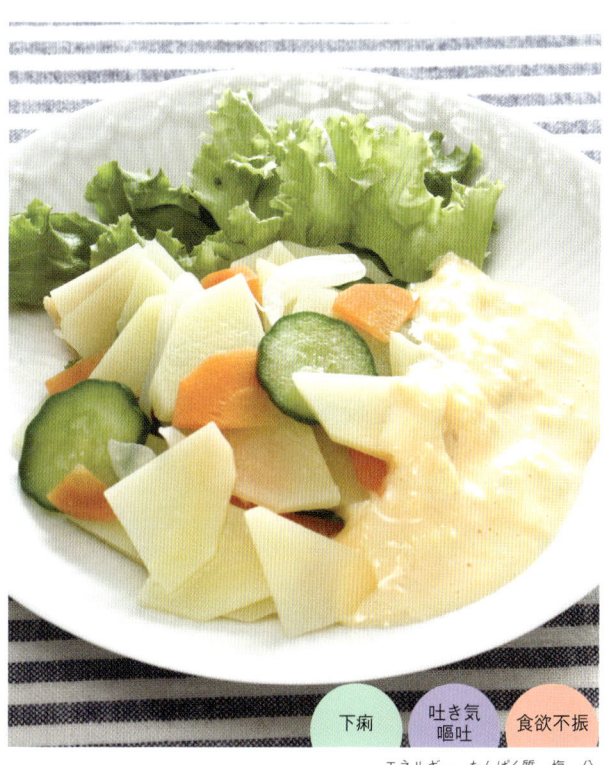

下痢　吐き気嘔吐　食欲不振

[1人分] エネルギー 131kcal　たんぱく質 3.2g　塩分 0.5g

155

じゃがいも

## じゃがいももち

小腹がすいたときの
エネルギー補給にうれしい一品

[材料] 2人分

| | |
|---|---|
| じゃがいも……中1個 | サラダ油……小さじ1 |
| A［塩…………少々 | 青のり……小さじ1/2 |
| 　砂糖…小さじ1/2 | しょうゆ……小さじ1 |
| 　片栗粉…小さじ2］ | 練りがらし…小さじ1/2 |

[作り方]

1 じゃがいもは5mm厚さ程度に切って耐熱皿に並べ、ラップをかけて電子レンジ（500W）で2～4分加熱する。熱いうちにスプーンなどでつぶし、Aを混ぜる。

2 あら熱がとれたら1をまとめて直径5～6cmの円筒状にし、包丁で4枚の輪切りにする。

3 フライパンにサラダ油をひき、2を並べて両面にこんがりと焼き色がつくまで焼く。

4 器に盛って青のりを振り、しょうゆと練りがらしを添える。

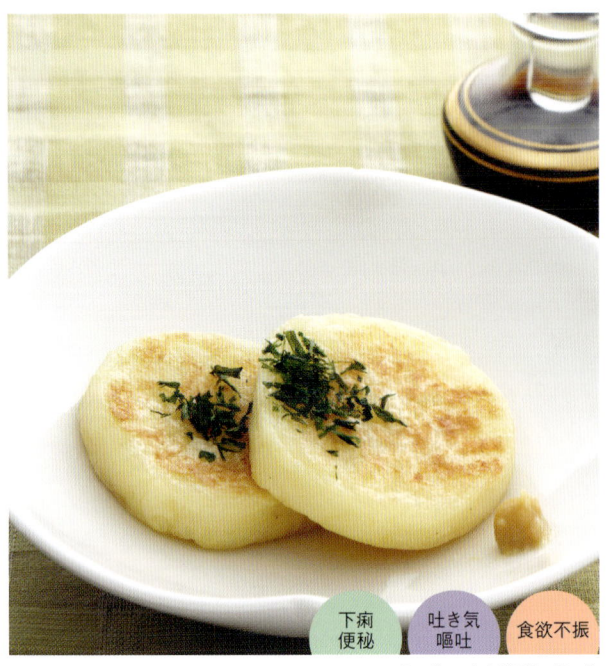

下痢便秘　吐き気嘔吐　食欲不振

[1人分] エネルギー 83kcal　たんぱく質 1.3g　塩分 0.7g

## じゃがいもだんご汁

食感が楽しくおなかも満足の
だんご入りみそ汁

[材料] 2人分

| | |
|---|---|
| じゃがいも…中2/3個 | 片栗粉………小さじ1 |
| A［片栗粉…大さじ2 | 大根………1cm厚さ |
| 　青のり…小さじ1/2］ | にんじん……中1/6本 |
| 鶏もも肉………30g | だし……1 1/2カップ |
| 酒…………小さじ1 | みそ………小さじ4 |

[作り方]

1 じゃがいもは薄切りにして耐熱皿に並べる。ラップをかけて電子レンジ（500W）で2～3分加熱し、熱いうちにつぶす。Aを加えて練り、まとめる。

2 鶏もも肉は皮を取り、小さくそぎ切りにして酒を振りかける。大根、にんじんはいちょう切りにする。

3 鍋にだし、大根、にんじんを入れて火にかけ、煮立ったら鶏もも肉に片栗粉をまぶして加える。

4 1を一口大のだんごに丸め3に入れて火を通す。

5 だんごが浮いてきたらみそを溶き入れ、ひと煮立ちさせる。

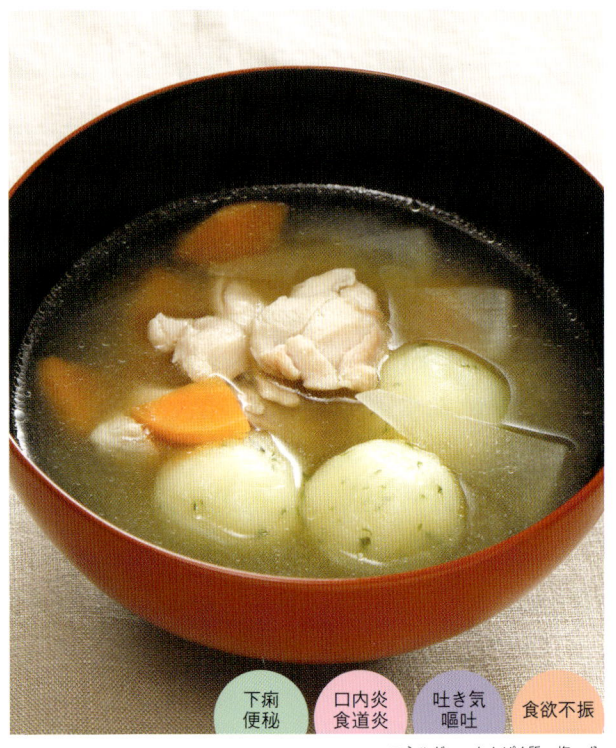

下痢便秘　口内炎食道炎　吐き気嘔吐　食欲不振

[1人分] エネルギー 119kcal　たんぱく質 6.6g　塩分 1.6g

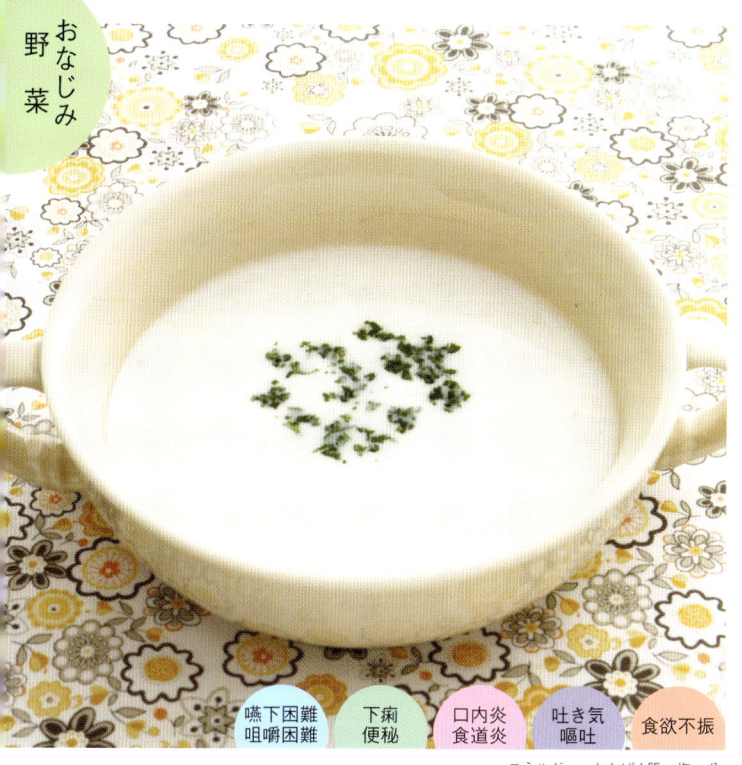

Part 2 元気の出るレシピバリエーション

おなじみ野菜

## じゃがいもと玉ねぎのポタージュ

塩分控えめで風味豊かな仕上がり
のどごしも味もまろやか

[材料] 2人分

じゃがいも……中1個　　牛乳………1/2カップ
玉ねぎ………中1/2個　塩、こしょう…各少々
バター………小さじ1　刻みパセリ……少々
A ┌ 水……1/2カップ
　 │ 顆粒コンソメ
　 └ ………小さじ1

[作り方]

1 じゃがいも、玉ねぎは薄切りにする。
2 鍋にバターを溶かし、玉ねぎ、じゃがいもを順に入れて炒め、透き通ってきたらAを加えて、やわらかくなるまで煮る。
3 2をミキサーにかけ、鍋に戻す。
4 再度火にかけて牛乳を加え、塩、こしょうで味をととのえる。器に盛り、パセリを散らす。

嚥下困難 咀嚼困難 / 下痢 便秘 / 口内炎 食道炎 / 吐き気 嘔吐 / 食欲不振

[1人分] エネルギー 116kcal　たんぱく質 3.2g　塩分 0.7g

## 即席クラムチャウダー

ポタージュの素を利用した
手間なし高栄養スープ

[材料] 2人分

じゃがいも…中1/2個
玉ねぎ………中1/4個
にんじん……中1/6本
あさり水煮缶
　………小1/2缶
A ┌ 顆粒コンソメ
　 │ ……小さじ1/3
　 └ 水……3/4カップ

B ┌ 粉末ポタージュの素
　 │ ……1袋(1人分)
　 │ 牛乳…3/4カップ
　 └ バター…小さじ1/2
刻みパセリ……少々

[作り方]

1 じゃがいも、玉ねぎ、にんじんは1cmほどの角切りにする。
2 鍋にあさり水煮と缶汁、じゃがいも、玉ねぎ、にんじん、Aを入れ、火にかける。
3 野菜がやわらかくなったらBを加えて混ぜ、全体がなじんだら火を止める。
4 器に盛り、パセリを散らす。

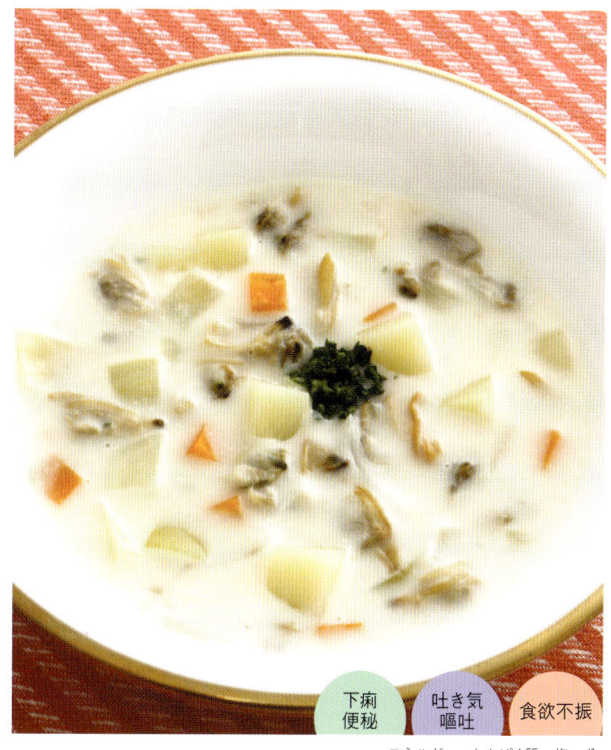

下痢 便秘 / 吐き気 嘔吐 / 食欲不振

[1人分] エネルギー 154kcal　たんぱく質 7.2g　塩分 1.2g

## Column 食べやすく、飲み込みやすくする工夫

かたい食材はやわらかく、飲み込みにくいときはとろみを加えてなめらかに

### 下ごしらえでやわらかく

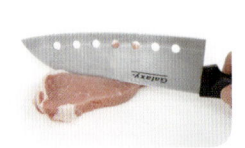

**厚みのある肉をたたく**
包丁の刃先で筋を切ったり、背でたたいて繊維をこわすと、やわらかく噛みやすくなる。

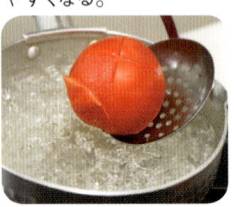

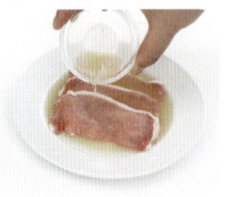

**肉をしょうが汁に漬ける**
しょうが汁、おろし玉ねぎ、ヨーグルトなどには肉のたんぱく質をやわらかくする性質が。

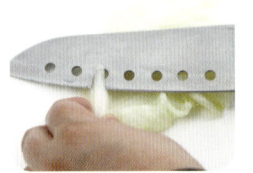

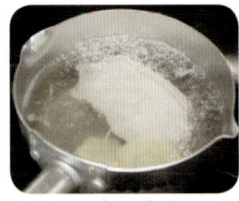

**かたまり肉は煮込む**
肉の組織がこわれてやわらかくなる。角煮の下ゆで、シチューなど。かたい根菜も同様に。

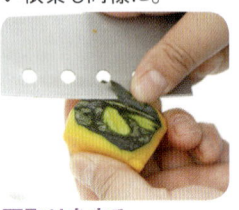

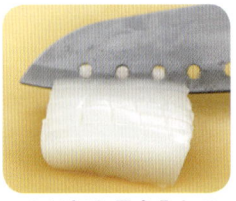

**いかは切れ目を入れる**
噛み切りにくい、いかやほたて貝柱のような食材にはあらかじめ格子に切れ目を入れる。

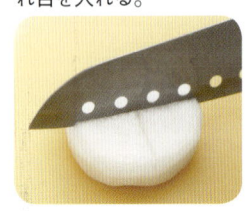

**野菜の皮をむく**
トマトは熱湯に通して湯むき。皮のかたさが気になるときはパプリカ、なすなども皮をむいて。

**野菜の芯や筋を処理**
キャベツの芯はゆでてそぎ取る。野菜の筋も包丁の腹でたたいてやわらかくすると食べやすい。

**面取りをする**
口内に角がさわることも。切り口の角をそぎ取る面取りは煮くずれを防ぎ、口当たりをよくする。

**隠し包丁を入れる**
大根やなす、こんにゃくなどに。切り込みで、火の通りがよく、食べやすくなり、味もしみ込む。

### とろみをつける、食感をなめらかにする材料いろいろ

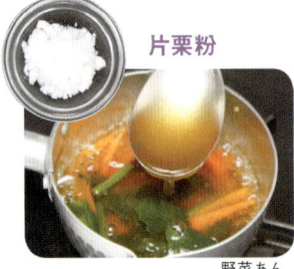

**片栗粉**
水に溶いて、加熱するととろみがつくので、あんかけ料理、中華料理などにもっともよく使われるとろみ材料。加熱し続ける、冷めると粘度が下がる。
〈野菜あん〉

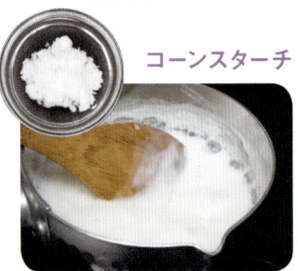

**コーンスターチ**
よく火を通さないと舌ざわりがわるく、透明感は出ないが、加熱し続けても、冷めても粘度が落ちにくいのが特徴。製菓に多く使われる。
〈ブランマンジェ〉

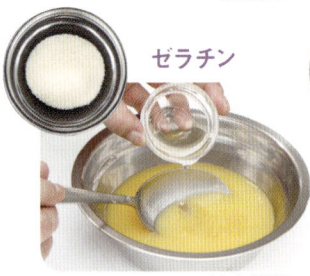

**ゼラチン**
冷やすとぷるんとやわらかく固まる凝固剤。製菓に多く使われるが、口どけがよく、食感もなめらかなので、料理にも利用を。
〈オレンジゼリー〉

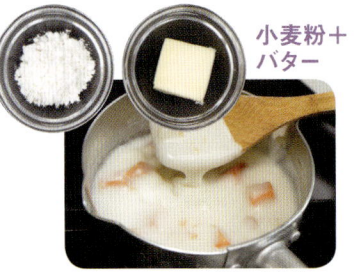

**小麦粉＋バター**
バターで小麦粉を炒め、水分を加えて溶きのばせばとろみがつく。シチューやホワイトソースなど洋風料理のとろみづけに。
〈クリームシチュー〉

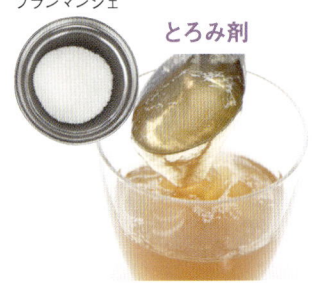

**とろみ剤**
常温のまま液体に入れてかき混ぜるだけで、簡単にとろみがつく。お茶でもむせやすいときなどの、水分摂取に便利。
〈ウーロン茶〉

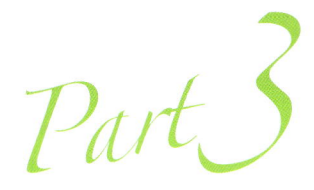

# Part 3
# どんな症状が、なぜおこる？

## 闘病中の不快な症状や体調不良とその原因・対策

最近の抗がん薬や放射線療法は、通院で行われることが多くなっています。
そのため、患者さんは自分の症状を把握して対処するという、
自宅での体調管理が欠かせません。
ここでは、なぜ副作用が現れ、どんな症状が出やすいのかを解説。
さらに、食にかかわる個別の症状の原因と対策を取り上げました。

# 抗がん薬、放射線 治療中によくみられる 副作用

大江裕一郎　国立がん研究センター東病院 副院長 呼吸器内科長

## 避けられない副作用、だからこそよく知る

がんの治療は手術、抗がん薬、放射線療法を三つの柱として、患者さんの年齢や全身状態、社会的・経済的背景をはじめ、がんの進行状態など、いろいろな要素を考慮し、その患者さんにとって最良の組み合わせが検討されます。

ただし、どんな治療法であっても、がんの治療中は、副作用が避けられないのが現状です。

がん細胞は、無尽蔵に増殖する、血液やリンパ液にのって体のほかのところに転移するといった特有の性質をもっていますが、基本的には、正常で健康な細胞とよく似ています。正常な細胞を完全に避け、がん細胞だけを攻撃する方法があれば、おそらく副作用は最小限に抑えることができるのでしょうが、多くの研究が進められているものの、現在のところ、そうした方法は確立していません。がん細胞を倒すには、どうしても正常な細胞への影響が避けられないのです。

だからこそ、自分が受けている治療法によっておこりやすい副作用、おこる時期やサイクル、予防法やおこってからの対処法を知って、治療に臨むことがとても重要になってきます。

## 増える通院治療、自宅での体調管理が重要に

さらに、最近のがん治療では、手術は別として、抗がん薬による化学療法や放射線療法は、入院せずに、通院で行われるようになってきています。家で家族とともに普段どおりの生活を続けながら、がんの治療を受けられることは、患者さんにとって負

### がん治療の三つの柱

- 手術療法
- 化学療法（抗がん薬）
- 放射線療法

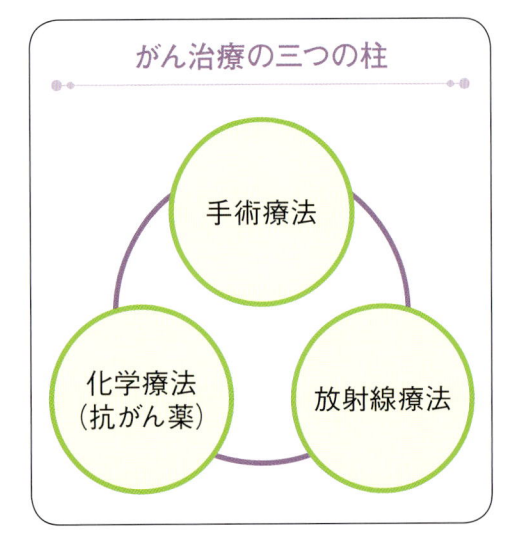

# Part 3 どんな症状が、なぜおこる？

担も少なく、望ましいことですが、安全に、かつ安心して治療を進めていくには、患者さん自身が自宅で慎重に体調を管理・維持しなければなりません。副作用による体調の変化に対する観察や対処法の理解が重要になってきます。

どんな症状がおこったら深刻で、緊急な対応が必要になるのかをはじめとして、副作用予防薬の服用のしかた、生活上のさまざまな注意点、食事の工夫など、医師や看護師、薬剤師、栄養士など自分の治療にかかわっている医療チームとよくコミュニケーションをとり、的確な情報を知っておく必要があります。

## 自分でわかる副作用と検査でしかわからない副作用

あとでふれる分子標的薬のように、連日服用する薬もありますが、化学療法や放射線療法には、一定のスケジュールがあります。ある期間治療を続けたら、お休みをして、また治療を開始する、これを何回か繰り返す、というスケジュールが、用いる抗がん薬の種類や、放射線を照射する範囲などによって決まっています。

お休みをするのは、治療によってダメージを受けてしまった正常な細胞を回復させるためです。

正常な細胞のうちでも、増殖のサイクルが活発な細胞は、がん細胞と性質が似ているので、攻撃を受けやすくなります。患者さんに現れる副作用の大半は、正常細胞がダメージを受けてしまったために、それぞれの機能が低下しておこってきます。たとえば、吐き気・嘔吐は消化管の粘膜

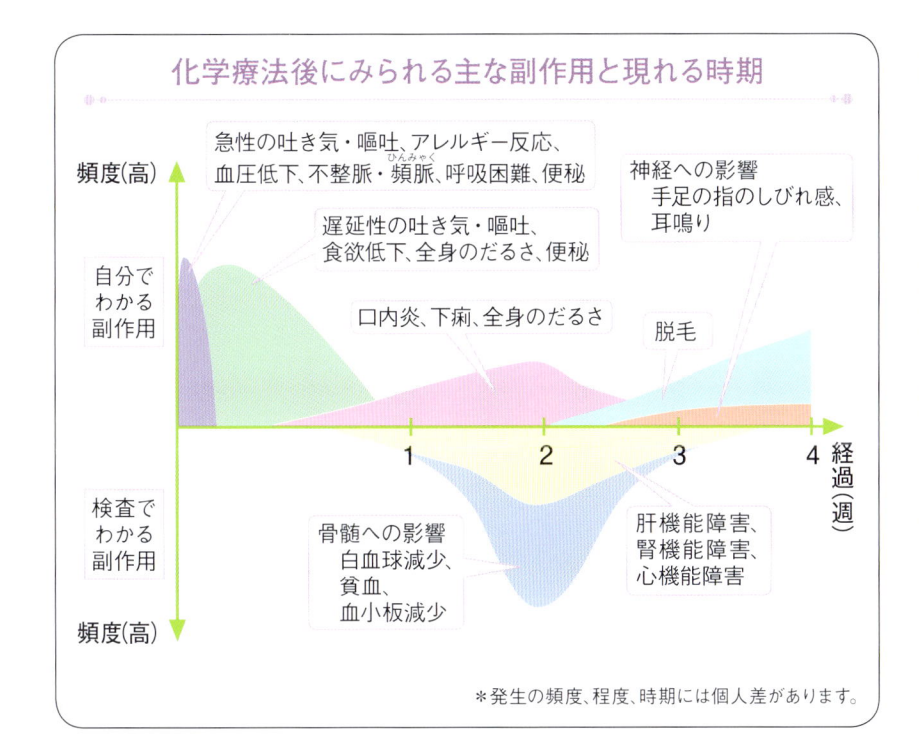

### 化学療法後にみられる主な副作用と現れる時期

**自分でわかる副作用（頻度(高)）**
- 急性の吐き気・嘔吐、アレルギー反応、血圧低下、不整脈・頻脈、呼吸困難、便秘
- 遅延性の吐き気・嘔吐、食欲低下、全身のだるさ、便秘
- 口内炎、下痢、全身のだるさ
- 神経への影響：手足の指のしびれ感、耳鳴り
- 脱毛

**検査でわかる副作用（頻度(高)）**
- 骨髄への影響：白血球減少、貧血、血小板減少
- 肝機能障害、腎機能障害、心機能障害

経過（週）：1, 2, 3, 4

*発生の頻度、程度、時期には個人差があります。

|  |  |
|---|---|
| 投与日 | アレルギー反応、吐き気・嘔吐、血管痛、発熱、血圧低下 |
| 2～7日 | 疲れやすい、だるい、食欲不振、吐き気・嘔吐、下痢 |
| 7～14日 | 口内炎、下痢、食欲不振、胃もたれ、骨髄機能の抑制（貧血・白血球減少・血小板減少） |
| 14～28日 | 脱毛、皮膚の角化やしみ、手足のしびれ、膀胱炎 |

## がんの薬物療法に用いられる薬の種類と投与法

がんの薬物療法と放射線療法それぞれについて、少し詳しくみてみましょう。

抗がん薬は、作用のしかたなどによっていくつかの種類に分類されています。化学物質によってがんの増殖を抑え、がん細胞を破壊する治療は化学療法と呼ばれます。

最近は、がん細胞だけがもっている特徴的な分子などの物質を標的にした抗がん薬が登場しはじめています。これを分子標的薬といいます。また、がん細胞のなかには、体内のホルモンがその増殖にかかわっているものもあります。その場合には、体内のホルモンを調節して、がん細胞が増えるのを抑えるホルモン薬を用います。

薬の投与のしかたには、錠剤やカプセルなど飲み薬による方法と、点滴や注射などで直接血管に注入する方法の二つがあります。いずれも、血液にのって体のすみずみまで運ばれ、全身に散らばっているかもしれないがん細胞に作用しますが、同時に、正常な細胞にも影響を与えてしまうことになります。

こうしたさまざまな副作用のうち、自分の体調に現れる変化でわかるものと、血液の変化など、自覚できずに生じているものがあることには注意が必要です。そのため、自宅での自己管理と同時に、定期的な検査は欠かせません。

脱毛は毛根の細胞が攻撃されてしまうため、白血球・血小板などの減少は、血液をつくりだす骨髄細胞がダメージを受けてしまうためにおこるものです。

## 自己管理は大切だが、医療スタッフとの連携も不可欠

化学療法では、治療を行う日と、治療を行わないお休みの日を組み合わせた1～2週間程度の決められたスケジュールで治療を進めます。この一定の周期によるスケジュールを1コース、または1クールとして、通常、数回繰り返します。用いる薬の組み合わせごとにコース数・クール数が決まっています。もちろん、スケジュールのすべてを行うことを目指しますが、治療を進めながら、がんの縮小効果や本人の体調、副作用といった経過をみて、継続するか中

### 国立がん研究センター東病院における外来化学療法ホットラインのしくみ

- <自宅>
  ・外来化学療法を受けている患者さん
  ・経口抗がん薬治療中の患者さん
- 担当医
- ホットライン（薬剤師・看護師）

患者さんからの電話相談 → ホットライン
ホットライン → 回答 → 患者さん
ホットライン → 相談・確認・電話の転送 → 担当医
担当医 → 指示 → ホットライン

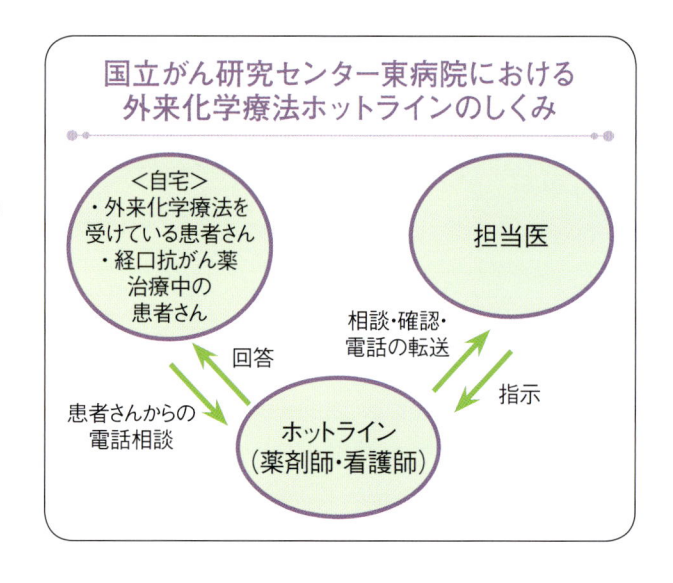

断するかを検討していきます。かなり副作用がつらい場合には、薬の量を調整したり、副作用を抑える治療などを組み合わせたりしますが、治療を休止、または中止することもあります。

化学療法では、医師、看護師、薬剤師などがチームとしてそれぞれの患者さんの治療にあたります。治療を進めるうえでの注意点や、予測される副作用とそれが現れるタイミングや対処法について、患者さんは詳しい説明を受けます。

安全に、また安心して治療を進めるには、自分自身で体調を管理していくことは重要ですが、いたずらに不調をがまんしたり、逆に飲み薬などの場合、勝手に用量を減らしたり、中断したりするのは禁物です。困ったことがある場合には、スタッフの専門的な力を借りることが大切です。

当病院では、外来で化学療法を受ける患者さん向けにホットラインを開設しており、わからないこと、不安なことがあるときには、遠慮せずに活用してもらえるようにしています。ホットラインのしくみと、実際に患者さんから寄せられた副作用の内容については図とグラフに示しました（前ページ図、右グラフ参照）。

化学療法は、活発に増殖を続ける細胞に対して作用を及ぼすため、がん細胞だけでなく、皮膚や腸管、骨髄、毛根（毛母）など細胞が分裂したり、増殖したりしながら機能を保っている組織や器官に対しての影響が大きくなります。

そこで、血液細胞の減少（貧血・白血球や血小板の減少）、口内炎、胃腸粘膜の炎症、脱毛、皮膚や爪、角膜などの粘膜が傷つき

やすくなる、感染しやすくなる、といった変化に伴い、吐き気・嘔吐、倦怠感、発熱、下痢、便秘、手足のしびれなどの自覚症状が現れます。

また、頻度は少ないのですが、用いる抗がん薬によってはアレルギー反応を示すことがあります。とくに、初めて治療を行う際に、発疹やかゆみ、場合によっては血圧の低下や不整脈、呼吸困難などがみられることもあります。

### 国立がん研究センター東病院における重い副作用の内訳

（2007年10月〜2010年10月）

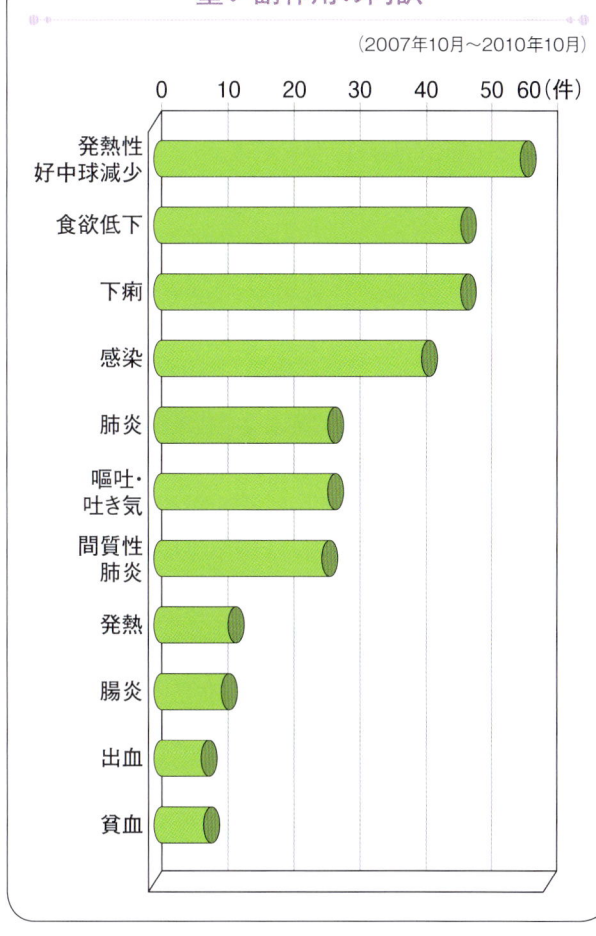

| 症状 | 件数 |
|---|---|
| 発熱性好中球減少 | 約55 |
| 食欲低下 | 約45 |
| 下痢 | 約45 |
| 感染 | 約40 |
| 肺炎 | 約30 |
| 嘔吐・吐き気 | 約30 |
| 間質性肺炎 | 約30 |
| 発熱 | 約15 |
| 腸炎 | 約15 |
| 出血 | 約10 |
| 貧血 | 約10 |

## 放射線療法に使われる放射線の種類や治療の進め方

がんの治療に使用される主な放射線は、X線、γ線、電子線です。そのほかに、陽子線や重粒子線が一部の施設で使用されています。

放射線が、がんの治療に効果を上げるしくみとしては、放射線をがんに当てることで細胞のDNAに直接攻撃を加えて細胞が分裂・増殖する機能を破壊したり、細胞が本来もっている"ときがきたら自ら死んでいく現象＝アポトーシス"を活性化して細胞死を早めたり、といった作用が考えられています。

放射線療法を始めるにあたっては、がんの種類や進行状態、目的によって、放射線の照射の方法や、量、回数などの治療計画が立てられます。

治療の進め方としては、通常月～金曜日までが治療を行う日、土曜日、日曜日、祝日が治療を休む日としています。この周期を、患者さんの状態などに応じて、何週か繰り返します。

ただし治療はこうした進め方に限るわけではなく、週3日や週4日治療することもあれば、1回や1週（数回）で終わったり、数ヵ月かかったり、場合によっては、1日に2～3回に分けて治療したりするなどさまざまです。

### ●放射線療法によっておこる急性期の全身的な副作用

| 症状 | 頻度・要因・対応など |
|---|---|
| 疲れやすい | ・放射線の直接の影響だけでなく、がん細胞増殖のためにエネルギー消費が激しいこと、毎日の外来通院の疲れなども影響<br>・治療中は過度な運動は避ける<br>・通常は治療終了後、数週間で軽減していく |
| 食欲低下 | ・放射線の照射によって傷ついた正常細胞の修復を促すために十分なエネルギー量、栄養素を摂取するのは重要。いろいろな工夫で食事がとれるようにする |
| 骨髄の機能低下（貧血、白血球減少、血小板減少など） | ・骨髄が多く存在している骨盤、胸骨、椎体などに広い範囲で放射線が照射されると、骨髄で血液細胞をつくる機能が低下<br>・定期的な検査が必要 |

### ●急性期に、治療している部位に現れる可能性のある副作用

| 照射する部位 | 症状 |
|---|---|
| 頭部 | 頭痛、耳痛、めまい、脱毛、頭皮の発赤、吐き気、嘔吐 |
| 口腔・頸部 | 口腔、咽頭、喉頭の粘膜に生じる炎症による飲み込みにくさ、飲み込むときの痛み、声がかれる、口の渇き、味覚の変化 |
| 肺、食道 | 食道の炎症による飲み込みにくさ、飲み込むときの痛み<br>放射線肺臓炎による咳、発熱、息切れ |
| 乳房 | 食道の炎症による飲み込みにくさ、飲み込むときの痛み<br>放射線肺臓炎による咳、発熱、息切れ |
| 腹部、骨盤 | 吐き気、嘔吐、腹痛、下痢<br>膀胱への照射があると、頻尿、排尿困難など |
| 照射する部位の皮膚 | 発赤、色素沈着、乾燥、皮膚剥離などがおこり、痛みやかゆみを伴うこともある |

## 放射線療法による副作用の現れ方

放射線は、がん細胞だけでなく正常細胞にも同じ作用を及ぼします。

最近は、できるだけがん細胞が発生している箇所に限定して照射する技術が進んでいますが、完全に周囲の正常な細胞を避けて照射することはできないため、副作用が現れます。

放射線療法による副作用には、全身的な症状と、放射線を照射する部位に生じる症状があり、治療中あるいは治療終了直後には、急性期の副作用がおこります（右ページ表参照）。また、治療終了後半年〜数年たってから現れる、晩期の副作用がおこることもあります。

放射線による悪影響を避けるために、放射線量や放射線を照射する部位、範囲について、厳密な計算や細心の注意のもと、治療計画が立てられます。晩期の副作用は、個人差がありますが、少数の人に現れる可能性は否定できません。症状としては、深刻なものも含まれますが、重症化しない対策がとられます。

## 倦怠感、発熱、消化器症状など食欲低下につながる悩みは多い

化学療法にしろ、放射線療法にしろ、直接消化器に対するダメージを与える可能性が大きいため、吐き気や口内炎、下痢や便秘をはじめ、さまざまな消化器の不具合が現れます。

その他の症状をみても、疲れやすい、だるい、発熱といった食欲を低下させるような症状が多いことがわかります。

がんという病気であること自体、患者さんにとっては大きな不安であり、そのことが精神的なストレスとして重くのしかかります。

それに加えて、治療を始めるにあたって、仕事や家事にどのくらい影響があるのか、費用はいくらぐらいかかるのかなどを考慮しながら、仕事や家庭生活のいろいろな側面で多くの選択に迫られます。まさに緊張の連続です。

一方で、治療を乗りきるには、ある程度の体力の維持が不可欠であり、栄養補給のために食事は大切な役割を果たします。そこで吐き気や嘔吐があったり、発熱や倦怠感などがあったりして、思うように食事がとれない状態になると、具合が悪くても、通常どおりに食事をとらなければ、と焦る気持ちに襲われる患者さんも決して少なくありません。

本来楽しいはずの食がいつしか、悩みや心配の種、億劫（おっくう）でめんどうなものになってしまう。そしてますます、食が進まなくなるといった悪循環に陥っていく患者さんをよく見かけます。

そんなときには、ぜひ、私たち医師を含め、栄養士や看護師など、専門家に相談してください。

できることから始めればよいのです。確かに、口からとる食事、栄養にまさるものはありません。ただし、それが無理な時期には、一時的に点滴をするなど体調を管理する方法、体力を維持する方法があります。そうした助けを借りながら、からまった糸をほぐすように、症状そのものだけでなく、症状にかかわる食の問題を一つひとつ解決していきましょう。

次ページからは、それぞれの症状が現れる要因や、そのケアについて、医師の立場から解説します。

## 食欲不振はなぜおこる?

抗がん薬や放射線療法の副作用、がんそのものの影響から、精神状態まで多くの要素がかかわっています。

### 十分な栄養が必要なのに以前のように食べられない

がんの患者さんの多くは、がんの種類や進行度にかかわらず「食欲がない」、「おいしく感じられない」、「たくさん食べられない」などと感じ、発病前と同じようには食事をとれなくなる傾向にあります。

一方で、たとえば、化学療法を受けている場合には、通常の基礎代謝の1.5〜2.5倍のエネルギーが必要ともいわれています。理屈でいうと、発病前よりも、むしろ多くのたんぱく質やエネルギーの摂取が必要になるのです。がんの治療を進めるうえで、食欲の低下、食欲不振は、患者さん本人と家族にとって大きな問題です。医師も「治療を続ける体力の維持には、十分な栄養を摂取することが大切」と説明しますから、余計にプレッシャーを感じ、悩みを深くしてしまうのかもしれません。

### 多くの要因のなかで何が問題かともに考え、気負わず対処を

では、なぜ、食欲が低下し、食事が思うようにとれなくなってしまうのでしょうか。それには非常に多くの要因が考えられています（下表参照）。そもそもがんが食欲を低下させる物質を分泌していること、さまざまな消化器症状の影響、全身状態の低下、さらに、がんの発病により不安を覚え、気持ちが落ち込んでしまうといった精神状態の変化など、それぞれが一人ひとりの患者さんのなかで複雑にかかわり、「食べること」に大きな影響を与えます。

消化器を含む範囲で放射線の照射を行っている場合には、照射部位によって下痢・便秘、食道炎や口内炎などが生じます。ただし、これは治療終了後、一定の時間がたてば症状がおさまっていきます。また、消化器（口〜肛門までの消化管粘膜）は抗がん薬の影響を受けやすい臓器の一つです。

いろいろな消化器症状はある程度覚悟しなければなりません。

そうした多くの要因のなかでも、私たちは、それを個々の患者さんと一緒に考えるようにしています。何が一番問題なのか、気負わず、食べたいと思ったときに、少しずつでも食べられるような準備をしたり、水分の補給をこまめにするようにしたり、できることを積み重ねていきましょう。

患者さん同士で悩みを話し合えるような場に参加するのも気持ちの整理や問題解決のヒントにつながることがあります。

### 食欲低下の原因はさまざま

- 味覚の変化
- 吐き気・嘔吐
- 口内炎・食道炎
- 口内の不快感
- 噛む・飲み込むがうまくいかない
- 早期の満腹感
- 消化不良
- 胃もたれ
- 腹部の張りや膨満感
- 便秘
- 下痢
- 治療による副作用
- がんから分泌される食欲低下物質
- 痛み
- 発熱
- 不眠
- 不安
- 抑うつ
- 倦怠感

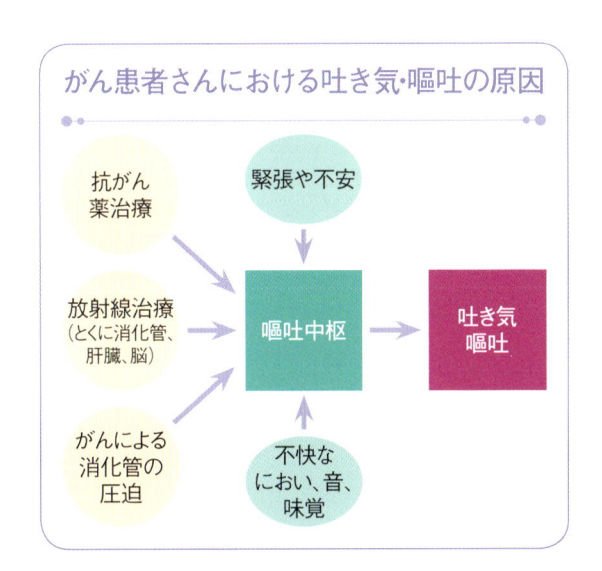

# 吐き気・嘔吐はなぜおこる？

がん治療中にもっとも多い症状の一つ。全身状態に大きく影響するので、症状が激しい場合はすぐに受診を。

## 不快で苦痛を伴う症状
## 脱水、栄養状態低下などの影響が

がんの治療中の訴えのなかでももっとも多いものの一つが吐き気・嘔吐です。身体的にも精神的にも、とても不快で苦痛を伴い、続くようであれば食欲も低下し、栄養の吸収が妨げられます。

嘔吐があると、胃の内容物や水分とともに胃液・十二指腸液などに含まれる電解質（カリウム・ナトリウム・塩素など）が体外に排出されてしまいます。電解質には、体内の水分量や酸性・アルカリ性の調節など、全身のバランスをととのえる働きがあります。電解質や水分が多量に失われると、脱力感、倦怠感、手足のしびれ、口の渇き、皮膚の乾燥、尿量の減少、体重の減少などの脱水症状が現れることがあります。

また、消化・吸収の働きが低下したり、体内に必要な栄養が行き渡らなくなったりして、栄養状態の低下や体重の減少が生じることもあります。

## 嘔吐中枢が刺激されておこる
## 無理せず静かな環境で安静に

吐き気や嘔吐は、何らかの原因で延髄にある嘔吐中枢が刺激されることでおこります。刺激を与える要因としては、抗がん薬や放射線照射の影響、がんによって消化管が圧迫されること、緊張や不安、不快なにおいや音、味覚などがあります。

なお、化学療法によっておこる吐き気・嘔吐に対しては、治療が進歩しており、事前に制吐剤が準備され、できるだけの予防策が講じられるようになっています。

吐き気・嘔吐が頻繁に続くと、体調に大きくかかわるので、次のような場合は病院を受診するようにしましょう。

- 吐物に便臭がする、吐物が血液である
- 回数、量に関係なく、食事、水分摂取がまったくできない時期が2日以上続く
- 腹痛、頭痛、発熱、脱力感などが激しい
- 尿量の減少（体重・年齢など個人差はあるが、通常1〜1.5ℓ／日の尿量が300〜500㎖／日以下に減少した場合）

症状を軽くしたり、改善したりするための患者さん自身の注意点としては、楽な姿勢をとり安静にする、うがいなどで口腔内の清潔を保つ、汚物は片づけ、寝具や衣類も清潔にする、落ち着いて静かな環境で過ごす、刺激的な香りは避ける、食事は無理をせず水分の摂取はこまめにする、といったことが挙げられます。

### がん患者さんにおける吐き気・嘔吐の原因

- 抗がん薬治療 → 嘔吐中枢
- 放射線治療（とくに消化管、肝臓、脳）→ 嘔吐中枢
- がんによる消化管の圧迫 → 嘔吐中枢
- 緊張や不安 → 嘔吐中枢
- 不快なにおい、音、味覚 → 嘔吐中枢
- 嘔吐中枢 → 吐き気・嘔吐

# 味覚変化はなぜおこる？

味を受け取る舌の味蕾細胞の異常や、口内環境の悪化、亜鉛不足などが原因と考えられています。

## 人により、時期によりさまざま 味を感じない、水が苦いなど

治療を始める前に比べて、食べ物の味や食感が変化した状態を味覚変化と呼びます。本来の味と異なって感じる、いずれかの味を強く感じる、味を感じにくい、食感が変わるなど、患者さんによって、あるいは一人の患者さんのうちでも治療時期によって現れる変化が違ってきます。

この症状は、患者さん本人の戸惑いがとても大きいのですが、なかなか周囲の人に理解されにくい症状でもあります。「金属のような味がする」、「砂を噛んでいるようだ」、「舌に膜が張ったような感じ」といった表現で表されたり、「塩味やしょうゆ味が苦い」、「水が苦い」、「何を食べても甘い」、といった訴えも聞かれたりします。

## 口内を清潔に保つケアを 味蕾から脳への味の伝達に異常が

私たちが食事をするときには、舌にあり味を感じる器官である味蕾が、唾液によって運ばれた塩味や甘味といった味の成分を受け取り、そこから中枢神経を通じて脳へ信号が送られます。脳が、その信号を受け取って初めて、それぞれの味を感じることができます。

食べ物を口に入れる→唾液で成分を運ぶ→舌（味蕾）→中枢神経を通じて信号を送る→脳という味を感じるしくみのうちのどこかに異常が生ずると、味覚変化がおこってくると考えられます。化学療法に用いられる抗がん薬や放射線照射の影響（とくに頭頸部など）、唾液分泌の低下、口内炎・舌苔など口腔環境の悪化、亜鉛不足などが、その要因として考えられています。

味蕾は加齢とともに減少し、また、高齢者では唾液を分泌する働きも低下します。がんの患者さんでは味覚変化がおこりやすい環境が重なり、症状そのものを予防することは難しいのですが、口の中を乾燥させず清潔を保つケアをすることで、症状を軽くすませることができます（右表参照）。

### ●味覚変化を軽くすませるケア

| | |
|---|---|
| うがい | ・口の中をうるおった状態にしておくと、味の成分を味蕾に運びやすくなり、味覚障害の予防になるので、水道水で回数多くうがいをするようにする<br>・乾燥を防ぐと口内炎や感染症が予防でき、味覚変化の悪化を防ぐ<br>・食事の前に、レモン水やレモン味の炭酸水でうがいをすると唾液の分泌が促され、口の中がさっぱりして味覚の低下を予防したり、味覚の回復を促したりできる |
| 口の中のブラッシング | ・毎食後、歯ブラシなどで、口の中の歯垢や食べかすを除去し清潔を保つ |
| 舌苔の除去 | ・抗がん薬や放射線の影響で唾液の分泌が少なくなって舌が乾燥したり、舌の表面に白い舌苔が付着したりすると、味覚がわかりにくくなるので舌もブラッシングや清拭できれいにする |
| 亜鉛製剤の使用 | ・亜鉛が不足していると味覚障害を生じることがある<br>・亜鉛の吸収をわるくする抗がん薬がある |

# 口内炎・食道炎はなぜおこる？

口内や食道の粘膜が炎症をおこすと、食事がとりにくくなるほか、感染への注意も必要となります。

これらは、主に食事にかかわる症状であり、多くの患者さんが食べる意欲を損なう要因となっています。

消化管の粘膜は抗がん薬の影響を直接受けやすいため、口内炎や食道炎も、がんの患者さんに多くみられる副作用の一つです。頭頸部や胸部への放射線を照射した場合にも、唾液を分泌する能力が低下し、口の中が乾燥しやすくなったり、放射線が当たった範囲の粘膜が炎症をおこしやすくなったりします。

## 痛みや出血以外に、乾燥、腫れ、飲み込みにくいなどの症状も

口内炎や食道炎では、痛みや出血のほか、食事がしみる、口の中が乾燥する、口の中が腫れる、口が動かしにくくなる、食べ物が飲み込みにくくなる、味覚が変化するといった症状が現れます。

炎症がおこると、痛みや出血のために口の中のケアが億劫になりがちで、衛生状態が悪くなる傾向があり、炎症が悪化していくことがあります。そこに抗がん薬や放射線の影響による免疫の低下も加わると、感染を引きおこしやすくなります。

口内炎の予防や、症状の悪化を防ぐためには、口の中の清潔を保ち、衛生状態をよくすることが効果的です。

乾燥や発赤、舌の表面のようすなど、口の中をよく観察し、何らかの異常や不快な症状があったときには、医師や看護師に相談しましょう。医師や看護師は、必要なら薬を出したり、日常のケアのしかたを伝えたりします。

## 悪化防止には口内のケアが重要 うがいや歯磨きを欠かさない

うがいや歯磨きをこまめに行い、乾燥を避け、唇や口の中の保湿に注意します（下表参照）。喫煙している人は禁煙します。たばこのヤニによって歯・歯肉・粘膜が汚れますし、粘膜の血行も悪くなります。

口内炎・食道炎は、治療終了後にはおさまっていきます。食事はできるだけ刺激の少ないものにするなどして、つらい時期を乗りきるようにしましょう。

---

### 口内炎があるときのケア

**うがい**
- 口の中を清潔に保つための目安は、約2時間ごと。食前、食後、寝る前、夜中に目が覚めたときなど、1日に7〜8回は行う
- メントールやアルコールが含まれている市販のうがい薬は避ける
- うがい後、口唇の保湿を心がける（リップクリームなどを塗布）

**歯磨き**
- 毎食後、寝る前の1日4回。食事をしなくても、1日1回はブラッシング
- メントールやアルコールが含まれていない歯磨き粉を使う
- 歯間、歯と歯肉の境目を丁寧に行う。強い力は入れず、1本1本丁寧に磨く。舌も軽く磨いて舌の汚れも落とすのが効果的
- 出血や粘膜炎がひどいときは、歯磨きは中止

# 下痢・便秘はなぜおこる?

治療中は排便が順調にいかないことも多く、重症化しないように早めの受診によるコントロールが必要です。

## 【下痢】腸への刺激を減らし水分補給を忘れずに

下痢とは、水分を多く含む便(水溶便、泥状便など)が多量に排泄される状態です。

がんの患者さんにもしばしばみられる症状で、抗がん薬による化学療法、腹部への放射線照射の影響、胃や腸の手術後の癒着、腸の不完全な閉塞、胃腸の機能の低下、食事の強すぎる刺激、抗菌薬の使用、下剤の過剰な使用、精神的な緊張などの感染、下剤の過剰な使用、精神的な緊張などが要因として考えられます。

下痢が続くと、嘔吐と同様に電解質が体外に排出されてしまうために電解質の異常が生じたり、食欲不振、腹痛、倦怠感、肛門の周囲のただれ、脱水症状、栄養状態の悪化などがおこることがあります。

下痢がおこったら、腸への刺激や負担を減らすために安静にして腹部を休めます。腹部は衣服やカイロなどで温めて、血行を促しましょう。

冷えていない水やスポーツ飲料で水分をこまめに補給する必要があります。

## 【便秘】食事への配慮、適度な運動、薬によるコントロールも考慮

排便が不順で、つらいと感じる状態が便秘です。1日1回排便があっても便の量が少ない、便がすっきり出た感じがない、あるいは、便がかたくて排便できない、数日以上排便がない、排便の間隔が不規則といったように、いろいろな現れ方があります。

がんの患者さんでは、食事や水分の摂取量が低下する、運動不足、抗がん薬、制吐剤、痛み止めなどの薬の影響、腸の手術などにより便の通りが悪くなる、心理的な負担などが要因として挙げられます。便秘が重症化すると腸閉塞をおこしてしまうこともあるので、早めに医師や看護師に相談するようにします。薬(下剤や浣腸など)を使って排便をコントロールしなくてはいけない場合もあります。

便通を改善するには、乳酸菌や食物繊維を含む食品や水分を積極的にとる、適度な運動を行う、便意をがまんせずすぐトイレに行くなどを心がけましょう(右表参照)。

### 便通を改善するためのケア

- 食物繊維の多い食材(たとえば、たけのこ、ごぼう、海藻類、きのこ類、こんにゃくなど)や果物を食べる
- 毎日、朝食後に便意があってもなくてもトイレに行き、規則的な排便の習慣をつくる
- 便意があったらがまんをしない
- 1日に10〜15分ぐらいの適度な運動をする
- 1日にコップ7〜8杯ほどの水分をとる
- 空腹時(起床時など)に、冷水あるいは牛乳を飲む
- 腹部を温める(入浴もよい)
- 下剤の服用、坐薬や浣腸によって排便を促す(使い方は医師や看護師とよく相談し、その指示に従う)

## 嚥下・咀嚼困難 はなぜおこる？

痛みや食道の狭窄などのほか、治療の副作用による口内の乾燥や、唾液分泌の低下、ストレスも原因に。

### がんの部位、手術の影響も大きくかかわることがある

口を開いて食べ物を入れ、口を閉じて噛み砕き、飲み込んで胃や腸などの消化管に送り込む、この一連の流れのどこかに障害がおこっている状態を、嚥下・咀嚼困難や摂食嚥下障害などと呼んでいます。

がんの発生した場所、抗がん薬や放射線照射の副作用などによって、がんの患者さんは、噛み砕くことが思うようにできなくなったり、飲み込みにくくなったりします。

たとえば、口腔がんや咽頭がん、食道がんでは、痛みや食べ物の通り道が狭くなることで、症状が出ることがあります。また、手術によって器官の形状が大きく変化したり、機能が低下したりするために口の開け閉めや噛みにくさ、飲み込みにくさがある程度避けられない場合もあります。

そのほか、別項で取り上げた吐き気・嘔吐、口内炎・食道炎や味覚変化などの影響によって、口の中が乾燥したり、唾液の分泌が低下したりすることも、噛みにくさ、飲み込みにくさにつながります。食事を思うようにとることができない不満や失望感などの精神的なストレスや、環境の変化が要因となる場合もあります。

実際に患者さんが訴える症状としては、食べ物が口からこぼれてしまう、口の中に食べ物が残る、食事中にむせたりせき込んだりする、食事がのどにつかえる、発熱を繰り返す、体重が減少する、痰が増える、といったことが挙げられます。

### 口腔ケア、歯の治療、マッサージなどで症状を軽減

噛みにくさ、飲み込みにくさの程度や原因にもよりますが、一般的には、こまめなうがいや歯磨きによって口の中を清潔にし、うるおわせるといった口腔ケア、適切な歯の治療、義歯の調整、舌や口唇、あごのマッサージ、食事の際にはきちんとした姿勢を保ち環境をととのえる、などの工夫によって、症状を軽減することができます。

● 噛みにくさ、飲み込みにくさがおこる要因

**がんによるもの**
- 圧迫や痛み
- 飲み込みにかかわる器官の運動障害や知覚障害
- 食べ物の通り道の狭窄（きょうさく）
- 全身状態の低下からおこる食欲不振

**手術によるもの**
- 舌やのどの形態の変化、機能の低下
- 運動機能や知覚の低下
- 首やあごの術後の変化による運動障害
- 姿勢を保つのが困難
- のどや食道の狭窄

**放射線照射によるもの**
- 口内やのど、食道の粘膜の炎症による痛みや腫れ
- 唾液の分泌低下
- 首やあごがかたくなり、動きが低下

**抗がん薬によるもの**
- 食欲不振、吐き気・嘔吐
- 口内やのど、食道の粘膜の炎症
- 下痢、便秘

**その他**
- 心理的要因、環境的要因

# その他・骨髄抑制の影響と対策

食事との関連は比較的少ないのですが、がん治療時の体調に大きくかかわる骨髄抑制について解説します。

## 骨髄の造血機能へのダメージは血液成分を減少させる

抗がん薬や放射線治療で、血液をつくりだす骨髄の機能が障害を受けると、白血球、赤血球、血小板など血液のそれぞれの成分が減少します。どの成分が減少するかによって、現れる症状が異なります。

### 白血球の減少→免疫の低下、感染しやすくなる

白血球のうち、とくに感染を防ぐ働きをもつ好中球が減少すると、健康なときには感染しないような細菌や真菌（カビ）にも感染しやすくなってしまいます。菌にさらされることが多い口の中、肺、皮膚、尿路、腸管などで感染症を発生する可能性が高くなります。

好中球の量が極端に減少した場合には、入院が必要になることもあります。

感染を避けるための日常生活上の注意として、こまめな手洗い、うがい、シャワー（入浴）などで清潔を心がけること、外出時にはマスクを着用すること、けがをしないようにすることなどが挙げられます。

食べ物の取り扱いや調理の際には、衛生的に行うことを心がけます。

### 赤血球の減少→貧血

軽い貧血の場合は自覚症状がないこともあります。一般的には顔色が悪くなったり、まぶたの裏が白くなったりします。

貧血状態が悪化すると、息切れしやすい、頭痛、めまい、耳鳴り、疲れやすい、手足が冷える、食欲の低下、吐き気などの症状が現れます。

貧血は、化学療法以外に、胃を切除した場合、赤血球をつくるために必要なビタミンB12の吸収ができなくなること、赤血球中に含まれ酸素を運ぶ働きをするヘモグロビンの材料となる鉄の吸収ができなくなることでもおこります。

めまいやふらつきが強い場合はゆっくりと動く、酸素や栄養分が全身に行き渡らず、新陳代謝や体力が低下しているので、保温や手洗い、うがいをするといった注意が必要になります。

できるだけバランスのよい食事を心がけ、よく噛んで胃酸の分泌を促すようにします。

貧血の状態によっては、鉄剤を使ったり、

### ●感染がおこりやすい部位と症状

| 部位 | 症状 |
| --- | --- |
| 口腔 | 口腔内の発赤・腫れ・痛み、歯の痛み |
| 上気道 | 鼻水、のどの腫れ、痛み |
| 肺・気管支 | 咳、痰、息苦しさ |
| 消化器 | 腹痛、下痢、吐き気 |
| 肛門 | 肛門周囲の発赤・腫れ・痛み |
| 尿路 | 尿のにごり、尿意の増加、排尿時痛、残尿感 |
| 皮膚 | 唇や皮膚の痛み、水疱（すいほう） |
| その他 | 38度以上の発熱、寒気、ふるえ、頭痛、関節痛など |

非常に重症の場合には輸血を行ったりすることもあります。

## 血小板の減少
### →出血しやすい、出血が止まりにくい

鼻を少し強くかんだだけで鼻血が出たり、歯磨きで歯ぐきから出血したり、手足や体をちょっとぶつけただけですぐ青あざ（皮下の出血斑）ができたり、便がかたいと肛門から出血するといったことがおこりやすくなります。さらに、血小板減少が進んでしまうと、脳や消化管の出血がみられることもあります。

血小板が減少しているときには、体をぶつけたり転ばないようにする、皮膚を強くかいたりこすったりしない、排便時の負担が軽くなるように食物繊維や水分を十分にとる、鎮痛薬や解熱薬をむやみに服用しない（これらの薬には血小板の血を固める機能を妨げる作用をもっているものがある）といった注意が必要です。

### その他の副作用

このほか、患者さんを悩ませる副作用に、脱毛、手足のしびれ、皮膚の乾燥などがあ

ります。

これらは、食事対策や感染予防と違って、自分で防いだり軽減したりするのが難しい症状ですが、脱毛は、治療前から心積もりをして、ウィッグ（かつら）や、スカーフ、帽子の着用などの対策を考慮しておくとよいでしょう。手足のしびれがあるときは、物がつかみにくくなったり、転倒しやすくなったりするので、思わぬけがや、やけどに注意が必要です。皮膚の乾燥には、こまめに保湿剤を用い、切り傷をつくらないようにしましょう。

### ●感染予防のための注意点

| | |
|---|---|
| 手洗い | ・食事の前、トイレの前と後、外出から帰ってきたとき、掃除の後、植物やペットに触れた後など、丁寧に、指の間もよく洗う |
| うがい | ・朝起きたとき、外出から帰ってきたとき、食事の前、薬の服用前などまめに行う。必ずしも殺菌・消毒作用のあるうがい薬を使う必要はない。続けられる方法でなるべくうがい回数を多くする。口内炎などで口の中がしみるときには生理食塩水で |
| 入浴やシャワー | ・できるだけ毎日行い、体を清潔に保つ<br>・発熱があってもシャワーは可<br>・トイレの後、陰部を洗浄することや、皮膚を乾燥させない（ローション・クリームなどで保湿する）ことなどを心がける |
| 口腔内ケア | ・なるべく治療開始前に必要な歯科治療や、正確な歯磨き方法の指導を受けておく<br>・食後、寝る前に歯磨きを行う |
| 食事 | ・調理後すぐとるようにする |
| 環境整備 | ・部屋を清潔に保つ<br>・ペットは近づけない、生花を置かない |
| マスクの着用 | ・人の多い場所への外出は避ける。外出が必要なときはマスクをつける |
| 薬の服用や予防接種 | ・抗菌薬、抗真菌薬、抗ウイルス薬など、服用する薬がある場合には、医師の指示どおりに<br>・インフルエンザワクチンは毎年受ける |
| 体温測定 | ・感染の兆候を知るために毎日測る<br>・急な発熱は医師、薬剤師、看護師などに連絡を |

# Q&A

患者さんやご家族から寄せられる日々の悩みへのアドバイスです

**Q** 抗がん薬の影響で白血球が低下しているといわれました。食事を考えるうえで、どんなことに注意すればよいですか。

**A** 白血球数が減っているということは、免疫力が低下し、細菌やウイルスに感染しやすいということです。感染予防対策、つまり調理や食品を取り扱う際の衛生管理が重要です。

● **衛生管理上の注意点**

患者さんの状態に応じて、医師から注意があると思いますが、医師の特別な指示がない限り、一般の衛生的な食品の取り扱いで大丈夫です。

- 野菜・果物などは、よく洗ってから使用する
- 傷んだ部分は取り除く
- 新鮮な食材を選択する
- 消費期限、賞味期限を確認する
- 開封した食品は、速やかに使いきる
- 加熱が必要な食品は、十分に中心まで火を通す
- 食品ごとに適切な温度管理に努め、室温に長時間放置せず、適宜、冷蔵・冷凍保存をする
- 調理・食事の前は手を洗う　など

白血球を増やすための特別な食事はありませんが、体力維持のためにも、できるだけ、しっかりと食事をとり、身体機能を維持することが大切です。

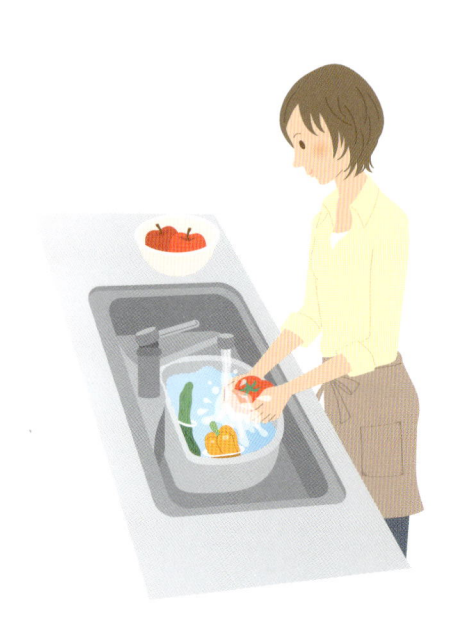

**Q** 発熱や倦怠感があって、どうにもだるく、食事が進みません。食べないと心配なのですが、どうやって栄養をとればよいでしょうか。

**A** 食事が十分にとれない場合でも、まず、水分摂取には積極的に努めるようにしましょう。

こまめに、水分をとることを心がけます。水、茶、ジュースなどはもちろんのこと、塩分を含んだみそ汁、スープ、昆布茶なども適しています。

電解質（ナトリウムやカリウムなど）を含んだイオン飲料、スポーツドリンクもおすすめできます。

● 横になったまま食べられる工夫

倦怠感が強く、体を起こして食べるのがつらい場合は、食べやすい形にする工夫をしてみましょう。

• ベッド上で横になりながら、手づかみで食べたり、フォークなどで刺して食べたりできるように、一口大の大きさに調整する

一口おにぎり、ミニサンドイッチ、肉だんごやから揚げなどの一口大のおかず、一口大カットの野菜煮物やスティック野菜、カット果物など

• ストローや吸い飲みで摂取可能なものを利用する

ジュース、乳製品、汁物、ゼリー飲料 など

一度に多くの量をとれないときは、一回一回は少量でもかまわないので、小分けにして回数を多くするようにします。少量で効率よく栄養がとれる栄養補助食品もありますので、医師・栄養士と相談しながら、適宜利用するのも一案です。患者さんが選びやすいように、液状、ゼリー状、プリン状、固形などさまざまなタイプがそろっています。

もし、水分摂取も難しいようであれば、速やかにかかりつけの病院に相談してください。

**Q** 味覚変化がおこっていて、何を口にしても味がよくわかりません。調理をするときに味つけに困っているのですが……。

**A** 味覚変化がある場合、自分の食が進まなくなるのも悩みの種ですが、自分に食欲があっても調理に支障を来してしまうことがあります。本来の味と異なって感じるようになるため、味見をしてもいつもと同じ味つけができない場合があります。自分の感覚で調味したり、目分量で味つけすると、濃すぎたり、薄すぎたりとなかなかうまくいかないものです。

調味に自信がない場合は、計量スプーン、計量カップ、お玉などできちんと計量する習慣を身につけましょう。

また、家族の分もともに作る場合は、それぞれが好みの味に調整可能な料理を用意するとよいでしょう。おひたしのしょうゆ量の調整、サラダのドレッシングの味、刺身やギョウザのつけだれなどは食べるときに自分でかけてもらうようにします（「味覚変化」のページをご参照ください）。

家族の方に味見をしてもらってもよいでしょう。

**Q** 少しずつでも食べられるようにとアドバイスを受けました。簡単に用意ができて、いつでも手に入れられるようなもののおすすめはありますか。

**A** 体調がすぐれないときには調理するのもままならないものです。自分で調理することにこだわらず、スーパーマーケットやコンビニエンスストアなどで手軽に手に入るお惣菜や冷凍食品、レトルト食品も利用するようにしましょう。

● **すぐ食べられる食品例**

いまは、スーパーマーケットやコンビニエンスストアでも、調理済みの食品をはじめ、いろいろな食品の品ぞろえが充実しています。主食からデザートまで、食べられそうな食品を用意しておくと便利です。

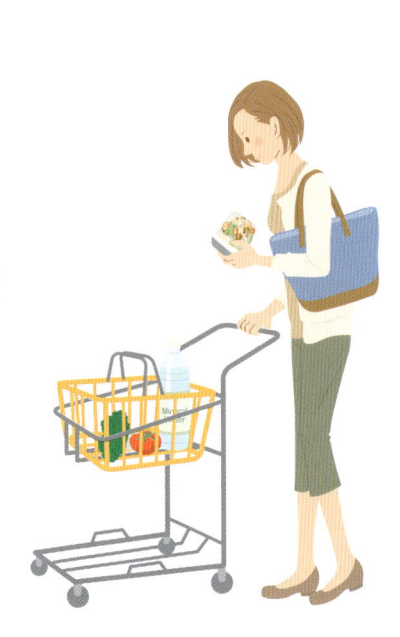

- 主食‥一口ラップ包みおにぎり、いなりずし、のり巻き、冷凍焼きおにぎり、冷凍ピラフ、冷凍たこ焼き・お好み焼き、レトルトがゆ、インスタントがゆ、ミニサンドイッチ、ロールサンドイッチ、ロールパン、惣菜パン、菓子パン、冷凍ピザ、コーンフレーク、ミニインスタントカップめん、カップスープ春雨 など
- 主菜‥シーチキン・さけなどの魚缶詰類、かまぼこなどの練り製品、魚肉ソーセージ、ハム、ウインナソーセージ、ゆで卵、温泉卵、卵豆腐、カップ茶碗蒸し、豆腐、納豆、チーズ、各種市販惣菜、シュウマイ・ミニハンバーグなどの冷凍食品 など
- 副菜・汁物‥ミニトマト・きゅうりなどそのまま食べられる野菜、パックもずく酢・めかぶ、漬物、レトルトシチュー、カップスープ、市販冷製ポタージュ、野菜ジュース、各種市販惣菜 など
- デザート‥果物、果物缶詰、ゼリー、プリン、ヨーグルト、アイスクリーム、シャーベット、菓子類（あめ玉、クッキー・マドレーヌ、チョコレート、水ようかん、カステラ、どら焼き、せんべい・あられなど）、ピーナッツ・アーモンドなどのナッツ類、ジュース、牛乳、乳酸菌飲料、ココアなどの飲料 など

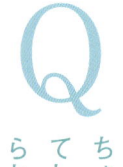

**Q** ちょっと食べただけですぐにおなかがいっぱいになってしまい、もっと食べなければと思っても、量を食べられません……。

**A** あまり量を食べていないのに、すぐ満腹になってしまうという声をよく耳にします。治療前に比べると、とても少食になってしまったと、心配するご家族も少なくありません。ただし、満腹感があるのに、無理に食べると不快

感の原因となります。食事は可能な範囲でとるようにします。しかし、少量の3食では、栄養が不足する場合があります。3食の食事に数回の間食を加え、食べる回数を増やし何回にも分けてとるようにして、エネルギー量や栄養を補うようにしましょう。間食には、サンドイッチなどの軽食、乳製品、果物、菓子類など手軽にとれるものを利用するとよいでしょう。

また、少量で効率よく栄養がとれる栄養補助食品もあり、種類が豊富になってきています。どのタイプが適しているか、医師・栄養士と相談しながら取り入れるようにしましょう。

## Q 治療を続けていて、ずいぶんやせてしまいました。体に力が入らない気がするので、体重を増やしたいのですが……。

## A

がんの患者さんは、食欲不振などで食事摂取量が減るために栄養素の不足が生じたり、嘔吐・下痢・吸収障害なども重なったりして、体重が減少することがあります。その上、炎症症状・発熱などの影響により代謝が亢進することで、消費エネルギーが増大傾向にありますので、急速に体重減少や低栄養がおこることがあります。

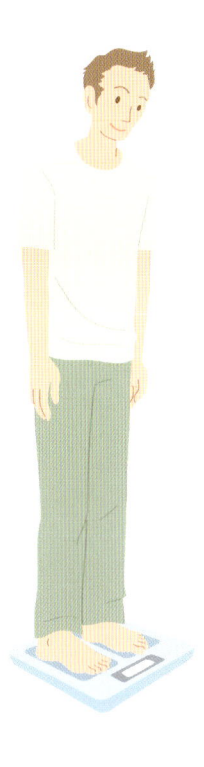

しかし、体重を増やそうと思っても食べられない場合があると思いますので、焦らず自分のペースで進めていきましょう。少量ずつ何回にも分けて食べたり、栄養価の高い食品・料理を選ぶなど工夫しましょう。

体重は、1日のうちで変動します。1〜2kgの増減で一喜一憂せず、長期的に経過を観察し、体重減少が顕著な場合は医師・栄養士に相談しましょう。

なお、体重がなかなか増加しなくても、日常生活が営めているならば、過剰に心配することはないでしょう。

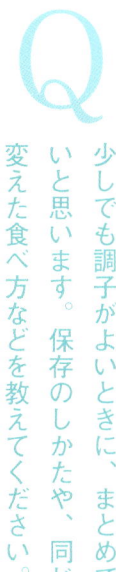

## Q 少しでも調子がよいときに、まとめて作りおきをしたいと思います。保存のしかたや、同じ素材でも目先を変えた食べ方などを教えてください。

## A

だしを作りおきしたり、野菜をゆで、1回量ずつ小分けして、冷凍保存をしておくと便利です。小分けした野菜は電子レンジで加熱したり、みそ汁やめん類の具に加えたりするだけで手軽に食べられます。また、シンプルなポトフなども目先を変えて楽しむことができます。

● 手軽なだし作りと保存法

だしの素、だしパックなどを利用します。
・濃くだしをとり、冷水ポットなどに入れ、冷蔵保存
・濃くだしをとり、製氷皿で冷凍し、料理に数個ずつ加える

料理に合わせ、昆布茶、塩昆布、めんつゆなどもだし代わりに使えます。

177

● ミックスゆで野菜の食べ方いろいろ

もやし、キャベツ、にんじん、玉ねぎなどの市販袋詰めのカット野菜をまとめてゆで、ラップやジッパーつき袋などに分け、冷凍庫に入れておくと、さまざまな料理にアレンジが可能です。食べるときに必要量を取り分け、電子レンジで解凍して調理したり、凍ったまま直接鍋やフライパンで調理したりできます。

- 塩昆布・ゆかり　あえ物に
- ごま　ごまとしょうゆでごまあえに
- かつお節　かつお節としょうゆでおひたしに
- マヨネーズ・ドレッシング　調味し、サラダに
- すし酢　すし酢をかけるだけで酢の物に
- 油　油で炒め、調味して野菜炒めに
- みそ　だしの素とみそを加えて、みそ汁に
- コンソメ　顆粒コンソメを加え、野菜スープに

● ポトフの味変化いろいろ

肉類、野菜、いも類などを顆粒コンソメなどでやわらかく煮たポトフは多めに作り、翌日食べる分をプラスチックケースなどに入れ、冷蔵保存します。次のような変化をつければ翌日もおいしく食べることができます。

- コンソメの味　そのまま食べれば、ポトフ
- しょうゆ＆みりん　肉じゃが風に
- バター＆塩　バター煮に
- トマト水煮缶詰　トマト水煮やケチャップを加え、トマト煮に
- クリームシチュー　市販クリームシチュールウや牛乳を加え、シチューに
- カレー　市販カレールウを加え、カレーに
- マヨネーズ、ドレッシング　そのままの大きさや、つぶして、温野菜サラダに
- パン粉＆揚げ油　小麦粉・卵・パン粉の衣をつけ、揚げてコロッケに
- チーズ　食べやすい大きさにつぶし、チーズをかけて焼くと、チーズ焼きに
- みそ　だしの素とみそを加えて、みそ汁に

● 香り野菜の保存

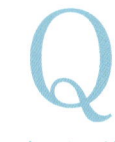

長ねぎ、万能ねぎ、しょうが、みょうがなどは、細かく切って、ジッパーつき保存袋、小プラスチックケースなどに入れ冷凍保存しておくと便利です。ゆず、レモンの皮なども刻んでから冷凍しておくと、いつでもさわやかな香りが楽しめます。

**Q** 治療後、手の握る力が弱くなって、包丁がうまく使えません。手に力が入らないときの調理の工夫を教えてください。

**A** カット野菜を利用すると切らずにすみます。下ゆでするなどして切りやすくしたり、手近な調理器具を利用したりして、切る手間を省きましょう。

● 握力が低下したときの工夫

- 鍋でゆでる、または電子レンジで加熱してからだと、やわらか

**Q** 一人分だけの料理は作りにくくて困ることがあります。ひとり暮らしにも役立つような、少量調理のコツを教えてください。

**A** 作りおきして冷凍保存する、電子レンジ対応の調理器具を利用するといった工夫で、効率よく調理することができます。

● 少量調理の工夫
- ごはん物、煮物などは、まとめて作り、小分けにして冷凍保存
- 電子レンジ、オーブントースターなどの利用
- 小さい鍋をいくつか用意するなど、調理しやすい調理器具や、シリコン調理器、ごはん・パスタが作れる器具など電子レンジ対応の調理器具類を準備
- ポリ袋に食材・調味料を入れ、米と一緒に炊飯器で炊飯するか、一つの鍋でゆでると、同時に複数の調理が可能
- 使い切りサイズの食材や市販の惣菜なども上手に利用する
- 長期保存の充填豆腐、冷凍食品、缶詰、レトルト食品なども常備しておくと便利

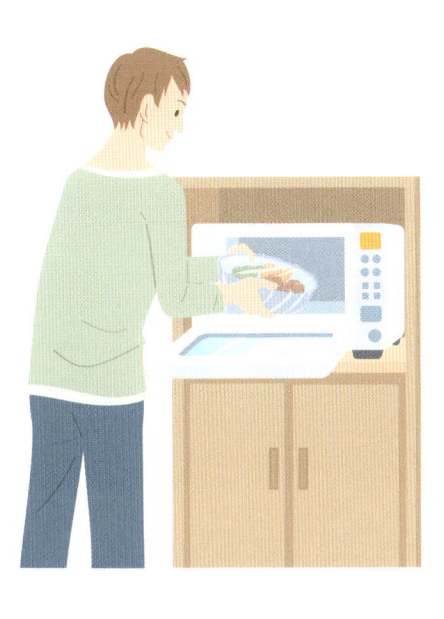

いので切りやすくなる（かぼちゃ、大根、にんじんなど）
- キッチンばさみ、ピーラー、スライサー、ミキサー、フードプロセッサーなどの調理器具を適宜利用する
- テープを巻くなどして、調理器具の持ち手を太くすると、持ちやすくなる

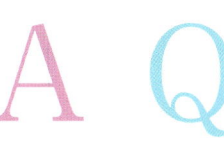

**Q** 食欲がなく食事がとれないときなど、薬をいつ飲めばよいのか戸惑います。服薬時間と食事のタイミングの合わせ方を教えてください。

**A** 「食後に服用しましょう」などの指示があっても、どうしても食欲がわかず、食事がとれない場合もあることと思います。食事をとらないまま薬を飲んでよいのかどうか迷ってしまうことがあるでしょう。食後服用の薬だと、食事の有無により薬の効果が左右されることがありますので、少量でも食べるように努めましょう。

- 果物、ゼリー・プリン類、ゼリー飲料、ポタージュスープ、お菓子、ジュースなどでもよいので、おなかに入れる。食べやすい食品を選択する
- 食事時間におなかがすかず、食べられないということのないように、規則正しい食生活を心がける

食事の時間に合わせて服用することで、薬の飲み忘れを防ぐことができます。一般に内服薬は、主に胃や小腸で吸収されますが、胃の状態は食事の前後で大きく変化し、薬の効果が左右されることもありますので、指示された用法を守って服用しましょう。

- 自分の状態に合わせて、次のような点に注意しましょう。
- 食事が不規則な場合は、自分の生活リズムに合わせて薬を服用してください。ただし、糖尿病薬は必ず食事に合わせて服用してください。

＊昼食や夕食の時間が決まっていない場合：昼または夕方に飲む薬の時間を決めて服用

＊朝食をとらない場合：起床後1〜2時間以内に服用

＊1日3回服用するように指示されている場合：1日2食の場合もきちんと3回服用

● 薬を飲み忘れてしまったとき

次に飲むときに、飲み忘れた分を一緒に服用してはいけません。1回に2回分の薬をまとめて服用すると、具合が悪くなることがあります。薬の種類や飲み方によっては、その日だけ服用法を変える必要がありますので、医師や薬剤師にご相談ください。

● 薬の袋に指示されている用法の服用時間の目安

起床時……起床したあとすぐ
食前……食事する30分くらい前
食直前……食事する直前
食直後……食事した直後
食後……食事した30分くらいあと
食間……食事した2時間くらいあと
食中……食事している最中
就寝前……寝る30分くらい前
時間毎…食事に関係なく指示された時間ごと

（がん情報サービスより抜粋）

それでも、どうしても服薬時間と食事のタイミングが合わない場合は、医師、薬剤師に相談し、解決策を一緒に考えていきましょう。

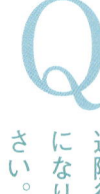

**Q** 退院後、仕事に復帰する予定です。昼は外食することになりますので、外での食事のポイントを教えてください。

**A** 外食店のメニューでは、量が多かったり、味が合わなかったりで困惑するケースが多くみられます。なじみの店を作り、小盛りにしてもらう、味つけを調整してもらうなど相談してみてはいかがでしょうか。しかし、そのようにできない場合もあるでしょうし、そのようなお店が近くにないこともあるでしょう。その場合は、手作りのお弁当を持参するなどして、食べやすいものを用意しましょう。コンビニエンスストアやスーパーの惣菜を組み合わせたり、市販のお弁当を調節しながら食べるというのも一案です。

**Q** 家族ががんの治療中ですが、以前好きだったものも食べてくれません。何を作っていいのか困っています。

**A** 食欲がない、味覚の変化、膨満感（おなかが張る）、倦怠感、気分の落ち込みなどさまざまな理由で食事が進まないこともあるでしょう。また、治療の影響により、食べ物の好みに変化がみられる場合もあります。そのような場合は、患者さん本人と、「なぜ食べられないのか？」について相談しながら進めていくことが大切です。

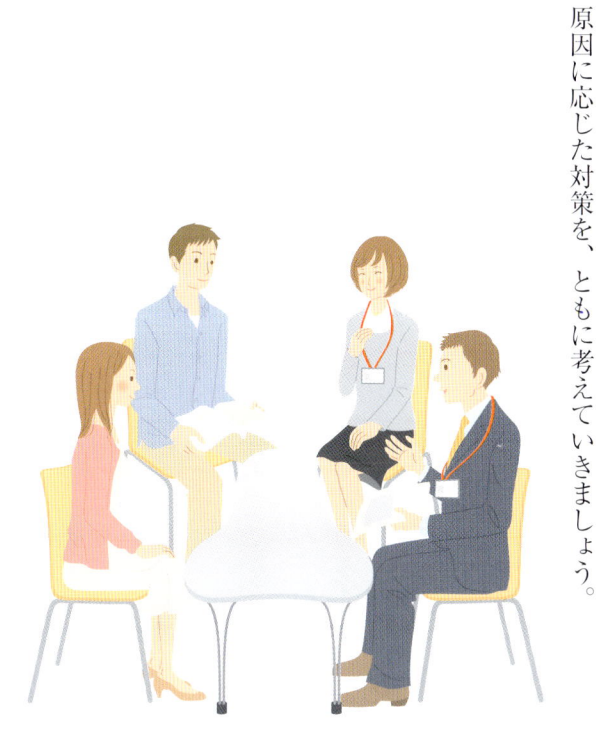

「何を食べても苦く感じ、おいしくない」、「口内炎で食べると痛い」、「便秘でおなかが張って食べられない」、「また吐くのではないかと不安」などいろいろな原因が考えられます。いったい何が原因となっているのか、コミュニケーションを図りながら把握し、原因に応じた対策を、ともに考えていきましょう。

**Q** 抗がん薬治療も終了し、通常の暮らしにもどってよいといわれていますが、本人の食欲がもどっていません。家族としては食だけでなく、いろいろ不安です……。

**A** がんにかかると、本人同様、家族もいろいろ不安を覚えます。相談したいけれど、正直に気持ちを伝えられる相手もなかなかいないというのが実情でしょう。病気のことや治療のことなど専門的なことになると、なおさら、どこに意見を求めてよいか迷われるのではないでしょうか。

最近では、治療の技術が進み、抗がん薬の治療などは、外来で行うことが増えており、家庭で家族とともに過ごしながら闘病する患者さんが多くなってきています。つまり、家族もこれまで以上にがんをよく理解し、患者さんを支えなければならなくなっています。そして、そうした患者さんと家族を孤立させないように、さらに地域が支えていく必要があります。

本書のきっかけとなった柏の葉料理教室もそうした在宅で過ごす患者さんや家族を支えるための研究事業の一環として始まったものです。柏市周辺だけでなく、日本全国で、こうしたがん患者さんとその家族を支援するネットワークが整備されてきています。がん診療の拠点となる病院、診療後のケアを担う地域の診療所、自治体や住民ボランティア、患者会などが連携しながら、その地域ごとに特色ある活動を行っています。ぜひ、担当の医師やかかりつけの病院、医療ソーシャルワーカー（MSW）、お住まいの自治体に問い合わせてみてください。いろいろな立場から親身に相談に応じてくれるしくみがあると思います。

# 市販の食品を積極的に利用してみましょう

食事を十分にとれず、栄養が不足するとき、食事に変化をつけたいとき、調理時間があまりないとき……

## 栄養を補いたい方へ

① メイバランス Mini ② ジャネフ 栄養サポート食品 ファインケア ③ アノム
④ PemPal ACTIVE（リソース・ペムパルアクティブ） ⑤ メイバランス ソフト Jelly ⑥ メイバランス ブリックゼリー
⑦ EPU-rich ⑧ プロミア ⑨ ペプチーノ
⑩ アミノケアゼリー ⑪ サンキスト ポチプラス V ⑫ 一挙千菜 ⑬ メイバランス VitaZcs

①メイバランスMini（明治）：1本200kcal/125㎖。8種類の味。ビタミン・ミネラル配合。②ジャネフ　栄養サポート食品　ファインケア（キユーピー）：たんぱく質、鉄、亜鉛、25種類のビタミン・ミネラルがとれる栄養機能食品。味は9種類。③アノム（大塚製薬工場）：エネルギー、たんぱく質、ビタミン、ミネラルの濃厚流動食品。ポリフェノール、EPA、DHAを配合。④リソース・ペムパルアクティブ（ネスレ日本）：たんぱく質、ビタミンD、カルシウムを配合した栄養補助食品。⑤メイバランスソフトJelly（明治）：1パック150kcal/150㎖。5種類の味。吸いやすく押し出しやすいパウチタイプ。⑥メイバランスブリックゼリー（明治）：1本350kcal/200㎖。8種類の味。食べやすいゼリー状食品。⑦EPU-rich（フードケア）：エネルギーとたんぱく質がゼリータイプでとれる栄養補助食品。味は10種類。⑧プロミア（テルモ）：たんぱく質10g、1000kcalが摂取できる。甘くないタイプの粉末スープ。味は3種類。⑨ペプチーノ（テルモ）：脂肪・食物繊維0g、たんぱく質の補給が手軽にでき、飲みやすい消化態流動食。味は3種類。⑩アミノケアゼリー（味の素）：体を動かすためのアミノ酸BCAAを補給。りんご味。⑪サンキストポチプラスV（クリニコ）：ビタミン・微量元素を配合した野菜汁・果汁入り栄養補助食品。レッドミックス・グリーンミックスの2種類。⑫一挙千菜（フードケア）：エネルギー、たんぱく質、ビタミン、ミネラルがとれる栄養補助飲料。味は3種類。⑬メイバランスVitaZcs（明治）：微量元素（亜鉛、銅、セレン、鉄）と8種類のビタミン（1日摂取基準以上）配合。通販で購入可能。

食事だけでは十分にとることができない栄養を補うための栄養補助食品や、食べる人の症状・体調に合わせた加工食品など、さまざまな品目が各メーカーから販売されています。ご使用の際は、医師、栄養士など、専門家の指示にしたがってください。

市販商品・編集部調べ

## 便通をととのえたい方へ

**便秘の改善を促す食物繊維**

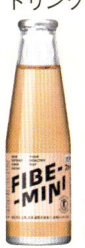

ドリンクタイプ
ファイブミニ
（大塚製薬）

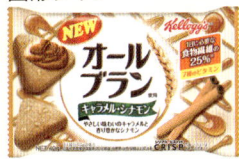

固形タイプ
オールブラン
シリアル・ビスケットクリスプ
キャラメル・シナモン（ケロッグ）

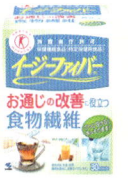

粉末タイプ（溶かして摂取）
イージーファイバー
（小林製薬）

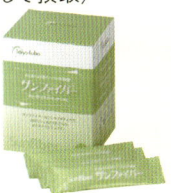

サンファイバー
（タイヨーラボ）

**腸内でビフィズス菌を増やして、おなかの調子をよくする**

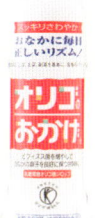

シロップタイプ

オリゴのおかげ
（塩水港精糖）

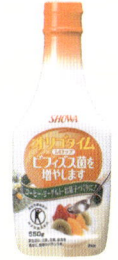

オリゴタイム
（昭和産業）

## 炎症反応が気になる方へ

プロシュア
（アボットジャパン）
たんぱく質を強化、脂質は控えめ。EPA、DHA、ビタミン、ミネラルを配合した栄養機能食品。

## 水分を補給したい方へ

**経口補水液**

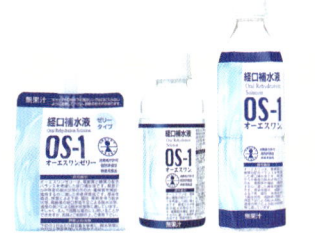

OS-1（大塚製薬工場）
体内へ速やかに吸収される成分組成。

**イオン飲料**

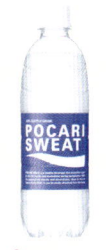

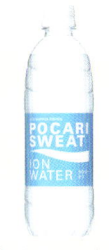

ポカリスエット
（大塚製薬）

ポカリスエット
イオンウオーター
（大塚製薬）

水分補給に適した組成。スッキリした甘さ・カロリーオフの製品もラインアップ。おいしさを重視。

**要介護高齢者の方向け ゼリータイプ**

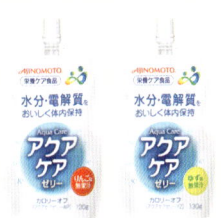

アクアケアゼリー（味の素）
最適な電解質バランスで吸収した水分を体内に保持する経口補水ゼリー。飲み込みやすい固さとさわやかな味わい。

※インターネットや通信販売のみの商品と、大手スーパーやドラッグストア、病院内の売店などで取り扱いがある商品があります。

※商品名の後ろの（ ）内はメーカー名です。各項目では代表的なメーカーの商品を取り上げています。他のメーカーからも同様の商品が販売されています。

※掲載しました各商品の詳細な情報については、各社のホームページで確認、または販売店におたずねください。

※182、183ページの食品の通販サイトは185ページをご覧ください。

2013年8月31日現在

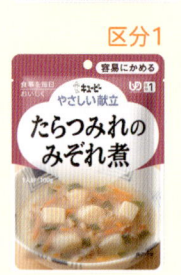

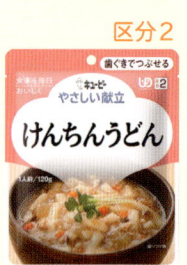

## 介護用「ソフト食」を活用して、食事の内容を改善し、栄養をとろう

がんの治療中の副作用として、口内炎や食道炎、飲み込みにくい・噛みにくいといった症状が現れる場合があります。そんなときには、介護用の「ソフト食」を利用してはいかがでしょうか。高齢者にも食べやすい形態に調整され、不足しがちな栄養素が強化されるよう、研究開発されたものです。

食べやすさはもとより、香りや味、おいしさにこだわった食品が続々登場しています。やわらかさの調整も、各種取りそろえられています。

なお、お試しの前に、医師や栄養士などの専門家の指示にしたがってください。

※商品名の後ろの（　）内はメーカー名です。各項目では代表的なメーカーの商品を取り上げています。他のメーカーからも同様な商品が販売されています。
※掲載した各商品の詳細な情報については、各社のホームページで確認、または販売店におたずねください。

## やわらか調理済み食品

### 噛む力・飲み込む力の違いで区分されたやわらか調理済み食品

食事をする人の食べやすさ、やわらかさを考えた『やわらか調理済み食品』は簡単調理ができるレトルトタイプのものが主流です。品数も豊富で、食事のバリエーションも豊かになります。

**区分は各メーカー共通**
**区分1**『容易にかめる』7種類、写真の商品のほかに「海老だんごのかきたま」「肉だんごのオニオンスープ煮」「たらつみれのみぞれ煮」。**区分2**『歯ぐきでつぶせる』14種類、ほかにも「豚汁煮込みうどん」「牛ごぼうしぐれ煮」など。ほかに**区分3**『舌でつぶせる』23種類、**区分4**『かまなくてよい』11種類。他にとろみ調整2種類。

やさしい献立（キユーピー）全57種類

区分1 煮込みハンバーグ
区分1 貝柱のマカロニグラタン
区分1 鶏だんごの野菜煮込み
区分1 たらつみれのみぞれ煮
区分2 けんちんうどん

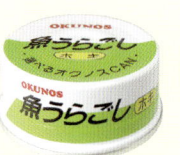

## 裏ごし状食品

### 食べやすく調理された裏ごし

食べやすい裏ごし状に加工した商品。味にクセのないささ身肉を使った『鶏肉うらごし』や新鮮なホキを使った『魚うらごし（ホキ）』は、いろいろな料理に幅広く使えます。

鶏肉うらごし
魚うらごし（ホキ）（ホリカフーズ）

## ムース状食品

### おかずになるムース

不足しがちなたんぱく質や亜鉛、カルシウムを補給できます。他にも「豆腐ムース ごま風味」があります。

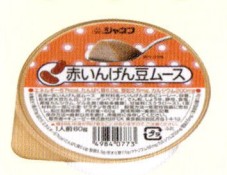

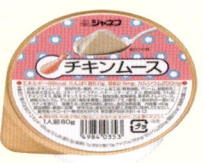

ジャネフ 赤いんげん豆ムース
ジャネフ チキンムース（キユーピー）

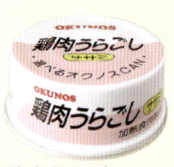

市販商品・編集部調べ

## ミキサー加工食品

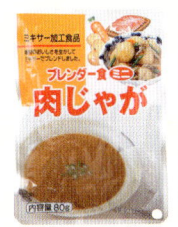

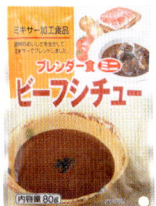

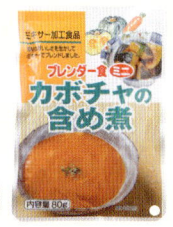

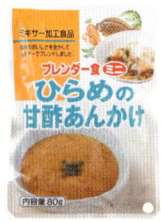

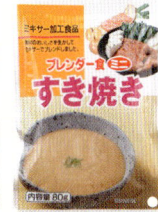

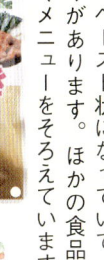

うまく噛めない方、飲み込むのが困難な方にミキサーペースト状になっていて、その料理の味と香りがあります。ほかの食品と組み合わせがきくメニューをそろえています。

ブレンダー食ミニ
（三和化学研究所）
袋のまま熱湯に5分入れて完成。ミキサー加工済みなので噛まなくても食べられる。

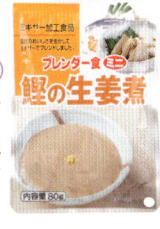

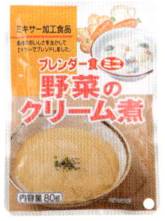

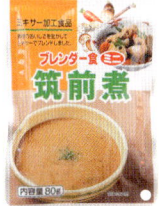

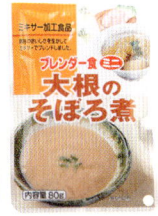

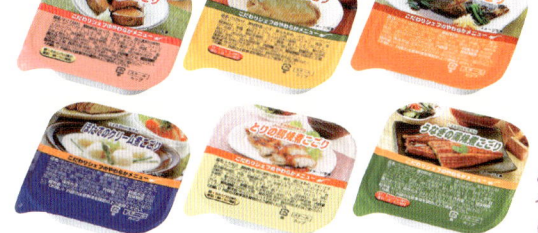

## 煮こごり食品

噛む力、飲み込む力の弱い方へおかず煮こごり

各料理をゼラチンゼリーのような飲み込みやすいおかずに仕上げてあります。調味料無添加で、どのような料理を食べているかわかります。うま味料理を食べているかわかります。開封後、そのまま食べられます。

こだわりシェフのやわらかメニュー
（マルハチ村松）

### 各社の通販サイト、受付電話番号など

※商品の取り扱いは、インターネットや通信販売のみの場合、大手スーパーやドラッグストア、病院内の売店などでの販売などさまざまです。

P182（　）内は受付電話番号、後ろの丸数字はP182の写真の番号
- 明治の通販サイト　http://www.niceday-kenko.net/shop/（TEL：0120-714-300）①⑤⑥⑬
- キユーピーの通販サイト　http://www.blueflag.co.jp/shop/Top.do（TEL：0120-384-999）②
- 大塚製薬の通販サイト　http://www.otsuka-plus1.com/okaimono/（TEL：0120-390-795）③
- ネスレ日本の通販サイト　https://shop.nestle.jp/front/contents/top/（TEL：0120-600-868）④
- フードケアの商品販売店一覧　http://www.food-care.co.jp/saleslist.html ⑦⑫
- テルモの通販サイト　http://www.e-terumo.jp/（TEL：0120-563-255）⑧⑨
- 味の素 医療・介護用食品の通販サイト
  　http://www.eiyosyokuhin.com/sp/ajinomoto/index.html（TEL：06-6942-6308）⑩
- クリニコの通販サイト　http://www.clinico.co.jp/ec/（TEL：0120-52-0050）⑪

P183（上記以外）
- 小林製薬の通販サイト　https://www2.kobayashi.co.jp/（TEL：0120-60-9876）
- タイヨーラボの通販サイト　http://www.taiyo-labo.jp/（TEL：0120-988-337）
- 塩水港精糖の通販サイト　http://www.okage-sama.co.jp/（TEL：0120-085-093）
- 昭和産業の通販サイト　http://www2.enekoshop.jp/shop/himawarinet/item_list?category_id=41152
- アボットジャパンの商品説明、通販サイト　http://www.abbott.co.jp/general/nourishment

P184（上記以外）
- ホリカフーズの商品説明サイト　http://www.foricafoods.co.jp/（TEL：025-794-5536）

P185・三和化学研究所の通販サイト　http://galenus.shop-pro.jp/（TEL：0120-252-518）
- マルハチ村松の通販サイト　http://shop.food-d.co.jp/（TEL：0120-656-008）

2013年8月31日現在

五色の彩りパスタ
　　トマトとレモンソースのサラダ風パスタ … 61
五色の彩りパスタ
　　とろろごまみそ風味パスタ …………… 61
じゃがいものニョッキ
　　レモンバター風味 ……………………… 155
トマトの冷製レモンパスタ ………………… 26

**パン・その他**
お好みカナッペ ……………………………… 62
ハムチーズサンドイッチ …………………… 138
バラエティークレープ ……………………… 59
一口サンド＆おにぎり ……………………… 40
ポタージュ・フレンチトースト …………… 84

## 汁・スープ・鍋

粕汁 …………………………………………… 95
ガスパチョ …………………………………… 145
かぼちゃきのこ汁 …………………………… 76
かぼちゃと鶏ささ身のポタージュ ………… 35
簡単ヴィシソワーズ ………………………… 127
簡単オニオングラタンスープ ……………… 76
きりたんぽの具だくさん汁 ………………… 113
じゃがいもだんご汁 ………………………… 156
じゃがいもと玉ねぎのポタージュ ………… 157
しょうが風味のもずく汁 …………………… 113
即席クラムチャウダー ……………………… 157
長いもとかぶのかに入りとろみ汁 ………… 126
なすとみょうがのみそ汁 …………………… 148
ブロッコリーの冷製スープ ………………… 110
ほうれん草のミルクポタージュ …………… 137
野菜マカロニスープ ………………………… 53
寄せ鍋 3種のたれ添え ……………………… 64
れんこんもちのみぞれ汁 …………………… 127
ワンタンスープ ……………………………… 94

## デザート

お好みおはぎ ………………………………… 78
オレンジヨーグルトムース風 ……………… 36
カステラプリン ……………………………… 97
かぼちゃアイス ……………………………… 55
簡単水まんじゅう …………………………… 54
簡単レアチーズ風ケーキ …………………… 114
きな粉と練りごまのブランマンジェ ……… 129
ぎゅうひ ……………………………………… 37
くずきり ……………………………………… 78
果物ゼリーのヨーグルトドリンク ………… 79
栗とチーズのゆでる蒸しパン2種 ………… 36
黒ごまプリン ………………………………… 96
しそ蒸しパン ………………………………… 55
ジャム、フルーツ、ハムの3種のカナッペ … 37
シリアルヨーグルトパフェ ………………… 114
チーズ蒸しパン ……………………………… 141
豆乳野菜ジュース …………………………… 138
梨のコンポートと紅茶ゼリー ……………… 97
バナナのムース風ケーキ …………………… 96
パンナコッタ2種 いちごのパンナコッタ … 77
パンナコッタ2種 コーヒーのパンナコッタ … 77
ピーチミルクプリン ………………………… 139
ふるふるくずもちフルーツポンチ仕立て … 115
ほうじ茶ゼリー ……………………………… 79
マシュマロのムース ………………………… 97
"まるでオレンジ"のゼリー ………………… 128
水ようかん …………………………………… 37
ゆず茶のブランマンジェ …………………… 54
ヨーグルト入りどら焼き …………………… 115
ヨーグルトゼリーと
　　ブルーベリーファイバーソース ……… 115
りんごのコンポート ミルクゼリー添え … 129
レモンスカッシュゼリー …………………… 55

### きのこ

- 変わり厚焼き卵なめこあん …………………… 31
- キャベツとナッツの香り蒸し ……………… 150
- しいたけとなすの肉詰め 野菜あんかけ … 103
- 豆腐ハンバーグ 野菜あんかけ ……………… 27
- 豚肉の二色巻き ……………………………… 104
- 麩のなめたけおろし煮 ……………………… 111
- 蒸しキャベツのごまレモンサラダ ………… 150

### その他の野菜

- ズッキーニチャンプルー ……………………… 92
- 即席ピクルス ………………………………… 141
- 大根のマセドアンサラダ …………………… 154
- 手作りおぼろ豆腐 菜の花あんかけ ……… 89
- 冬瓜の冷製なめらか煮 ……………………… 32
- 鶏ささ身と三つ葉の磯あえ ………………… 34
- 夏野菜のゼリー寄せ …………………………… 93
- 生春巻き ………………………………………… 75
- 豆と根菜のトマト煮 ………………………… 112

### 加工品

- えびだんごと麩の卵とじ …………………… 104
- 寒天寄せ2種
  - かにかまとオクラの寒天寄せ …………… 74
- 寒天寄せ2種 煮豆の寒天寄せ …………… 74
- キュービックポテサラ ……………………… 109
- 切り干し大根のシャキシャキ酢の物 ……… 52
- 具だくさん彩り卵焼き ……………………… 47
- 具だくさんカップ厚焼き卵 ………………… 140
- サラダ豆のコールスロー …………………… 151
- 3種の大根のポン酢じょうゆがけ ………… 154
- チンゲン菜と麩の酢みそあえ ……………… 32
- 鶏肉と卵の変わりミートローフ …………… 124
- 長いもの彩り酢の物 ………………………… 33
- なすとところてんのポン酢あえ …………… 33
- 夏野菜のゼリー寄せ …………………………… 93
- 白菜とマカロニのサラダ …………………… 34
- 麩入りチーズハンバーグ …………………… 122
- 麩のなめたけおろし煮 ……………………… 111
- 豆と根菜のトマト煮 ………………………… 112
- まるで肉!麩のトマト煮 …………………… 111

## ごはん・めん・パスタ・パン

### ごはん

- 味選丼 ………………………………………… 58
- 甘栗とエリンギの洋風炊き込みごはん … 102
- 梅と昆布茶の氷冷茶漬け …………………… 26
- えびリゾット 温泉卵添え ………………… 135
- かに玉あんかけひじきごはん ……………… 101
- かにのあんかけごはん ……………………… 82
- きゅうりのちらしずし ……………………… 25
- さけのクリームソースライス ……………… 120
- 里いもごはんの卵太巻き …………………… 84
- 三色一口ラップおにぎり …………………… 24
- しょうが風味のスティックおこわ ………… 140
- 新鮮野菜のあんかけごはん ………………… 100
- そぼろしょうがおこわ ……………………… 25
- たいとにんじんの炊き込みピラフ ………… 83
- とうもろこしごはん ………………………… 101
- 鶏肉だんごの卵あんかけ丼 ………………… 119
- 菜めし ………………………………………… 143
- 肉じゃがの卵どんぶり ……………………… 139
- 一口サンド&おにぎり ……………………… 40
- ビビンバ風ごはん …………………………… 118
- ミニおにぎり3種 …………………………… 59
- 焼きおにぎりの変わり茶漬け ……………… 42

### めん

- 淡雪豆腐のにゅうめん ……………………… 83
- お茶漬け温玉うどん ………………………… 42
- けんちんつけめん すだち添え …………… 41
- ごま豆乳そうめん …………………………… 102
- 冷やし中華そうめん ポン酢ジュレ添え … 43

### パスタ

- 五色の彩りパスタ
  - コーンポタージュパスタ ………………… 60
- 五色の彩りパスタ
  - ジャージャーめん風肉みそパスタ ……… 60
- 五色の彩りパスタ
  - ツナおろしわさび風味パスタ …………… 61

ほうれん草としらす干しのゆず香あえ …… 33
ほうれん草のピーナッツバターあえ ……… 73
ほうれん草のやわらかおひたし …………… 92
ほたてとほうれん草のグラタン ………… 105

**大根・かぶ**
彩りマリネ ……………………………… 143
お好み豆腐料理 変わり冷ややっこ ……… 72
かぶとじゃがいもの豆乳煮 ……………… 109
かぶの酢みそあえ ………………………… 51
かぶのやわらか肉詰め …………………… 88
クイックふろふき大根 …………………… 153
五色なます ……………………………… 152
桜えびとチーズの大根もち ……………… 51
さけのおろしあえ ……………………… 152
さばの梅みぞれ煮 ………………………… 46
3種の大根のポン酢じょうゆがけ ……… 154
大根とオレンジのなます ………………… 53
大根のあさり即席漬け …………………… 153
大根のとろみ煮 ………………………… 125
大根のマセドアンサラダ ………………… 154
手作りソーセージとスティック野菜 …… 71
トマト大根おろし ……………………… 145
とろろドレッシングサラダ ……………… 52
なめらか煮おろしのしらすあえ ………… 126
麩のなめたけおろし煮 ………………… 111

**玉ねぎ**
あじのロール南蛮 ………………………… 29
かき揚げと野菜の天ぷら盛り合わせ …… 70
かじきのゆず野菜包み …………………… 28
金目だいのムニエル 野菜ソース ……… 106
とろとろ親子煮 …………………………… 86
フレッシュ野菜の鶏肉カルパッチョ …… 44
ほたてとほうれん草のグラタン ………… 105
ポトフ ……………………………………… 91
ラタトゥイユ …………………………… 144

**にんじん**
薄切りじゃがいものサラダ ……………… 155
卯の花の煮物 …………………………… 112
かじきのゆず野菜包み …………………… 28

かぶのやわらか肉詰め …………………… 88
切り干し大根のシャキシャキ酢の物 …… 52
五色なます ……………………………… 152
小松菜の白あえ …………………………… 93
さっぱりチキンロール
　レモン風味おろしだれ ………………… 45
チンゲン菜とにんじんの白あえ ………… 126
手作りソーセージとスティック野菜 …… 71
とろろドレッシングサラダ ……………… 52
豚の角煮風 ……………………………… 121
ほうれん草のピーナッツバターあえ …… 73
ほうれん草のやわらかおひたし ………… 92
ポトフ ……………………………………… 91
まるで肉！麩のトマト煮 ……………… 111
ミルフィーユカツ煮＆ゆでせんキャベツ … 85

**れんこん**
豆腐ハンバーグ 野菜あんかけ …………… 27
豆と根菜のトマト煮 …………………… 112
れんこん豆腐だんご …………………… 121
れんこんとはんぺんのふわふわバーグ … 89
れんこんのえびはさみ揚げ …………… 108

**ブロッコリー・カリフラワー**
オープンオムレツ ………………………… 68
カリフラワーとブロッコリーのグラタン … 125

**いも類**
薄切りじゃがいものサラダ ……………… 155
"うなぎの蒲焼き"もどき ……………… 123
オクラと長いものおひたし …………… 125
かぶとじゃがいもの豆乳煮 …………… 109
さつまいもの茶巾しぼり ……………… 142
じゃがいもの三色だんご ………………… 75
じゃがいももち ………………………… 156
豆腐ハンバーグ 野菜あんかけ …………… 27
とろろ汁 …………………………………… 35
とろろドレッシングサラダ ……………… 52
長いもの彩り酢の物 ……………………… 33
長いものサクサク漬物 …………………… 95
ポトフ ……………………………………… 91
まるで肉！麩のトマト煮 ……………… 111

### かぼちゃ
- かぼちゃの変わりごま豆腐 …………… 49
- かぼちゃのヨーグルトサラダ ………… 110

### きゅうり
- 彩りマリネ ……………………………… 143
- 薄切りじゃがいものサラダ …………… 155
- かぼちゃのヨーグルトサラダ ………… 110
- 皮むき野菜のマカロニサラダ ………… 91
- きゅうりとトマトの浅漬け …………… 34
- 切り干し大根のシャキシャキ酢の物 … 52
- 金目だいのムニエル 野菜ソース ……… 106
- 五色なます ……………………………… 152
- 大根とオレンジのなます ……………… 53
- 手作りソーセージとスティック野菜 …… 71
- とろろドレッシングサラダ …………… 52
- フレッシュ野菜の鶏肉カルパッチョ …… 44

### トマト
- オープンオムレツ ……………………… 68
- お好み豆腐料理
  - 豆腐とヨーグルトのカプレーゼ風 …… 73
- きゅうりとトマトの浅漬け …………… 34
- トマトゼリー …………………………… 145
- トマト大根おろし ……………………… 145
- トマトの香草風味焼き ………………… 144
- フレッシュ野菜の鶏肉カルパッチョ …… 44
- ほたてとほうれん草のグラタン ……… 105
- ラタトゥイユ …………………………… 144

### なす
- オクラとなすのくずし豆腐あえ ……… 50
- かき揚げと野菜の天ぷら盛り合わせ …… 70
- しいたけとなすの肉詰め 野菜あんかけ … 103
- なすととろろてんのポン酢あえ ……… 33
- なすとピーマンのみそしぎ …………… 146
- なすの揚げ煮 薬味添え ………………… 146
- なすの彩りマリネ ……………………… 148
- 夏野菜のゼリー寄せ …………………… 93
- 翡翠なす ………………………………… 147
- ラタトゥイユ …………………………… 144
- 冷製なすとえびのくず煮 ……………… 147

### パプリカ・ピーマン
- あじのロール南蛮 ……………………… 29
- 彩りマリネ ……………………………… 143
- 皮むき野菜のマカロニサラダ ………… 91
- キャベツとナッツの香り蒸し ………… 150
- さっぱり青椒肉絲 ……………………… 142
- 大根のマセドアンサラダ ……………… 154
- 手作りソーセージとスティック野菜 …… 71
- なすとピーマンのみそしぎ …………… 146
- 夏野菜のゼリー寄せ …………………… 93
- 蒸しキャベツのごまレモンサラダ …… 150
- ラタトゥイユ …………………………… 144

### キャベツ・白菜
- かじきのゆず野菜包み ………………… 28
- キャベツとえびの煮物 ………………… 94
- キャベツとかにのとろみ煮 …………… 50
- キャベツとツナのあんかけオムレツ …… 149
- キャベツとナッツの香り蒸し ………… 150
- キャベツとひき肉の重ね蒸し ………… 151
- キャベツとほうれん草の煮びたし …… 149
- キャベツのおかかあえ ………………… 139
- サラダ豆のコールスロー ……………… 151
- 白菜とマカロニのサラダ ……………… 34
- ポトフ …………………………………… 91
- ミルフィーユカツ煮＆ゆでせんキャベツ … 85
- 蒸しキャベツのごまレモンサラダ …… 150
- もちもち水ギョウザ …………………… 67

### ほうれん草・小松菜・チンゲン菜
- 卵の花の煮物 …………………………… 112
- お好み豆腐料理 豆腐グラタン ………… 72
- キャベツとほうれん草の煮びたし …… 149
- 小松菜の白あえ ………………………… 93
- さけのホイル包み蒸し ………………… 30
- さっぱりチキンロール
  - レモン風味おろしだれ ……………… 45
- 3種の大根のポン酢じょうゆがけ ……… 154
- しいたけとなすの肉詰め 野菜あんかけ … 103
- チンゲン菜とにんじんの白あえ ……… 126
- チンゲン菜と麩の酢みそあえ ………… 32

| 料理名 | ページ |
|---|---|
| キャベツとひき肉の重ね蒸し | 151 |
| しいたけとなすの肉詰め 野菜あんかけ | 103 |
| しそ包みシュウマイ | 140 |
| チーズ入り豆腐ミートローフ | 65 |
| 手作りおぼろ豆腐 菜の花あんかけ | 89 |
| 手作りソーセージとスティック野菜 | 71 |
| 豆腐とひき肉の重ね蒸し 桜あんかけ | 107 |
| 豆腐ハンバーグ 野菜あんかけ | 27 |
| 鶏肉とえびの花シュウマイ | 28 |
| 鶏肉と卵の変わりミートローフ | 124 |
| 麸入りチーズハンバーグ | 122 |
| もちもち水ギョウザ | 67 |
| れんこん豆腐だんご | 121 |

### 肉加工品

| 料理名 | ページ |
|---|---|
| かぶとじゃがいもの豆乳煮 | 109 |
| 生春巻き | 75 |
| ポトフ | 91 |

## 卵・豆腐・大豆加工品・乳製品

### 卵

| 料理名 | ページ |
|---|---|
| あんかけ茶碗蒸し | 49 |
| えびだんごと麸の卵とじ | 104 |
| オープンオムレツ | 68 |
| おから巾着 | 106 |
| 変わり厚焼き卵なめこあん | 31 |
| キャベツとツナのあんかけオムレツ | 149 |
| 具だくさん彩り卵焼き | 47 |
| 具だくさんカップ厚焼き卵 | 140 |
| 自家製ひりゅうず かき玉あんかけ | 90 |
| ズッキーニチャンプルー | 92 |
| 鶏肉と卵の変わりミートローフ | 124 |
| とろとろ親子煮 | 86 |
| 和風キッシュ おろし添え | 46 |

### 豆腐・大豆加工品

| 料理名 | ページ |
|---|---|
| 揚げ豆腐のあんかけ | 69 |
| "うなぎの蒲焼き"もどき | 123 |
| 卯の花の煮物 | 112 |
| 梅の香りの豆腐シュウマイ | 44 |
| おから巾着 | 106 |
| オクラとなすのくずし豆腐あえ | 50 |
| お好み豆腐料理 変わり冷ややっこ | 72 |
| お好み豆腐料理 豆腐グラタン | 72 |
| お好み豆腐料理 豆腐とヨーグルトのカプレーゼ風 | 73 |
| かぶとじゃがいもの豆乳煮 | 109 |
| かぼちゃの変わりごま豆腐 | 49 |
| 変わり厚焼き卵なめこあん | 31 |
| キュービックポテサラ | 109 |
| 五色なす | 152 |
| 小松菜の白あえ | 93 |
| 自家製ひりゅうず かき玉あんかけ | 90 |
| ズッキーニチャンプルー | 92 |
| チーズ入り豆腐ミートローフ | 65 |
| チンゲン菜とにんじんの白あえ | 126 |
| 手作りおぼろ豆腐 菜の花あんかけ | 89 |
| 豆腐とえびの茶巾蒸しあんかけ すだちの香り | 48 |
| 豆腐とはんぺんの水ギョウザ | 47 |
| 豆腐とひき肉の重ね蒸し 桜あんかけ | 107 |
| 豆腐ハンバーグ 野菜あんかけ | 27 |
| れんこん豆腐だんご | 121 |

### 乳製品

| 料理名 | ページ |
|---|---|
| お好み豆腐料理 豆腐とヨーグルトのカプレーゼ風 | 73 |
| かぼちゃのヨーグルトサラダ | 110 |
| 桜えびとチーズの大根もち | 51 |
| チーズ入り豆腐ミートローフ | 65 |
| 生春巻き | 75 |
| 麸入りチーズハンバーグ | 122 |

## 野菜

### オクラ

| 料理名 | ページ |
|---|---|
| オクラと長いものおひたし | 125 |
| オクラとなすのくずし豆腐あえ | 50 |
| 寒天寄せ2種 かにかまとオクラの寒天寄せ | 74 |

# 食材別さくいん

## 魚介

### 魚
- あじのロール南蛮 …………………… 29
- かじきのソテー 3種のソース ……… 63
- かじきのゆず野菜包み ……………… 28
- かつおのステーキ 梅ソース ……… 123
- かつおの照り焼き …………………… 31
- 金目だいの煮こごり ………………… 136
- 金目だいのムニエル 野菜ソース … 106
- 銀だらのレンジ梅肉蒸し …………… 30
- さけのホイル包み蒸し ……………… 30
- さばの梅みぞれ煮 …………………… 46
- さんまの揚げ煮 ……………………… 87
- ぶりとほたての照り焼き …………… 139
- まぐろ刺身のクイック煮魚 ………… 134
- 蒸しさわらの洋風あんかけ ………… 87
- 和風キッシュ おろし添え ………… 46

### えび・ほたて貝柱
- えびだんごと麩の卵とじ …………… 104
- かき揚げと野菜の天ぷら盛り合わせ … 70
- キャベツとえびの煮物 ……………… 94
- 豆腐とえびの茶巾蒸しあんかけ
  すだちの香り ……………………… 48
- 豆腐とはんぺんの水ギョウザ ……… 47
- 鶏肉とえびの花シュウマイ ………… 28
- ぶりとほたての照り焼き …………… 139
- ほたてとほうれん草のグラタン …… 105
- 冷製なすとえびのくず煮 …………… 147
- れんこんのえびはさみ揚げ ………… 108

### 魚介加工品
- "うなぎの蒲焼き"もどき …………… 123
- えびだんごと麩の卵とじ …………… 104
- お好み豆腐料理 変わり冷ややっこ … 72
- 寒天寄せ2種
  かにかまとオクラの寒天寄せ …… 74
- キャベツとかにのとろみ煮 ………… 50
- キャベツとツナのあんかけオムレツ … 149
- 桜えびとチーズの大根もち ………… 51
- さけのおろしあえ …………………… 152
- 自家製ひりゅうず かき玉あんかけ … 90
- 大根のあさり即席漬け ……………… 153
- 大根のとろみ煮 ……………………… 125
- 冬瓜の冷製なめらか煮 ……………… 32
- 豆腐とえびの茶巾蒸しあんかけ
  すだちの香り ……………………… 48
- 豆腐とはんぺんの水ギョウザ ……… 47
- 長いもの彩り酢の物 ………………… 33
- なめらか煮おろしのしらすあえ …… 126
- ほうれん草としらす干しのゆず香あえ … 33
- れんこん豆腐だんご ………………… 121
- れんこんとはんぺんのふわふわバーグ … 89

## 肉

### 鶏肉・豚肉・牛肉
- お好み豆腐料理 豆腐グラタン …… 72
- キャベツとナッツの香り蒸し ……… 150
- さっぱりチキンロール
  レモン風味おろしだれ …………… 45
- さっぱり青椒肉絲 …………………… 142
- 鶏ささ身と三つ葉の磯あえ ………… 34
- 鶏肉のヨーグルトピカタ …………… 66
- 鶏の吉野煮 レモンの香り ………… 137
- とろとろ親子煮 ……………………… 86
- 豚肉の二色巻き ……………………… 104
- 豚の角煮風 …………………………… 121
- フレッシュ野菜の鶏肉カルパッチョ … 44
- 豆と根菜のトマト煮 ………………… 112
- ミルフィーユカツ煮&ゆでせんキャベツ … 85

### ひき肉
- 梅の香りの豆腐シュウマイ ………… 44
- かぶのやわらか肉詰め ……………… 88

大江裕一郎（おおえ　ゆういちろう）
独立行政法人 国立がん研究センター東病院
副院長 呼吸器内科長
患者・家族支援相談室長

落合由美（おちあい　ゆみ）
独立行政法人 国立がん研究センター東病院 栄養管理室長

松丸　礼（まつまる　あや）
独立行政法人 国立がん研究センター東病院 栄養管理室 管理栄養士

※著者の勤務先・肩書きは2013年8月現在のものです

# がん患者さんのための
# 国がん東病院レシピ

平成25年9月26日　第1刷発行
令和元年8月26日　第4刷発行

発 行 者　東島俊一
著　　者　大江裕一郎／落合由美／松丸　礼
発 行 所　株式会社 法 研
　　　　　〒104-8104　東京都中央区銀座1-10-1
　　　　　電話03(3562)7671(販売)
　　　　　http://www.sociohealth.co.jp

編集・制作　株式会社 研友企画出版
　　　　　〒104-0061　東京都中央区銀座1-9-19
　　　　　法研銀座ビル
　　　　　電話03(5159)3722(出版企画部)

印刷・製本　研友社印刷株式会社
0102

小社は㈱法研を核に「SOCIO HEALTH GROUP」を構成し、相互のネットワークにより、"社会保障及び健康に関する情報の社会的価値創造"を事業領域としています。その一環としての小社の出版事業にご注目ください。

ⒸHOUKEN 2013 printed in Japan
ISBN 978-4-87954-981-5　定価はカバーに表示してあります。
乱丁本・落丁本は小社出版事業課あてにお送りください。
送料小社負担にてお取り替えいたします。

JCOPY〈(社) 出版者著作権管理機構 委託出版物〉
本書の無断複製は著作権法上での例外を除き禁じられています。複製される場合は、そのつど事前に、(社) 出版者著作権管理機構 (電話 03-3513-6969、FAX03-3513-6979、e-mail: info@jcopy.or.jp) の許諾を得てください。